Gwella Fesul Tamaid

Mae *Gwella Fesul Tamaid* yn rhaglen hunangymorth hanfodol, awdurdodol, seiliedig ar dystiolaeth sydd wedi cael ei defnyddio gan ddioddefwyr bwlimia ers dros 20 mlynedd. Mae'r argraffiad newydd hwn yn cadw hanfod y llyfr gwreiddiol, gan ddiweddaru ei gynnwys ar gyfer darllenwyr heddiw a defnyddio'r wybodaeth ddiweddaraf o fioleg a seicoleg bwlimia a sut i'w drin.

Mae'r llyfr yn dangos sut mae'n bosib newid gam wrth gam ac mae'n seiliedig ar ymchwil gadarn. Wrth ddefnyddio iaith bob dydd a chynnwys astudiaethau achos cyfoes ysgogol ynghyd â storïau a darluniau deniadol, mae *Gwella Fesul Tamaid* yn cynnig anogaeth, gobaith a safbwyntiau newydd i bob darllenydd.

Mae'r llyfr bach yma'n llenwi bwlch yn yr angen am wybodaeth hawdd ei deall am fwlimia nerfosa, anhwylder bwyta difrifol a chyffredin. Mae Ulrike Schmidt a Janet Treasure yn ymchwilwyr ac arbenigwyr byd-enwog ar anhwylderau bwyta, ac mae June Alexander, fu'n dioddef o anorecsia a bwlimia ei hun, yn awdur uchel ei pharch ac yn eiriolwr sy'n adnabyddus ledled y byd dros ymwybyddiaeth o anhwylderau bwyta. Mae *Gwella Fesul Tamaid* yn adnodd gwerthfawr – i ddioddefwyr, i'w teuluoedd, ac i'r gweithwyr iechyd proffesiynol a'r gofalwyr sy'n eu trin.

Mae **Ulrike Schmidt** yn athro anhwylderau bwyta yng Ngholeg y Brenin, Llundain ac yn seiciatrydd ymgynghorol ar anhwylderau bwyta yn yr Uned Anhwylderau Bwyta yn Ysbyty Maudsley, Llundain. Mae ei hymchwil yn trafod pob agwedd ar anhwylderau bwyta, o achosion i driniaethau. Mae ganddi ddiddordeb penodol mewn datblygu triniaethau newydd, yn enwedig ymyriadau byr sy'n gallu cael eu rhannu yn eang. Mae hi'n awdur nifer o lyfrau hunangymorth poblogaidd a rhaglenni therapi ar-lein arobryn.

Mae **Janet Treasure**, OBE, PhD, FRCP, FRCPsych, yn athro a seiciatrydd sy'n gweithio ym meysydd ymchwil ac addysgu yng Ngholeg y Brenin, Llundain ac yn glinigwr yn Ymddiriedolaeth Sylfaen GIG De Llundain a Maudsley (www.thenewmaudsleyapproach.co.uk). Mae diddordebau ymchwil yr Athro Treasure yn cynnwys gweithio ar y cyd â chleifion a gofalwyr gan ddefnyddio ymchwil drawsfudol i ddatblygu mathau newydd o driniaeth.

Datblygodd **June Alexander** anorecsia nerfosa pan oedd hi'n 11 oed, salwch a heriodd ei bywyd a'i ffurfio. Daeth cariad tuag at eiriau yn fodd iddi oroesi. Fe gadwodd ddyddiadur a datblygodd yrfa mewn newyddiaduraeth. Ers 2006 mae June wedi defnyddio profiadau bywyd a sgiliau llenyddol i ysgrifennu am anhwylderau bwyta. Mae hi'n ymgeisydd PhD ac yn aelod o sefydliadau yn

Awstralia a sefydliadau rhyngwladol, yn cynnwys AED, F.E.A.S.T. ac NEDC. Ei gwefan: thediaryhealer.com.

Mae darlunydd *Gwella Fesul Tamaid*, **Elise Pacquette**, hefyd wedi cael profiad o anhwylder bwyta. Mae'n gobeithio y bydd ei gwaith yn helpu'r darllenydd i bersonoli ei daith ac i sylweddoli bod pob cam yn gam yn nes at ryddid unwaith y bydd wedi penderfynu cychwyn ar y daith, er y gall rhwystrau ddod ar ei draws.

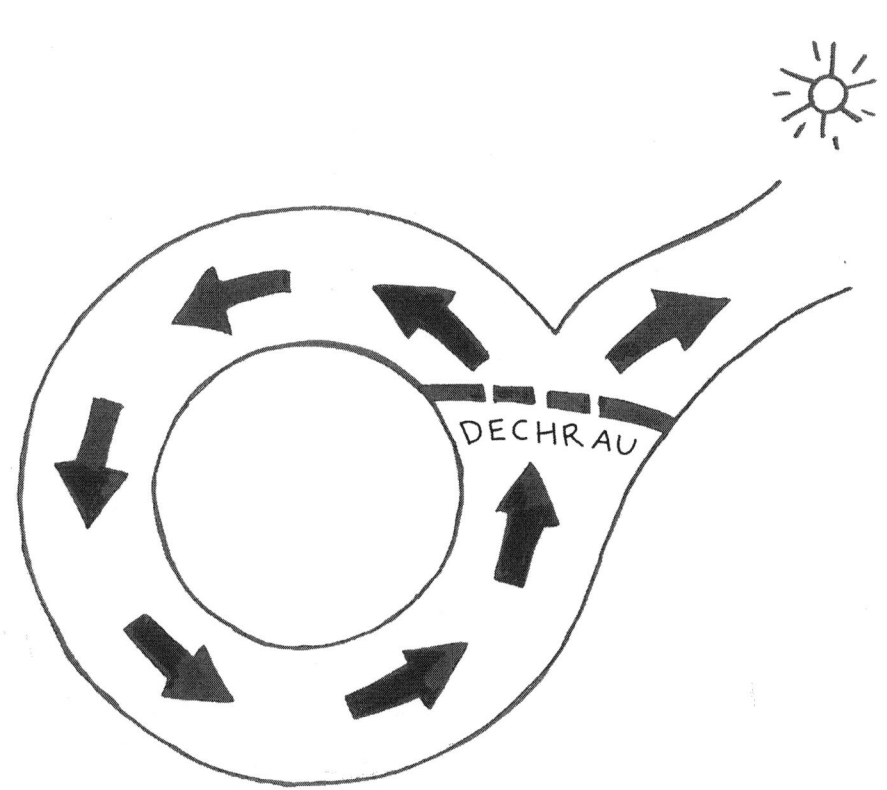

Gwella Fesul Tamaid

Pecyn goroesi ar gyfer dioddefwyr bwlimia nerfosa ac anhwylderau gorfwyta mewn pyliau

Ail argraffiad

Ulrike Schmidt
Janet Treasure
a
June Alexander

GRAFFEG

Cyhoeddwyd gyntaf yng Nghymru yn 2020
gan Graffeg, adran o Graffeg Limited,
24 Canolfan Busnes Parc y Strade,
Llanelli SA14 8YP
www.graffeg.com

Cyhoeddwyd ym Mhrydain yn 2016 gan
Routledge, 2 Park Square, Milton Park,
Abingdon, Swydd Rydychen, OX14 4RN
Mae Routledge yn is-gwmni i'r
Taylor & Francis Group, informa plc

© 2016 Ulrike Schmidt, Janet Treasure
a June Alexander
Addasiad: Testun Cyf.

Mae hawl Ulrike Schmidt, Janet Treasure a June Alexander
i gael eu hadnabod yn awduron y gwaith hwn wedi cael ei
ddatgan ganddyn nhw yn unol ag adrannau 77 a 78 Deddf
Hawlfraint, Dyluniadau a Phatentau 1988.

Cedwir pob hawl. Ni chaniateir ailargraffu nac
atgynhyrchu na defnyddio unrhyw ran o'r llyfr hwn
ar unrhyw ffurf na thrwy unrhyw fodd electronig,
mecanyddol neu fel arall, sy'n hysbys nawr neu a ddyfeisir
wedi hyn, gan gynnwys llungopïo a recordio, neu mewn
unrhyw system storio neu adfer gwybodaeth, heb ganiatâd
ysgrifenedig gan y cyhoeddwyr.

Mae'r awdur a'r cyhoeddwr wedi gwneud pob ymdrech i
sicrhau bod y gwefannau allanol, y cyfeiriadau e-bost a'r
wybodaeth sydd yn y llyfr hwn yn gywir ac yn gyfredol
adeg mynd i'r wasg. Nid yw'r awdur a'r cyhoeddwr yn
gyfrifol am gynnwys, ansawdd na hygyrchedd parhaus y
gwefannau.

ISBN: 9781913134990

Diolch i gleifion am eu storïau, eu sylwadau a'u syniadau a oedd yn amhrisiadwy wrth ddatblygu'r llyfr hwn.

Cynnwys

Yr awduron	ix
Cyflwyniad	1
Gair o rybudd	3
Beth mae'r llyfr hwn yn gallu ei wneud ac yn methu ei wneud	4
1. Y ffordd ymlaen	6
A oes bwlimia arna i?	6
Sut i ddefnyddio'r llyfr hwn	7
Camau cyntaf	9
Yn ôl i'r dyfodol	12
Penderfynu mynd ar y daith	14
Sut i drefnu eich taith	17
2. Adnoddau ar gyfer y daith	19
Hwyluso newid drwy gadw dyddiadur therapiwtig	19
Sgiliau newydd i ymdopi â hen anawsterau	24
3. Mynd ar ddeiet: Rhybudd iechyd	30
Mae mwy nag un math o brydferthwch	30
Yn yr ystod pwysau iach	31
Sut mae mynd ar ddeiet colli pwysau'n peryglu iechyd	35
Faint sydd angen i mi ei fwyta?	36
Cyrraedd y pwysau a'r siâp delfrydol	37
Adennill eich rheolaeth dros fwyta	40
4. Twll du'r stumog wancus	44
Pam na alla i reoli fy arferion bwyta?	46
Sut i beidio â gorfwyta mewn pyliau	46
Cael ail bwl	53

5. Cadw eich torth a'i bwyta hi hefyd — 54
Wynebu'r ffeithiau — 55
Pam rydych chi'n iawn i bryderu — 55
Pa fath o reolwr pwysau ydych chi? — 56
Sut i beidio â chwydu — 57
Sut i beidio â chamddefnyddio carthyddion, diwretigion, meddyginiaethau — 61

6. Dysgu teimlo'n dda am eich corff — 63
Beth sy'n achosi problemau delwedd corff ac yn eu cynnal — 65
Dod i adnabod eich corff — 68
Gofalu am eich corff — 68
Strategaethau defnyddiol eraill — 69
Byw gyda'ch corff — 70

7. Gall bod yn dewach fod yn well — 72
Sut mae bod dros bwysau yn peryglu'ch iechyd — 73
Dydy mynd ar ddeiet ddim yn beth hardd — 74
Osgoi magl unigrwydd — 75
Ysgydwch, ysgydwch, ysgydwch eich corff — 76

8. Ailwaelu: Cerdded mewn cylchoedd – neu beidio — 83
Atal llithro — 83
Gwnewch hyn os byddwch chi'n llithro — 84
Gwnewch eich diwrnod yn fwy pleserus — 85

9. Clwyfau plentyndod — 88
Cam-drin rhywiol — 91
Ceisio gwneud synnwyr o'r cyfan — 92
Ymgodymu ag euogrwydd a beio'ch hun — 98
Ôl-effeithiau cam-drin — 99
Dechrau ymddiried — 99
Dod i delerau — 100

10. Rhywbeth i gnoi cil drosto — 101
Teimlo nad ydych chi'n ffitio i mewn — 102
Senario gofid a gwae — 104
Pan mae bywyd yn ofnadwy — 104
Wedi'ch llethu gan euogrwydd — 106
Plesio pawb — 106
Pan fydd rheolaeth yn colli rheolaeth — 110
Diffodd meddyliau hunandrechol — 115
Cael gwared ar gywilydd — 117

11. Dod o hyd i'ch llais — 119
Dysgu dal eich tir — 121
Unrhyw beth i gael llonydd — 122
Rheolau sylfaenol ar gyfer ymddygiad pendant — 122
Bod yn bendant — 124

12. Swyn hunanddinistrio — 127
Llwybr llithrig alcohol a chyffuriau — 128
Pryd ddylech chi bryderu am faint o alcohol rydych chi'n ei yfed? — 130
Byw'n beryglus — 134
Gwario'r arian does gennych chi mohono — 135

13. Gwe bywyd: Rhieni, partneriaid, plant a ffrindiau — 138
Gartref gyda'r teulu — 138
Ffrindiau — 141
Perthnasoedd rhywiol — 143
Plant — 147

14. Gweithio i fyw, byw i weithio — 153
Problemau cyffredin sy'n ymwneud â gweithio — 154

15. Diwedd eich taith – neu beidio — 161
Os ydych chi'n dal i fod yn sownd — 162
Mae'n bryd i chi fod yn onest — 162
Adferiad: antur i ddod i adnabod ein hunain — 164

16. Ble i gael cymorth a chefnogaeth — 165
Sefydliadau eiriolaeth ar gyfer anhwylderau bwyta — 166
Llyfrau ac adnoddau eraill — 166
Rhagor o lyfrau perthnasol — 168

Atodiad — 173

Yr awduron

Mae **Ulrike Schmidt** yn athro anhwylderau bwyta yn Sefydliad Seiciatreg, Seicoleg a Niwrowyddorau Coleg y Brenin, Llundain. Mae hi hefyd yn seiciatrydd ymgynghorol yn yr Uned Anhwylderau Bwyta yn Ysbyty Maudsley. Roedd hi'n aelod o Grŵp Datblygu Canllawiau Anhwylderau Bwyta NICE, yn gadeirydd Adran yr Anhwylderau Bwyta yng Ngholeg Brenhinol y Seiciatryddion ac yn aelod o fwrdd yr Academi Anhwylderau Bwyta (AED: Academy for Eating Disorders). Mae hi'n aelod o Gyngor Beat, prif elusen anhwylderau bwyta'r Deyrnas Unedig. Mae hi wedi ennill Gwobr y Gwasanaeth Iechyd Gwladol am Ddarparu Gwasanaethau Arloesol yn 2005, Gwobr Arweinyddiaeth yr AED ar gyfer Gwasanaethau Clinigol, Addysgol a Gweinyddol yn 2009, Gwobr Rhagoriaeth Arolygaeth Coleg y Brenin yn 2013 a Gwobr Hilde Bruch ar gyfer Gwaith Eithriadol mewn Ymchwil a Thriniaeth Anhwylderau Bwyta yn 2014. Mae'r Athro Schmidt wedi cyhoeddi rhyw 300 o bapurau a adolygwyd gan gyd-weithwyr a 90 o gyhoeddiadau eraill ar anhwylderau bwyta, yn cynnwys gwerslyfrau, penodau, llawlyfrau cleifion, a phecynnau triniaeth neu hyfforddiant ar y we. Mae ei hymchwil wedi canolbwyntio'n bennaf ar ddatblygu triniaethau seicolegol byr y mae modd eu hymestyn ar gyfer anhwylderau bwyta.

Mae **Janet Treasure**, OBE, yn seiciatrydd sydd wedi gweithio'n broffesiynol gyda phobl ag anhwylderau bwyta am dros 33 o flynyddoedd yn yr Uned Anhwylderau Bwyta yn Ymddiriedolaeth GIG De Llundain a Maudsley. Mae'r uned yn ganolfan bwysig mewn rheolaeth glinigol a hyfforddiant i drin anhwylderau bwyta. Bu'n gadeirydd yr adran driniaeth gorfforol ar bwyllgor canllawiau NICE y Deyrnas Unedig. Hi yw prif ymgynghorydd meddygol Beat (y brif elusen anhwylderau bwyta yn y Deyrnas Unedig). Daeth yn arweinydd ymchwil yr Academi Anhwylderau Bwyta yn 2007 a chafodd hefyd wobr cyflawniad oes gan yr Academi Anhwylderau Bwyta a gan Beat yn 2014. Mae hi'n ymddiriedolwr i elusennau Student Minds, Charlotte's Helix, Diabetics with Eating Disorders a'r Ymddiriedolaeth Ymchwil Seiciatryg ac mae hi ar fwrdd gwyddonol yr elusennau SUCCEED, MAED (Mothers Against Eating Disorders) a F.E.A.S.T.

Yr awduron

Mae **June Alexander** yn awdur ac yn ymgeisydd PhD. Yn 11 oed, datblygodd June anorecsia nerfosa a chafodd ei bywyd ei ffurfio gan yr her yma, ynghyd â hoffter o ysgrifennu. Ar ôl gwella o'i salwch yn 55 oed yn 2006, gadawodd June yrfa mewn newyddiaduraeth i ysgrifennu llyfrau am anhwylderau bwyta – gan gyfuno profiadau bywyd â sgiliau proffesiynol i ledu ymchwil seiliedig ar dystiolaeth ar gyfer ymarferwyr iechyd a darllenwyr prif ffrwd. Mae June yn aelod o nifer o sefydliadau iechyd meddwl ac eiriolaeth cenedlaethol a rhyngwladol, yn cynnwys yr Academi Anhwylderau Bwyta, F.E.A.S.T. a'r National Eating Disorders Collaboration (Awstralia). Mae ei gwefan a'i blog yn cefnogi'r gwaith eiriolaeth hwn. Mae hi'n siarad yn gyhoeddus ar y thema 'Gobaith i Bob Oedran' ac yn cyflwyno gweithdai ar ysgrifennu fel therapi. Mae June yn gweithio tuag at PhD mewn ysgrifennu creadigol ym Mhrifysgol Central Queensland, Awstralia, gan edrych ar sut all ysgrifennu dyddiadur gael ei ddefnyddio'n therapiwtig wrth drin anhwylderau bwyta ac mae'n fentor ysgrifennu dyddiadur gyda chleifion mewnol mewn uned ysbyty ar gyfer anhwylderau bwyta. Mae gan June wefan: thediaryhealer.com.

Mae **Elise Pacquette**, y darlunydd, yn cael ysbrydoliaeth ar gyfer ei gwaith o'i phrofiad o wella o anorecsia nerfosa. Mae hi'n deall llawer o'r brwydrau ar hyd y daith tuag at adferiad, yn cynnwys y dechrau anfodlon, y rhwystrau, y temtasiynau a'r llithriadau. Wedi bod ar hyd y daith ei hun, mae'n gwerthfawrogi ei bod nid yn unig wedi mynd â hi tuag at adferiad ond ei bod hefyd wedi bod yn daith ddefnyddiol. Ar ei thaith mae hi wedi casglu dealltwriaeth a dirnadaeth ohoni ei hun sydd wedi bod yn hynod werthfawr. Mae Elise bellach yn briod a chanddi blant. Cafodd ei hysbrydoli gan ei phrofiad o anhwylder bwyta i ddatblygu cwrs i blant 11–12 oed ei fynychu gyda'u rhieni/gofalwyr. Mae'r cwrs yn trafod tyfu i fyny a dod yn annibynnol, yn cael ei gynnal fel clwb ar ôl ysgol, ac mae'n helpu rhieni a phlant i archwilio gyda'i gilydd beth yw ystyr tyfu i fyny o fewn y diwylliant cyfoes. Mae Elise yn dymuno i bob un sy'n teithio drwy'r llyfr hwn y nerth i ddal ati, fesul cam, fesul tamaid.

Cyflwyniad

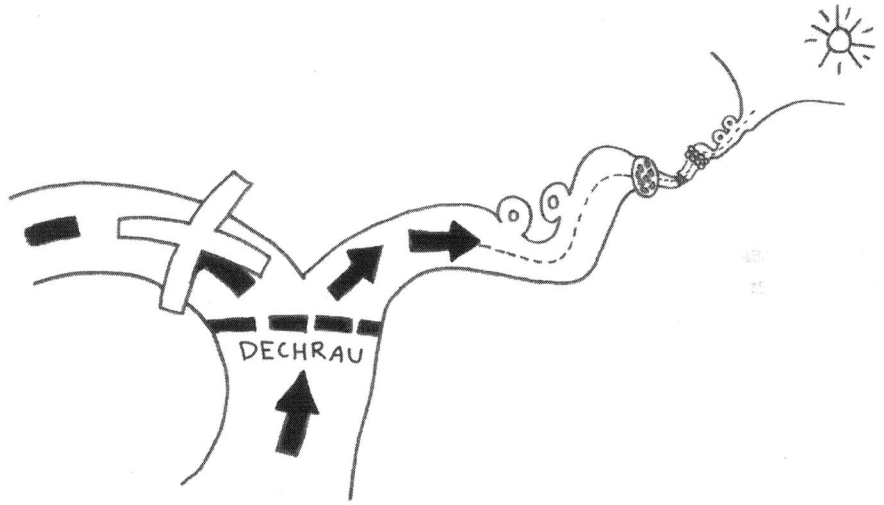

Y neges bwysig ar bob tudalen o *Gwella Fesul Tamaid* yw bod gwella *yn* bosib, beth bynnag fo'ch oedran. Nid yw'r llyfr yma'n honni bod gwella o anhwylder bwyta yn hawdd. Beth mae'r llyfr yma yn ei wneud yw eich arfogi gyda sgiliau a gwybodaeth i wneud eich taith at adferiad mor llyfn a buddiol â phosib.

Mae *Gwella Fesul Tamaid* yn rhoi darlun cywir o fyw gyda bwlimia nerfosa neu anhwylder gorfwyta mewn pyliau. (O hyn ymlaen, byddwn fel arfer yn defnyddio'r term bwlimia yn unig.) Nes bydd anhwylder bwyta'n effeithio arnyn nhw'n uniongyrchol, mae canfyddiad y rhan fwyaf o bobl o'r afiechydon hyn yn dod drwy'r cyfryngau. Bron bob amser, dydy'r canfyddiad ddim yn debyg o gwbl i realiti. Does dim byd cyfareddol na dymunol am fwlimia neu orfwyta mewn pyliau. Mae llawer o ddirgelwch yn perthyn iddo o hyd. Mae camsyniadau a ffug wybodaeth yn frith ynghylch yr achosion, y peryglon i iechyd a'r driniaeth. Mae cael triniaeth yn anodd i lawer o ddioddefwyr ac yn aml does gan ffrindiau a theulu ddim syniad sut i helpu. Hefyd does gan rai doctoriaid ddim cydymdeimlad na dealltwriaeth ac maen nhw'n gwneud i'r person deimlo mai ef neu hi sydd wedi achosi'r broblem a'i bod yn ddibwys. Trwy hynny maen nhw'n ychwanegu at nodweddion y salwch, sef euogrwydd, cywilydd ac unigrwydd.

Cafodd y llyfr hwn ei ysgrifennu'n wreiddiol ar gyfer cleifion bwlimia a oedd yn mynd i'r Clinig Anhwylderau Bwyta yn Ysbyty Maudsley, Llundain. Roedd angen gwybodaeth ar ein cleifion am eu salwch a chyngor ymarferol ar sut i orchfygu eu problemau. Mae'r llyfr yma'n cynnwys, ar ffurf gryno, hanfodion therapi ymddygiad gwybyddol (CBT: *cognitive behavioural therapy*). Mae'r Sefydliad Cenedlaethol dros Ragoriaeth mewn Iechyd a Gofal yn y Deyrnas Unedig[1] yn cymeradwyo'r math hwn o therapi fel yr un mwyaf effeithiol ar gyfer bwlimia. Yn ogystal, mae'n ymgorffori strategaethau i newid ymddygiadau problemus yn llwyddiannus. Mae'r rhain yn seiliedig ar dystiolaeth ac wedi'u hamlinellu yng nghanllawiau NICE ar gyfer Newid Ymddygiad.[2]

Mae *Gwella Fesul Tamaid* yn unigryw mewn sawl ffordd. Mae'n canolbwyntio'n fanwl ar wella ysgogiad a chred darllenwyr yn eu gallu i newid eu harferion, mae'n cynnwys strategaethau i ddelio â phroblemau cyffredin sy'n cyd-fynd â'r anhwylder ac mae ei arddull yn anffurfiol a hawdd ei darllen.[3] Mae argraffiad cyntaf *Gwella Fesul Tamaid* a gyhoeddwyd yn 1993 wedi helpu llawer o ddioddefwyr anhwylderau bwyta, nid yn unig yn Ysbyty Maudsley ond ym mhedwar ban byd. Rydyn ni'n gwybod hyn oherwydd bod cymaint o bobl wedi ysgrifennu atom ar ôl gweithio drwy'r llyfr i roi hanes eu hadferiad. Mae llawer o bobl, ar ôl darllen y llyfr hwn, wedi teimlo'u bod wedi'u grymuso i fynd i'r afael â'u problem bwyta ac yn sgil hynny, i fynd i'r afael ag anawsterau eraill yn eu bywydau hefyd. Roedd rhai pobl – yn aml y rhai a oedd yn teimlo'n llai sicr ynghylch eu hanghenion – wedi gweld y llyfr yn ddefnyddiol i ddeall eu problem a chael yr adnoddau i wneud penderfyniad gwybodus ynghylch dechrau triniaeth ai peidio.

Mae treialon clinigol gan ddefnyddio'r llyfr hwn wedi dangos bod canran sylweddol o bobl sy'n gweithio drwyddo wedi cael adferiad llwyr a pharhaol o'u hanhwylder bwyta. Pan fydd rhai sesiynau cymorth ac arweiniad gan therapydd yn defnyddio'r llyfr hwn, mae mor effeithiol a mwy cynaliadwy na thriniaeth CBT wyneb yn wyneb dros gyfnod llawer hirach[4].

Mae CBT gan therapydd fel arfer yn cynnwys llunio diagram neu fap achos sy'n dangos sut mae anawsterau'r person yn cysylltu â'i gilydd. Gall hyn fod yn ddefnyddiol iawn, yn enwedig os yw wir wedi ei deilwra i'r unigolyn. Fodd bynnag, dydy'r dull yma ddim bob amser yn 'taro'r targed', er enghraifft, os yw'r map yn rhy gymhleth neu'n rhy syml, neu os yw'n gwneud i'r person deimlo ei fod yn cael ei orfodi i mewn i strwythur di-fudd. Mae'r ymchwil sydd ar gael yn awgrymu bod therapyddion yn hoff o'r diagramau hyn ond dydy hi ddim yn eglur pa mor ddefnyddiol neu angenrheidiol yw'r diagramau mewn gwirionedd ar gyfer pobl wrth iddyn nhw geisio goresgyn eu hanawsterau.[5] Fe benderfynon ni felly beidio â rhoi diagram fel hyn yn y llyfr hwn. Yn hytrach, rydyn ni wedi dilyn dull sy'n cael ei arwain gan broblemau, gyda phob pennod yn mynd i'r afael â maes sy'n berthnasol i'r rhan fwyaf o bobl neu i is-grwpiau penodol o bobl â bwlimia neu ag anhwylder gorfwyta mewn pyliau.

Gall y gyfrol hon eich helpu chi hefyd ar eich taith at adferiad. Rhaid i chi fynd eich hun ar y daith hon o newid ond gallwn fod yn griw cefnogi i chi, yn barod i'ch helpu i gynllunio a pharatoi ac i fod wrth eich ochr wrth i chi fynd tuag at ben eich taith. Gallwn ddarparu mapiau a thynnu eich sylw at y peryglon a'r maglau ar hyd y daith. A hyn sy'n bwysig, gallwn eich helpu i ddod o hyd i ffordd i orchfygu'r rhwystrau anorfod. Waeth pa mor fawr yw'r rhwystr, gallwn eich helpu i ddod o hyd i ffordd o'i gwmpas a gweithio gyda chi tuag at wella. Cofiwch, mae ateb ar gael bob amser.

Efallai y byddwch yn profi teimladau cymysg ynghylch gadael y teimlad diogel sy'n cyd-fynd â thir cyfarwydd bwlimia. Rydych chi'n gwybod bod peryglon difrifol o bob tu ac efallai y byddwch wedi creu ffyrdd o anwybyddu'r peryglon hynny neu o'u ffrwyno. Byddwch yn teimlo'n ofnus am fynd i diriogaeth newydd heb gefnogaeth eich ymddygiadau bwlimia neu orfwyta mewn pyliau. Mae'r llyfr hwn yn llawn o hanesion teithiau pobl debyg i chi sydd wedi gwneud y daith o'ch blaen chi. Maen nhw yma i deithio gyda chi, i gadw cwmni â chi ac i helpu i leihau eich teimlad o unigrwydd.

Mae'r llyfr yn llawn cliwiau ar sut i osgoi maglau patrymau meddwl hunanorchfygol ac yn cynnwys yr adnoddau sydd eu hangen arnoch chi i deithio'n ddiogel ar hyd y ffordd i adferiad. Mae'n taflu golau ar y newidiadau y gallwch eu gwneud i ddisodli'r gwobrau byrdymor a gewch yn sgil eich salwch, gwobrau sy'n sicr o fethu. Mae *Gwella Fesul Tamaid* yn cynnig dewisiadau diogel, dibynadwy a hirhoedlog.

Bydd *Gwella Fesul Tamaid* hefyd yn eich helpu i ragweld rhwystrau a dargyfeiriadau ar y ffordd, a pharatoi ar eu cyfer. Efallai y byddwch yn teimlo'n anghysurus ar y dechrau (yn union fel y byddwn yn cael poenau wrth ddechrau trefn ymarfer corff neu ddawnsio newydd, wrth i ni ddefnyddio cyhyrau dydyn ni ddim fel arfer yn eu defnyddio), ond daliwch ati oherwydd yn y pen draw byddwch yn mynd heibio'r cam hwn ac yn dechrau adnabod manteision niferus eich sgiliau a'ch cryfderau newydd ac yn eu mwynhau.

Dydy pawb ddim yn llwyddo'n syth bìn. Mae syrthio a baglu yn gyffredin. Fodd bynnag, daliwch i gredu bob amser oherwydd gallwch chi ddysgu o'r profiadau hyn. I rai dioddefwyr, mae'r broses o newid yn un araf a llafurus ac mae angen rhoi sawl cynnig arni cyn teimlo'n rhydd; mae eraill yn teimlo bod y ffordd yn haws.

Ar gyfartaledd, mae hi'n cymryd tri mis i wella o fwlimia neu anhwylder gorfwyta mewn pyliau, ond mae'n wahanol i bawb. Mae gwyliadwriaeth a lefel uchel o hunanymwybyddiaeth yn aml yn angenrheidiol am flynyddoedd wedyn i sicrhau bod eich bywyd yn parhau i fod yn rhydd o'r anhwylder bwyta.

Efallai y byddwch yn teimlo, *'Fedra i ddim helpu fy hun. Rydw i wedi trio. Mae fy mhroblem yn rhy ddifrifol ar gyfer hyn. Mae angen i rywun arall gymryd drosodd.'* Fodd bynnag, er mwyn i unrhyw fath o driniaeth weithio mae'n rhaid i chi fynd ati o ddifrif. Po fwyaf y byddwch yn ei gyfrannu, mwyaf y bydd hyn yn cryfhau a grymuso eich ymdeimlad gwirioneddol ohonoch chi'ch hunan. Felly waeth i chi ddechrau nawr ddim. Dydyn ni ddim yn disgwyl y bydd darllen *Gwella Fesul Tamaid* yn gwneud i chi wella'n llwyr o'ch problem yn sydyn. Fodd bynnag, mae penderfynu beth sydd ei angen arnoch chi i atal eich patrwm bwyta anhrefnus yn gam cyntaf pwysig ar daith sy'n arwain at fwy o ryddid a hunan-barch.

Gair o rybudd

Mae rhai pobl yn cael eu perswadio gan eu teuluoedd neu bartneriaid i weithio ar eu problemau. Gall y llyfr yma helpu ddim ond os ydych CHI wir eisiau gwella drosoch EICH HUN. Fydd *Gwella Fesul Tamaid* ddim yn gallu helpu os nad ydych chi'n barod i newid, neu os ydych chi eisiau newid i blesio rhywun arall a dim byd mwy. I asesu eich parodrwydd i fynd ar y daith at adferiad, ewch i Bennod 1; llenwch eich taflen eich hun a'i chadw'n agos (yn eich bag neu'ch poced) i edrych arni'n rheolaidd ble bynnag yr ewch chi.

Bydd gofyn i chi wneud llawer o waith caled dros yr wythnosau nesaf. Hyd yn oed pan fyddwch chi'n benderfynol o wella, fe fydd yna adegau anodd o dro i dro. Y ffordd orau i ymdopi yw cymryd pob dydd fel mae'n dod a chanolbwyntio ar fyw yn yr eiliad, yn hytrach nag yn y gorffennol.

Efallai y cewch eich temtio i ddarllen y llyfr yma'n gyflym a'i daflu i gornel, gan ddweud wrthych chi'ch hun, *'does dim byd newydd yn hwn'*; *'Dwi'n gwybod hyn i gyd yn barod'*. Dyma'n union y mae'r bwli anhwylderau bwyta am i chi ei feddwl. Gwnewch eich gorau i fod yn onest gyda chi'ch hun, a gwrando ar eich llais go iawn. Treuliwch amser yn darllen ac yn deall pob pennod yn araf.

Beth mae'r llyfr hwn yn gallu ei wneud ac yn methu ei wneud

Fydd *Gwella Fesul Tamaid* ddim yn gallu eich gwella ond gall eich helpu i gaffael sgiliau ymdopi newydd, fel nad yw'r anhwylder bwyta bellach yn rheoli eich bywyd. Nid prif nod y llyfr yma yw eich helpu i ddeall pam rydych chi wedi datblygu anhwylder bwyta. Mae deall yr achosion gwaelodol yn aml yn anodd a fyddan nhw ond yn digwydd yn raddol, os digwydd hynny o gwbl. Mae gwybod beth achosodd y broblem bwyta yn bwysig, ond anaml mae hynny'n helpu i newid symptomau bwyta sy'n achosi gwewyr. Nod *Gwella Fesul Tamaid* yw eich helpu i ddatblygu sgiliau newydd i liniaru'r symptomau hyn ac i'ch helpu i reoli eich bywyd. Unwaith y byddwch wedi mynd i'r afael â symptomau bwyta, mae achosion gwaelodol yn aml yn dod yn fwy amlwg a bydd hi'n haws penderfynu a oes angen triniaeth arnoch chi.

Nodiadau a chyfeiriadau

1 Y Sefydliad Cenedlaethol dros Ragoriaeth mewn Iechyd a Gofal, 2004. Eating Disorders: Core Interventions in the Treatment and management of anorexia nervosa, bulimia nervosa and related disorders. http://guidance.nice.org.uk/ng69
2 Y Sefydliad Cenedlaethol dros Ragoriaeth mewn Iechyd a Gofal, 2014. Behaviour Change: Individual Approaches (PH49). http://guidance.nice.org.uk/PH49
3 Fe gymharon ni chwe ymyriad hunangymorth CBT ar gyfer bwlimia a chael mai *Gwella Fesul Tamaid* oedd yr un hawsaf a symlaf o bell ffordd. (Musiat, P. a Schmidt U., 2010. Pennod yn Agras, W.S. (gol.), *The Oxford Handbook of Eating Disorders*. Oxford Library of Psychology).
4 Mae *Gwella Fesul Tamaid* wedi cael ei brofi mewn saith prawf clinigol yn y Deyrnas Unedig ac yn rhyngwladol. Mae'r treialon hyn yn dangos bod gweithio drwy'r llyfr ar eich pen eich hun yn well na gwneud dim byd ac aros am driniaeth gyda therapydd. Mae *Gwella Fesul Tamaid* gydag arweiniad gan therapydd (8 sesiwn) cystal â CBT unigol (16–20 sesiwn) (Thiels, C., et al. *American Journal of Psychiatry*, 1998; 155: 947–953; Treasure, J., et al. *British Journal of Psychiatry*,

1996; 168: 94–98; Treasure, J., et al. *British Medical Journal*, 1994; 308(6930): 686–689). Mae gan *Gwella Fesul Tamaid* hefyd fanteision dros CBT fel rhan o grŵp (Bailer, U., et al. *International Journal of Eating Disorders*, 2004; 35: 522–537) a thriniaeth deuluol gyda phobl ifanc â bwlimia (Schmidt, U., et al. *American Journal of Psychiatry*, 2007; 164: 591–598). Mae treial mawr o Awstria wedi dangos bod *Gwella Fesul Tipyn* yn gweithio cystal â CBT dros y we (Wagner, G., et al. *British Journal of Psychiatry*, 2013; 202: 135–141). Mae ymchwilwyr eraill sy'n defnyddio llyfr hunangymorth gwahanol wedi canfod os ydych chi'n dechrau triniaeth gan ddefnyddio hunangymorth ar gyfer bwlimia ond gyda'r opsiwn o ychwanegu triniaethau eraill (CBT gan therapydd a meddyginiaeth wrthiselder) os oes angen, eich bod yn gwneud yn well yn y tymor hirach na phe byddech chi'n cael CBT 'Rolls Royce' gyda therapydd yn syth. (Mitchell, J.E., et al. *British Journal of Psychiatry*, 2011; 198: 391–397). Dim ond dyfalu y gallwn ni wneud pam mae hyn yn wir, ond mae'n debygol os byddwch chi'n defnyddio eich adnoddau mewnol a meddwl am beth y *gallwch* chi ei wneud *eich hun*, mae hyn yn fwy defnyddiol nag aros i rywun arall (therapydd) ddarparu'r atebion ar eich cyfer.

Yn olaf, rydyn ni ac eraill wedi dod i ddeall bod gweithio drwy'r llyfr a gwneud y tasgau sy'n cael eu hawgrymu rhwng sesiynau yn arwain at well canlyniadau o lawer na dim ond ei ddarllen yn arwynebol. (Beintner, I., et al. *Clinical Psychology Review*, 2014; 34(2): 158–176). Efallai fod hyn yn swnio'n amlwg, ond mae'n hanfodol.

5 Wilson, G.T., *Behaviour Research and Therapy*, 1996 Ebrill; 34(4): 295–314. Moorey, S., *Journal of Cognitive and Behavioral Psychotherapies*, 2010 Mawrth; 38(2): 173–184.

1. Y ffordd ymlaen

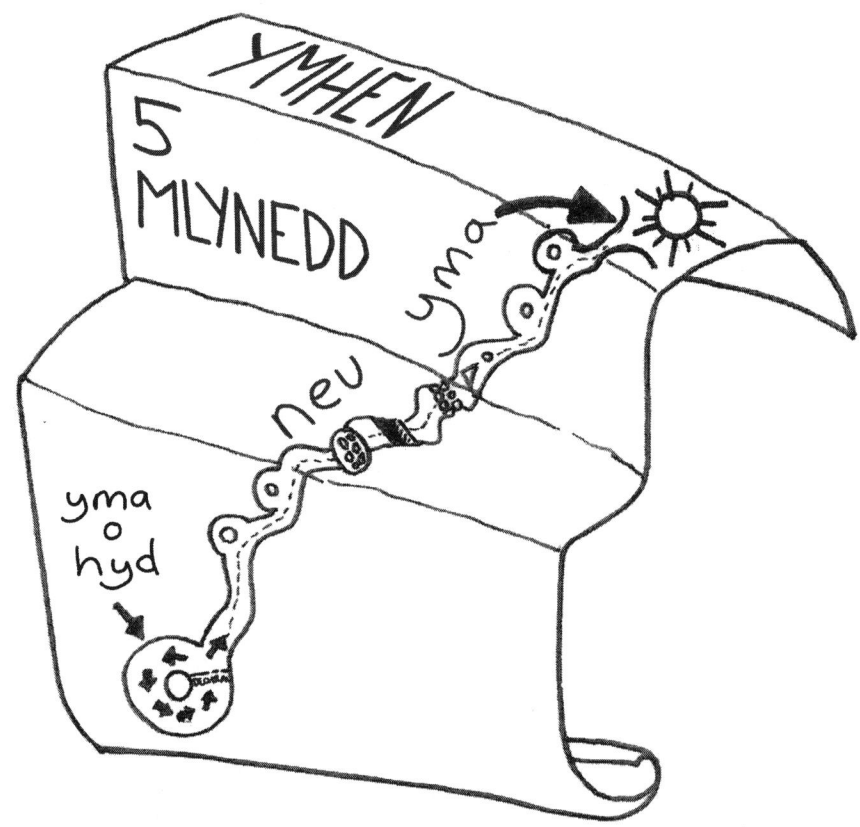

A oes bwlimia arna i?

Mae pentwr enfawr o labeli wedi ymddangos i ddisgrifio rhywun sy'n gorfwyta ac sydd mewn gwewyr oherwydd hynny. Mae'r labeli'n cynnwys: gorfwyta gwancus, bwlimia nerfosa, bwlimia, anhwylder gorfwyta mewn pyliau, bwlimarecsia, syndrom bwyta yn y nos a bwyta 'colli rheolaeth'. Mae'r rhain yn gorgyffwrdd ac mae ganddyn nhw lawer iawn yn gyffredin â'i gilydd. Gall problemau gyda gorfwyta ddigwydd mewn pobl o unrhyw faint (tan bwysau, canolig a thros bwysau). Mae'r llyfr yma wedi cael ei ysgrifennu ar gyfer pobl sy'n perthyn i unrhyw un o'r categorïau hyn. Os nad ydych chi'n siŵr bod hyn i gyd ar eich cyfer chi, llenwch y prawf yn Nhabl 1.1 a'i sgorio.

Os yw eich sgôr difrifoldeb yn 5 pwynt neu fwy, mae'n debygol fod gennych chi anhwylder bwyta sylweddol ar hyn o bryd.

Os yw eich sgôr symptomau yn 15 pwynt neu fwy, mae gennych chi lawer o feddyliau ac agweddau sy'n cyd-fynd ag anhwylder bwyta ac rydych chi'n amlwg mewn gwewyr o'i herwydd.

Sut i ddefnyddio'r llyfr hwn

Fel llawer o bobl eraill, efallai fod gennych arfer o ddechrau darllen llyfr yn y diwedd neu yn y canol, neu fodio drwy'r tudalennau nes i deitl pennod fachu eich sylw. Mewn egwyddor, gallwch wneud hynny gyda'r llyfr yma, ond gadewch i ni esbonio ambell beth yn gyntaf: Penodau 1 i 6 yw'r penodau craidd sy'n dysgu'r holl gamau sydd eu hangen arnoch chi i ddatrys arferion bwyta sydd heb fod yn iach. Awgrymwn eich bod yn darllen penodau 1 i 6 gyda'i gilydd ond ym mha drefn bynnag yr hoffwch chi. Bydd y penodau hyn yn eich helpu i benderfynu a ydych chi'n iawn wrth benderfynu eich bod eisiau goresgyn eich bwlimia ac yn barod i gychwyn ar y daith.

Tabl 1.1 Prawf ymchwilio bwlimia, Caeredin [1]

Cwestiynau	Sgôr
1. Oes gennych chi batrwm bwyta dyddiol rheolaidd? Oes = 0, Nac oes = 1	___
2. Ydych chi'n dilyn deiet llym? Ydw = 1, Nac ydw = 0	___
3. Ydych chi'n teimlo'n fethiant os byddwch chi'n torri eich deiet unwaith? Ydw = 1, Nac ydw = 0	___
4. Ydych chi'n cyfrif calorïau popeth rydych chi'n ei fwyta, hyd yn oed os nad ydych chi ar ddeiet? Ydw = 1, Nac ydw = 0	___
5. Ydych chi'n ymprydio am ddiwrnod cyfan o gwbl? Ydw = 1, Nac ydw = 0	___
6. Os ydych chi, pa mor aml? Wedi gwneud unwaith = 1; nawr ac yn y man = 2; unwaith yr wythnos = 3; 2–3 gwaith yr wythnos = 4; bob yn ail ddydd = 5	___
7. Ydych chi'n gwneud unrhyw un o'r canlynol i'ch helpu i golli pwysau? (a) Cymryd tabledi deiet; (b) Cymryd tabledi dŵr; (c) Cymryd carthyddion; (ch) Gwneud i'ch hun chwydu. Byth = 0; yn achlysurol = 2; unwaith yr wythnos = 3; 2–3 gwaith yr wythnos = 4; bob dydd = 5; 2–3 gwaith y dydd = 6; 5+ gwaith y dydd = 6. Atebwch gwestiynau 7 (a)–(ch) ar wahân, wedyn adiwch eu sgôr at ei gilydd.	___

Tabl 1.1 Parhad

Cwestiynau	Sgôr
8. Ydy'ch patrwm bwyta'n amharu'n ddifrifol ar eich bywyd? Ydy = 1, Nac ydy = 0	___
9. Fyddech chi'n dweud bod bwyd yn hollbwysig yn eich bywyd? Ydy = 1, Nac ydy = 0	___
10. Ydych chi weithiau'n bwyta'n ddi-baid nes bod teimlo'n anghyfforddus yn gorfforol yn eich atal? Ydw = 1, Nac ydw = 0	___
11. Oes yna adegau pan mai'r cyfan sydd ar eich meddwl chi yw bwyd? Oes = 1, Nac oes = 0	___
12. Ydych chi'n bwyta'n synhwyrol o flaen pobl eraill ac yn gwneud iawn am hynny yn breifat? Ydw = 1, Nac ydw = 0	___
13. Ydych chi bob amser yn gallu rhoi'r gorau i fwyta pan fyddwch chi'n dymuno gwneud? Ydw = 0, Nac ydw = 1	___
14. Ydych chi'n cael awydd gormesol i fwyta a bwyta a bwyta? Ydw = 1, Nac ydw = 0	___
15. Pan fyddwch chi'n teimlo'n orbryderus, ydych chi'n tueddu i fwyta llawer? Ydw = 1, Nac ydw = 0	___
16. Ydy'r syniad o fynd yn dew yn eich dychryn chi? Ydy = 1, Nac ydy = 0	___
17. Ydych chi weithiau'n bwyta llawer iawn o fwyd yn gyflym iawn (nid pryd o fwyd)? Ydw = 1, Nac ydw = 0	___
18. Oes arnoch chi gywilydd o'ch arferion bwyta? Oes = 1, Nac oes = 0	___
19. Ydych chi'n pryderu nad ydych chi'n gallu rheoli faint rydych chi'n ei fwyta? Ydw = 1, Nac ydw = 0	___
20. Ydych chi'n troi at fwyd am gysur? Ydw = 1, Nac ydw = 0	___
21. Ydych chi'n gallu gadael bwyd ar ôl ar y plât ar ddiwedd pryd o fwyd? Ydw = 0, Nac ydw = 1	___
22. Ydych chi'n twyllo pobl eraill ynghylch faint rydych chi'n ei fwyta? Ydw = 1, Nac ydw = 0	___
23. Ydy pa mor llwglyd rydych chi'n teimlo yn pennu faint rydych chi'n ei fwyta? Ydy = 0, Nac ydy = 1	___
24. Ydych chi weithiau'n cael pyliau o fwyta llawer iawn o fwyd? Ydw = 1, Nac ydw = 0	___
25. Os felly, ydy pyliau o'r fath yn eich gadael yn teimlo'n anhapus? Ydyn = 1, Nac ydyn = 0	___
26. Os ydych chi'n gorfwyta mewn pyliau, ai dim ond pan fyddwch chi ar eich pen eich hun mae hynny'n digwydd? Ie = 1, Nage = 0	___
27. Os ydych chi'n cael pyliau o orfwyta, pa mor aml mae hyn yn digwydd? Bron byth = 1; unwaith y mis = 2; unwaith yr wythnos = 3; 2–3 gwaith yr wythnos = 4; bob dydd = 5; 2–3 gwaith y dydd = 6	___

Tabl 1.1 Parhad

Cwestiynau	Sgôr
28. Ydych chi'n mynd i eithafion i fodloni'r awydd cryf i orfwyta mewn pyliau? Ydw = 1, Nac ydw = 0	____
29. Os byddwch chi'n gorfwyta, ydych chi'n teimlo'n euog? Ydw = 1, Nac ydw = 0	____
30. Ydych chi weithiau'n bwyta yn y dirgel? Ydw = 1, Nac ydw = 0	____
31. Ydy'ch arferion bwyta'r hyn y byddech chi'n eu hystyried yn normal? Ydyn = 0, Nac ydyn = 1	____
32. Fyddech chi'n ystyried bod gennych arferion bwyta gorfodol? Byddwn = 1, Na fyddwn = 0	____
33. Ydy'ch pwysau chi'n amrywio fwy na 5 pwys mewn wythnos? Ydy = 1, Nac ydy = 0	____

Adio a dadansoddi'r sgoriau
Cyfanswm cwestiynau 6, 7 a 27. Bydd hyn yn rhoi indecs difrifoldeb i chi. ____
Cyfanswm y cwestiynau eraill. Bydd hyn yn rhoi sgôr symptomau i chi. ____

Os ydych chi dros eich pwysau, yn ogystal â bod gennych broblem â'ch arferion bwyta, awgrymwn eich bod yn cynnwys Pennod 7 pan fyddwch yn dechrau darllen y llyfr yma.

Mae penodau 8–14 yn canolbwyntio ar y cysylltiadau rhwng eich anhwylder bwyta a gweddill eich bywyd. Gallwch ddarllen y rhain yn hamddenol dros yr wythnosau nesaf, ym mha drefn bynnag a ddewiswch. Nod y penodau ychwanegol hyn yw eich helpu i sylwi ar broblemau mewn rhannau gwahanol o'ch bywyd ac i weld cysylltiadau â ffactorau a allai fod wedi cyfrannu at eich problemau bwyta neu sy'n eich rhwystro rhag eu goresgyn.

Os ydych chi'n yfed yn drwm neu'n cymryd cyffuriau, rydyn ni'n eich annog i edrych ar Bennod 12 yn eithaf buan. Mae problemau cyffuriau ac alcohol yn gwneud anawsterau bwyta'n anoddach eu rheoli o lawer ac felly mae angen mynd i'r afael â nhw'n gynnar. Bydd Pennod 12 yn eich helpu i (a) asesu difrifoldeb eich problem alcohol/cyffuriau a (b) penderfynu beth i'w wneud am hynny.

Camau cyntaf

Ydych chi'n barod i fynd ar y daith?

Darllenwch y Penodau craidd 2, 3, 4, 5 a 6. Nawr. Peidiwch â thrio dilyn unrhyw awgrymiadau a chyfarwyddiadau sydd ynddyn nhw; anwybyddwch y rhain am y tro. Darllenwch bob pennod eto nes byddwch chi'n teimlo'n siŵr eich bod wedi deall yr wybodaeth yn llwyr. Ydych chi'n barod i fynd ar y daith?

> - Nawr, pan fydd gennych chi orig dawel, dechreuwch ysgrifennu eich mantolen bwlimia.
>
> I ddechrau, defnyddiwch ddarn mawr o bapur a'i rannu'n ddwy brif golofn. Ar frig y naill golofn ysgrifennwch *'Rhesymau dros roi'r gorau i fwlimia'* ac ar frig y llall ysgrifennwch *'Rhesymau dros beidio â rhoi'r gorau i fwlimia'*. Efallai fod gennych chi resymau pwysig i ofni newid yn eich ymddygiad cyfarwydd ac eto mae rhan ohonoch chi'n teimlo ar dân eisiau dianc rhag y cylch cythreulig sy'n cadw eich bwlimia nerfosa i fynd. Mae cadw'r holl feddyliau a'r syniadau hyn gyda'i gilydd yn eich pen ar yr un pryd yn amhosib oherwydd bod ffiniau i'n cof ac felly rydych yn tueddu i bendilio o naill ochr dadl i'r llall. Bydd creu mantolen yn eich helpu i reoli eich meddyliau'n systematig. Cynlluniwch i weithio ar hwn am wythnos – ewch yn ôl ato bob dydd.
>
> I ganolbwyntio'ch meddyliau, rhannwch y fantolen yn bedwar, ac ar ddechrau pob rhes, ysgrifennwch:
>
> 1. Enillion a cholledion ymarferol i FI
> 2. Enillion a cholledion ymarferol i BOBL ERAILL
> 3. Enillion a cholledion emosiynol i FI
> 4. Enillion a cholledion emosiynol i BOBL ERAILL

Dyma bobl eraill yn rhannu enghreifftiau o'u mantolen i'ch helpu i ddechrau. Efallai y byddwch yn cytuno â rhai o'r sylwadau ac am eu hychwanegu at eich rhestr. Ond ystyriwch a rhowch amser i chi'ch hun i feddwl am eich rhesymau chi'ch hun a cheisiwch fod yn benodol. Cadwch y fantolen yma mewn cof drwy'r wythnos, gan fod syniadau newydd yn gallu'ch taro'n annisgwyl wrth i chi wneud rhywbeth arall.

Rhesymau dros roi'r gorau i fwlimia

1. *Enillion ymarferol i FI*

    'Fydda i ddim wedi blino ac yn teimlo'n sâl drwy'r amser.'
    'Fydda i ddim yn dal i ddifetha fy nannedd.'
    'Mi fydda i'n edrych yn fwy iach.'
    'Bydd fy nghylla i'n gweithio'n normal heb arferion annaturiol.'
    'Bydd fy nghorff yn dechrau trwsio'r difrod rydw i wedi'i achosi iddo.'

2. *Enillion ymarferol i BOBL ERAILL*

    'Mi fydda i'n gallu bod gyda fy nheulu a'm ffrindiau yn fwy aml a fydd dim rhaid i mi wneud esgusion i osgoi bwyta gyda nhw.'
    'Fydd fy nghyd-letywyr ddim yn ffeindio'r cypyrddau bwyd yn wag.'
    'Mi fydda i'n fwy ymatebol yn rhamantus/rhywiol.'

    'Bydd fy mhartner yn gallu fy nghusanu os bydda i wedi rhoi'r gorau i

chwydu.'
'Mi fydda i'n llai piwis a byr fy amynedd.'
'Mi fydda i'n gallu canolbwyntio a gwneud fy ngwaith yn well.'

3. *Enillion emosiynol i FI*

'Fydd dim rhaid imi ddweud celwydd am fwyd ac am faint dwi'n ei fwyta.'
'Fydda i ddim yn gorfod twyllo pobl am chwydu a chymryd carthyddion.'
'Mi fydda i wedi cyflawni rhywbeth cadarnhaol.'

4. *Enillion emosiynol i BOBL ERAILL*

'Bydd fy rhieni'n stopio pryderu 'mod i'n mynd i farw.'
'Fydd fy ffrindiau ddim yn gorfod fy ngweld i'n dinistrio fy mywyd.'
'Yn y gwaith, mi fydda i'n edrych yn iach ac yn abl.'
'Mi fydda i'n gallu ymuno ym mhob gweithgaredd cymdeithasol heb wneud esgusion.'

Anfanteision newid ac adferiad

1. *Colledion ymarferol i FI*

'Bydd amseroedd bwyd yn ddychrynllyd i fi.'
'Mi fydda i'n teimlo'n chwyddedig, wedi stwffio, yn rhy lawn.'
'Bydd fy stumog o bosib yn "chwythu allan" ar ôl bwyta darnau bach o fwyd.'
'Efallai y bydd fy migyrnau ac o gwmpas fy llygaid yn chwyddo.'
'Mi fydda i'n mynd yn hynod orbryderus am fy mhwysau.'

2. *Colledion ymarferol i BOBL ERAILL*

'Bydd angen mwy o gymorth a chefnogaeth ymarferol gan fy rhieni/partner/ffrind.'
'Efallai y bydd fy hwyliau'n pendilio fwy.'

3. *Colledion emosiynol i FI*

'Bydd rhoi'r gorau i fy anhwylder bwyta mor anodd nes 'mod i'n siŵr o fethu ac yna mi fydda i'n teimlo'n waeth fyth.'
'Mi fydda i'n teimlo 'mod i'n methu rheoli dim byd.'
'Bydd rhaid i mi wynebu fy nghyfrifoldebau.'
'Mi fydda i'n teimlo'n anghysurus, yn anhapus ac yn ofnus.'
'Mi fydda i'n casáu fy hun ac yn casáu fy nghorff.'

4. *Colledion emosiynol i BOBL ERAILL*

'Efallai y bydda i'n mynd yn fwy pendant a dominyddol ar ôl cael gwared ar faich fy anhwylder bwyta, a gall hyn ypsetio'r ddynameg yn fy mherthynas i â phobl eraill.'

Peidiwch â phryderu os yw gwahaniaethu rhwng y pedwar categori hyn yn anodd, gan fod peth gorgyffwrdd weithiau – eu pwrpas yw eich helpu i ganolbwyntio eich meddyliau. Does dim ots mewn gwirionedd ym mha gategori y byddwch yn rhoi eich rhesymau, ond iddyn nhw fod yn y golofn gywir, sef cadarnhaol neu negyddol.

Ar ôl i chi orffen eich mantolen, ewch dros y rhestr a sgoriwch bob ennill a cholled ar sail pwysigrwydd ar raddfa 1–10 (10 = rheswm pwysig iawn; 1 = rheswm nad yw'n bwysig iawn). Nesaf, sgoriwch bob ennill a cholled ar raddfa 1–10 o ran pa mor debygol y maen nhw. Beth ydych chi wedi ei ddysgu yn sgil hyn? Beth allai fod yn eich dal chi'n ôl? Pa mor debygol ydy hyn o ddigwydd? Beth yw'r pethau sydd yn wironeddol bwysig i chi ac a allai eich helpu i gychwyn ar y daith?

Yn ôl i'r dyfodol

Nawr awgrymwn eich bod yn gwneud yr ymarfer canlynol. Bydd bod â'ch mantolen o'ch blaen yn ddefnyddiol.

Dychmygwch eich bod wedi penderfynu bod yr her o oresgyn eich anhwylder bwyta yn rhy anodd a pheryglus. Mae pum mlynedd wedi mynd heibio. Mae bwlimia yn dal i fod arnoch chi. Mae popeth wedi mynd o chwith. Mae'r holl ganlyniadau negyddol y gwnaethoch chi eu hystyried ar eich mantolen wedi dod yn wir. Rydych chi'n teimlo'n unig, yn ddi-rym ac ar ben eich tennyn. Rydych chi'n penderfynu ysgrifennu at eich un ffrind agos sy'n byw dramor ac felly rydych chi heb ei gweld ers tro (gan gymryd mai merch ydy hi). Rydych chi'n gwybod ei bod yn pryderu amdanoch chi ac na fydd hi'n cael ei thwyllo gan newyddion arwynebol, ac y bydd hi'n gweld y cyfan beth bynnag unwaith y byddwch yn cwrdd â hi pan ddaw hi'n ôl. Rydych wedi profi yn y gorffennol ei bod hi wedi gallu rhoi cefnogaeth emosiynol ac ymarferol pan oedd angen cymorth arnoch chi. Rydych chi'n gwybod eich bod yn gallu ymddiried ynddi hi a bod rhaid i chi fod yn gwbl agored wrth ddisgrifio eich anawsterau presennol.

Dyma rai canllawiau i'w hystyried wrth ysgrifennu at eich ffrind:

- Beth fydd eich pwysau?
- Pa gymhlethdodau meddygol fydd gennych chi?
- Pa yrfa/swydd fyddwch chi'n ei gwneud?
- Ble byddwch chi'n byw a gyda phwy?
- Pwy fydd eich ffrindiau?
- Fyddwch chi mewn perthynas? Yn briod? Â phlant?

Nawr byddwch mor realistig â phosib, a siaradwch yn y presennol. Dyma enghraifft o lythyr gan rywun arall sy'n dioddef o fwlimia nerfosa sy'n ei baratoi ei hun i gychwyn ar y daith tuag at adferiad:

Annwyl Rhian,

Dwi'n edrych ymlaen at dy weld pan fyddi di'n dod adref ym mis Mehefin. Roeddwn i'n meddwl y byddwn i'n dweud wrthyt ti am fy sefyllfa ar hyn o bryd er mwyn i ni allu parhau o ble roedden ni pan adewaist ti bum mlynedd yn ôl. Mae gen i ofn fod fy stori yn un eithaf trist, ond dwi'n gwybod y galla i ymddiried ynot ti, a bod yn ffyddiog y bydd rhywbeth da yn deillio o rannu fy stori'n onest â thi, fel sydd wedi digwydd yn y gorffennol.

Mae fy mwlimia wedi parhau, sy'n golygu 'mod i wedi bod yn ei ymladd ers 15 mlynedd bellach. Mae fy mhwysau wedi codi a gostwng yn fawr, fel io-io, i fyny ac i lawr, i fyny ac i lawr. Ar y funud, rydw i ar ben isaf y raddfa pwysau corfforol delfrydol. Fe allwn i fod yn hapus ond dydw i ddim.

Dwi'n dal i chwydu, er nad yw hyn i'w weld mor effeithiol ag yr oedd o'n arfer bod a nawr dwi'n cyfyngu'n eithafol ar fy mwyd. Mae paratoi fy mwyd yn llenwi fy niwrnod. Dwi'n cadw rhyw fath o reolaeth drwy lapio darnau bach, bach o fwyd mewn gwymon sych. Yn y bore, dwi weithiau'n deffro i ffeindio 'mod i wedi bwyta yn y nos ond dwi'n methu cofio gwneud. Mae'r salwch wedi effeithio'n ddifrifol ar fy iechyd i. Mae gen i chwe chap ar fy nannedd erbyn hyn ac mae'r lleill yn dal i fod yn hynod o sensitif i newidiadau mewn tymheredd. Yr haf diwethaf, bues i yn yr ysbyty mewn poenau enbyd gyda cherrig yn fy arennau. Fe ges i driniaeth arbennig i'w gwasgaru nhw. Roeddwn i'n pasio gwaed a grafel yn fy mhiso am wythnosau wedi hynny.

Dwi wedi bod yn fwy dibynnol ar garthyddion a dwi'n cerdded drwy'r dydd i siopau fferyllydd er mwyn eu prynu nhw. Mae gen i drefn sefydlog a dwi'n ymweld â gwahanol siopau ar wahanol ddyddiau'r wythnos. Mae dros hanner fy arian nawdd cymdeithasol yn mynd ar garthyddion. Mae'r nifer sydd eu hangen arna i wedi bod yn cynyddu'n raddol. Hebddyn nhw, mae fy stumog yn chwyddo a dwi'n mynd mor rhwym nes 'mod i'n dychryn yn ofnadwy. Ac eto wrth eu cymryd dwi'n gwaedu ac yn gollwng a dwi i fyny drwy'r nos ar y tŷ bach.

Dydw i ddim wedi gweithio ers dwy flynedd. Dwi'n rhentu stafell mewn tŷ gyda chwech o bobl eraill. Ers i David orffen efo fi bedair blynedd yn ôl mae fy mywyd cymdeithasol wedi mynd yn ddim, bron. Dim ond â Heulwen a Rhys dwi'n dal i fod mewn cysylltiad. Maen nhw'n cadw cysylltiad dros y ffôn ac yn fy nôl i'n rheolaidd i fynd i'w cartref. Ar adegau dwi'n teimlo mor isel a llawn anobaith nes 'mod i'n ystyried dod â phopeth i ben. Dwi'n dal yn ôl am fy mod i'n llwfrgi a hefyd oherwydd fedra i ddim dioddef meddwl am bobl yn gweld fy ystafell neu fy eiddo ar ôl i mi farw. Byddai gen i gywilydd iddyn nhw weld gymaint o fwyd sy gen i (mae gen i dair rhewgell yn llawn bwyd) a'r holl drugareddau dwi wedi'u dwyn o siopau ond heb eu defnyddio erioed. Mae'r orfodaeth i gasglu ac i lanhau yn flinedig ac yn llethol.

Er gwaethaf hyn i gyd, mae llygedyn o obaith gen i o hyd. Dwi'n cofio'r funud honno, bum mlynedd yn ôl, pan wnest ti gynnig fy helpu i drechu fy salwch. Bryd hynny, roedd yr her yn ymddangos yn rhy anodd a pheryglus. Er hynny, dwi'n gweld yn glir bellach nad oes yna ffordd arall ymlaen a dwi eisiau derbyn dy gynnig caredig o help.

Dwi'n gwybod y byddi di mor falch 'mod i wedi cymryd y cam cyntaf yma ac wedi ffeindio'r dewrder i ysgrifennu atat ti.

Llawer o gariad, Teleri

> - Nawr ysgrifennwch eich llythyr eich hun at un o'ch ffrindiau chi. Darllenwch drwyddo'n ofalus. Peidiwch â thwyllo eich hun. Byddwch yn onest ac yn agored. Ydych chi wir eisiau treulio pum mlynedd arall yn gaeth i'ch anhwylder bwyta tra bod eich ffrindiau allan yn cael hwyl a byw bywydau llawn?
>
> - Cyfeiriwch yn ôl at y canllawiau ar ddechrau'r adran hon. Nawr ysgrifennwch ail lythyr. Dychmygwch eich sefyllfa ymhen pum mlynedd. Y tro yma, rydych chi wedi llwyddo i oresgyn eich bwlimia oherwydd rydych chi'n dechrau ar eich gwaith adfer yr eiliad hon. Gan feddwl am y presennol, pa gamau sydd wedi eich helpu chi i wella? Cefnogaeth pwy sydd wedi bod yn werthfawr tu hwnt? Sut ydych chi wedi llwyddo i adeiladu momentwm? Pa rwystrau ydych chi wedi eu goresgyn a sut? Sut beth yw eich dyfodol heb fwlimia? Ai dyma'r math o ddyfodol rydych chi am geisio'i gael? Hynny yw, dyfodol lle mai chi sy'n llywio'r hyn rydych chi'n ei wneud ac yn ei ddweud?

Penderfynu mynd ar y daith

Dim ond chi all benderfynu p'un ai gweithio ar newid nawr neu barhau gyda bwlimia nerfosa/gorfwyta mewn pyliau rydych chi am ei wneud. Mae'n debyg nad un penderfyniad fydd hwn ond nifer o benderfyniadau llai dros y dyddiau, y misoedd a'r blynyddoedd nesaf. Bydd grymoedd cryf yn ceisio eich sugno'n ôl. Fel eraill sy'n mentro ar y daith hon, byddwch yn gwneud llawer o gamgymeriadau. Fodd bynnag, peidiwch â digalonni oherwydd bydd *Gwella Fesul Tamaid* yn eich helpu chi i feithrin sgiliau i droi unrhyw gamgymeriad yn wers ddefnyddiol.

Gofyn i rywun eich helpu

Mae ceisio gwella ar eich pen eich hun yn dasg anodd ac unig. Gall gofyn am help gan deulu, partner neu ffrind fod yn ddefnyddiol. Weithiau gall eich teulu, eich partner neu'ch ffrindiau fod yn fwy brwdfrydig i'ch helpu chi nag rydych chi am gael eu cymorth nhw. Os ydych chi'n teimlo'n ansicr, darllenwch Bennod 13, gan y bydd hyn yn eich helpu i weld a fydd cynnwys aelodau'r teulu neu ffrindiau yn eich triniaeth yn gam cadarnhaol i chi. Mae Pennod 13 hefyd yn cynnig arweiniad ar sut i gynnwys eraill yn y ffordd fwyaf defnyddiol ac i weld a ydych chi'n gofyn am eu cymorth am y rhesymau iawn. Bydd angen i chi benderfynu i bwy y byddwch chi'n gofyn am gefnogaeth. Fyddwch chi'n gofyn i'r bobl rydych chi'n teimlo agosaf atyn nhw neu'r rhai rydych chi'n treulio fwyaf o amser gyda nhw?

Efallai y bydd y cwestiynau yn Nhabl 1.2 yn eich helpu i wneud y penderfyniadau pwysig hyn.

Tabl 1.2 Holiadur cymorth

Allai person X roi cymorth i chi? Atebwch y cwestiynau canlynol:	Sgôr

1. Pa mor hawdd yw siarad ag X am eich problem?
   Hawdd iawn (5 pwynt); eithaf hawdd (4 pwynt); ddim yn siŵr (3 phwynt); eithaf anodd (2 bwynt); anodd iawn (1 pwynt) ____

2. Ydy X yn feirniadol o'ch arferion bwyta neu'n ypsetio'n hawdd o'u herwydd?
   Bob amser (1 pwynt); yn aml (2 bwynt); weithiau (3 phwynt); anaml (4 pwynt); byth (5 pwynt) ____

3. Allech chi siarad ag X hyd yn oed os nad ydych chi'n gwneud cynnydd?
   Yn bendant (3 phwynt); ddim yn siŵr (2 bwynt); na, ddim o gwbl (1 pwynt) ____

4. Fedrwch chi ymddiried yn X i fod yno bob amser pan mae angen rhywun arnoch chi – heb unrhyw ddisgwyliadau nac amodau?
   Yn bendant (5 pwynt); mwy na thebyg (4 pwynt); efallai (3 phwynt); na, annhebygol (2 bwynt); na, ddim o gwbl (1 pwynt) ____

5. Pan fyddwch chi wedi goresgyn eich bwlimia, beth fydd ymateb tebygol X?
   Bydd X yn teimlo dan fygythiad oherwydd yr hyn rwyf wedi'i gyflawni a bydd yn teimlo nad oes ei angen mwyach (0 pwynt)
   Bydd X yn teimlo'n genfigennus fy mod yn fwy annibynnol a llwyddiannus yn fy mywyd (0 pwynt)
   Does gen i ddim syniad (1 pwynt)
   Bydd X yn hapus drosta i (2 bwynt) ____

6. Pa mor aml ydych chi mewn cysylltiad ag X?
   O leiaf unwaith yr wythnos (3 phwynt)
   O leiaf unwaith bob pythefnos (2 bwynt)
   O leiaf unwaith y mis (1 pwynt)
   Llai nag unwaith y mis (0 pwynt) ____
   Cyfanswm y pwyntiau

Dadansoddi eich sgôr
19 i 23 pwynt: Rydych chi'n ffodus bod gennych gefnogwr perffaith wrth eich ymyl. Dylech chi'n bendant ofyn i X eich helpu chi yn eich ymdrechion i ddod dros eich anhwylder bwyta.
12 i 18 pwynt: Mae'n ansicr a ddylai X roi cymorth i chi. Efallai nad ydych yn ei adnabod yn ddigon da eto i allu rhagweld ei ymateb. Efallai mai'r peth gorau i'w wneud yw cadw X mewn cof fel rhywun a allai'ch cefnogi ond peidio â rhuthro i mewn i ddim byd. Fodd bynnag, os ydych chi'n adnabod X yn dda, efallai fod eich sgôr yn dangos bod X braidd yn llugoer ynghylch ei ymrwymiad i chi ac efallai y byddai'n well i chi feddwl am rywun arall.
4 i 11 pwynt: Chwiliwch am rywun arall, neu mentrwch ar eich pen eich hun.

Bydd gofyn am gymorth yn anodd. Mae'n bwysig dweud yn blwmp ac yn blaen beth yn union yr hoffech chi i'r unigolyn a fydd yn eich cefnogi ei wneud. Er mwyn helpu i esbonio, awgrymwn eich bod yn rhoi'r llyfr hwn iddo i'w ddarllen.

Mae helpu rhywun sydd â phroblem bwyta fel ymgymryd â her enfawr. Efallai y bydd rhai pobl yn rhagweld y problemau hyn ac yn gwrthod helpu o'r dechrau. Nid eich gwrthod chi mae'r bobl hyn, ond yn hytrach maen nhw'n gallu gweld realiti eu hymrwymiadau eu hunain. Efallai y bydd eraill yn cychwyn ar y daith gyda chi oherwydd eu bod eisiau'ch plesio a'ch helpu heb sylweddoli'r goblygiadau ac wedyn yn ei chael hi'n rhy anodd – unwaith eto, disgwyliwch hyn gan wybod mai realaeth yw hyn. Mae effeithiau eilaidd arferion anhwylderau bwyta yn arwain at arwyddion dryslyd i bobl eraill. Yn anffodus, mae yna rai pobl hefyd nad ydyn nhw'n deall bwlimia o gwbl ac sy'n feirniadol ohono.

Efallai y byddwch chi'n ddigon ffodus i gael un o'r bobl brin hynny o'ch cwmpas a fydd yn gallu'ch helpu ac aros wrth eich ymyl chi drwy gydol y daith at adferiad. Bydd y ffordd yn anodd ac yn beryglus i'r ddau ohonoch ond bydd yn talu ar ei chanfed. Bydd angen i chi ddiffinio faint o gefnogaeth fydd yn ddefnyddiol. Treuliwch o leiaf 15 munud bob wythnos yn adolygu cynnydd ac yn gosod nodau newydd gyda'ch arweinydd. Efallai y byddwch am ddangos i arweinydd adferiad rai o'r ymarferion rydyn ni'n eu hawgrymu yn *Gwella Fesul Tamaid*.

Mae ymddiried yn rhywun yn anodd. Gall bywyd dirgel rhywun ag anhwylder bwyta arwain at ddrwgdybiaeth ymhlith pobl eraill. Trafodwch hyn â'ch arweinydd. Dywedwch wrtho am siarad â chi os bydd yn dechrau teimlo'n bryderus neu'n amheus. Anogwch e i ddisgrifio'r ymddygiad sy'n peri pryder. Rhaid iddo ddweud yn blwmp ac yn blaen a chyflwyno'r ffeithiau, yn hytrach na barnu neu roi'r gorau i helpu oherwydd y rhwystr yma sydd i'w weld yn atal cynnydd. Er enghraifft, efallai y bydd angen iddo ddweud, '*Rwyt ti wedi bod yn gweithio'n galed i beidio â gorfwyta mewn pyliau ac rwyt ti wedi gallu dod ata i am bryd gyda'r nos sawl gwaith yr wythnos yma. Ond ychydig iawn wnest ti ei fwyta amser swper neithiwr, roeddet ti'n ymddangos ar bigau'r drain ac fe ruthraist i ffwrdd yn gynnar. Dwi'n meddwl tybed a wyt ti wedi dechrau gorfwyta mewn pyliau a chwydu eto?*'

Efallai y byddwch am weithio gyda'ch arweinydd adferiad i feddwl am ffyrdd o newid eich ymddygiad pan gewch chi awydd cryf i fwyta. Er enghraifft, efallai y byddwch yn dod adref ar ôl diwrnod anodd yn y gwaith yn teimlo'n anobeithiol ac ar bigau'r drain, yn meddwl pethau fel *'Dydw i byth yn gwneud dim byd yn iawn'*. Yn hytrach na gorfwyta mewn pyliau, a fyddai'n mygu'r meddyliau hyn dros dro, gallech fynd am dro gyda'ch arweinydd, trafod eich meddyliau a'ch teimladau â'ch gilydd, a mynd yn ôl adref gyda golwg newydd ar bethau.

Math arall o gefnogaeth a allai weithio i chi yw grŵp hunangymorth, naill ai yn eich cymdogaeth neu ar-lein. Mae'r bobl sy'n pryderu amdanoch (fel rhieni, partneriaid a ffrindiau) yn aml yn gweld y grwpiau hyn yn fuddiol hefyd. Ar ben hyn, mae adnoddau erbyn hyn (llyfrau[2] a DVDs) sy'n rhoi gwybodaeth ddiduedd iddyn nhw am anhwylderau bwyta, yn eu helpu i reoli eu gofidiau a'u gorbryder, ac yn eu dysgu sut i fod yn gefnogol heb ymyrryd gormod.[3]

Hyd yn oed os byddwch chi'n penderfynu teithio ar eich pen eich hun tuag at adferiad, rydyn ni'n argymell eich bod yn neilltuo 30 munud yr wythnos, neu'n amlach, at adolygu popeth. Ceisiwch ddefnyddio eich dyddiadur fel ffrind ac i rannu'ch teimladau. Efallai y gallech chi ddefnyddio'r amser hwn i ysgrifennu llythyr fel y byddech at arweinydd adferiad neu i dynnu neu beintio llun neu greu *collage* i grynhoi eich wythnos. Gorffennwch drwy ysgrifennu ambell nod yn eich dyddiadur ar gyfer yr wythnos nesaf, gan bwyso a mesur beth rydych chi wedi'i ddysgu o'r wythnos cynt.

Sut i drefnu eich taith

Cyn dechrau darllen *Gwella Fesul Tamaid* (ar ôl edrych drwyddo'n fras a chwblhau'r ymarferion cychwynnol), rhaid i chi benderfynu – efallai gyda help eich arweinydd adferiad – gosod nodau realistig a chyraeddadwy i chi'ch hun. Er enghraifft, bydd dweud *'Dydw i byth yn mynd i orfwyta mewn pyliau eto'* yn eich llethu a fyddwch chi ddim yn gallu cadw ato. Gall nod gorfrwdfrydig, du a gwyn ac afrealistig fel hwn wneud pethau'n waeth yn hytrach nag yn well drwy arwain at ragor o orfwyta mewn pyliau. Mae mireinio eich nodau cyffredinol a'u rhannu'n gamau haws eu rheoli yn ffordd dda o baratoi ar gyfer y daith. Mae Penodau 2 i 6 yn rhoi syniad o ba nodau allai fod yn fannau cychwyn realistig wrth oresgyn gwahanol agweddau problematig ar eich anhwylder bwyta. Wrth geisio cyrraedd nod, mae'n bwysig cael disgrifiad manwl o'r hyn rydych chi am ei gyflawni. Disgrifiwch bob nod yn nhermau:

1. Rhywbeth y gallwch ei gynllunio a'i wneud eich hun. Byddwch yn benodol.
2. Rhywbeth sy'n fesuradwy (nid rhywbeth sy'n amhosib ei fesur, fel hapusrwydd).
3. Rhywbeth sy'n eich herio chi ychydig, fel y byddwch yn teimlo'n hapus pan fyddwch yn ei gyflawni, ond nid mor anodd nes y byddai hyd yn oed Superwoman yn methu.
4. Rhywbeth wedi'i ddiffinio o fewn ffrâm amser realistig. Os na fydd terfyn amser, byddwch chi'n gohirio pethau. Mae cael nod lle rydych chi'n dweud, *'Fydda i ddim yn gwneud X am weddill fy mywyd'* yn afrealistig ac yr un mor ddi-fudd.

Camau campus

Mae'r acronym CAMPUS (cyraeddadwy, amserol, mesuradwy, penodol, uchelgeisiol, synhwyrol) yn crynhoi'r nodweddion sy'n gyson â gosod nodau buddiol. Nodau clir yw'r cam cyntaf tuag at newid ymddygiad yn llwyddiannus.

Unwaith y byddwch wedi adnabod eich nodau CAMPUS, mae pedwar peth arall yn bwysig:

1. **Blaenoriaethu:** Os ydych chi wedi meddwl am sawl nod, bydd angen i chi feddwl am y ffordd orau o'u blaenoriaethu nhw. Weithiau bydd pobl eisiau mynd i'r afael â sawl nod ar yr un pryd, ond fel arfer mae'n well penderfynu ar un neu ddau a chanolbwyntio ar eu gwneud yn dda yn hytrach na gwneud gormod. Hefyd, gallai fod yn bwysig dechrau gyda nod cymharol fach a cheisio cyflawni hwnnw, yn hytrach na rhywbeth sy'n fwy uchelgeisiol.

2. **Cynllun gweithredu:** I droi eich nodau yn gamau gweithredu, bydd angen i chi gynllunio beth fydd yn digwydd ym mha sefyllfa neu pryd fydd hyn yn digwydd: pa mor aml, ble, ac am ba hyd (er enghraifft, *bydda i'n ychwanegu byrbryd ganol y bore at fy neiet, sef fy hoff iogwrt braster llawn. Bydda i'n bwyta hwn tua 11 y bore ar ôl imi edrych ar fy negeseuon e-bost yn y gwaith*).

3. **Adnabod rhwystrau:** Cyn dechrau gweithio ar eich nod(au) bydd hi'n bwysig nodi unrhyw rwystrau ar y daith at eich nod. Ffordd ddefnyddiol o wneud hyn yw ar ffurf datganiadau *'os (bydd x yn digwydd), yna (bydda i'n...)'*. Ceisiwch ddarlunio beth allai ddigwydd ac yna llenwch eich datganiadau *os... yna*. Bydd yn ddefnyddiol ailadrodd hyn yn uchel nifer o weithiau fel bod yr arfer yn dod yn ail natur i chi.

4. **Adolygu a monitro cynnydd tuag at eich nod(au):** Yn y bennod nesaf byddwch yn dysgu am gadw dyddiadur. Mae hyn yn gallu eich helpu i adolygu a monitro eich cynnydd tuag at eich nod(au).

Nodiadau a chyfeiriadau

1 Addaswyd o Henderson, M. a Freeman, CPL. *British Journal of Psychiatry,* 1987; 150: 18–24. Atgynhyrchwyd gyda chaniatâd.

2 Treasure, J., Smith, G., a Crane, A., 2007. *Skills-based learning for caregivers of a loved one with an eating disorder: The New Maudsley Method.* Hove: Routledge.

3 Yn bwysicaf oll, mae pobl y mae eu teuluoedd wedi gweithio drwy'r adnoddau hyn yn gweld bod hynny'n gwneud eu perthynas â'i gilydd yn llawer haws, yn llai o straen ac yn fwy cefnogol.

2. Adnoddau ar gyfer y daith

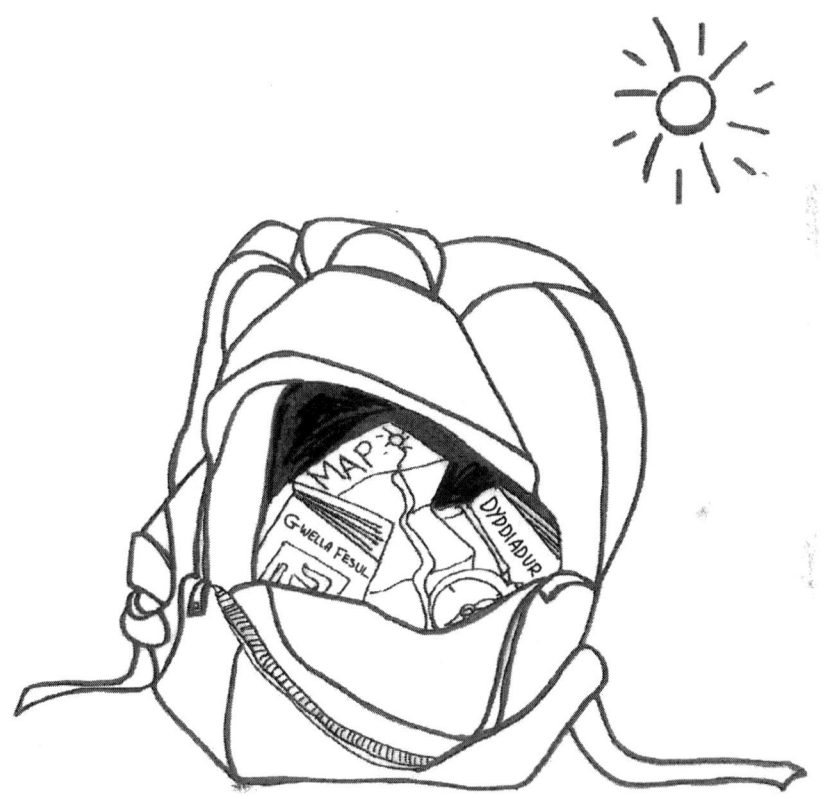

Hwyluso newid drwy gadw dyddiadur therapiwtig

Edrychwch ar yr enghraifft o dudalen dyddiadur yng nghefn y llyfr. Awgrymwn eich bod yn gwneud copïau o'r dudalen hon. Gallwch wedyn gario un dudalen gyda chi bob dydd a rhoi pob tudalen ddyddiol gyda'i gilydd mewn ffolder, neu gallech chi greu'r dudalen yma ar-lein os ydy hynny'n fwy cyfleus. Mae nifer o ddyddiaduron anhwylderau bwyta ar gael hefyd ar ffurf apiau masnachol a allai fod yn addas ar eich cyfer chi. Fel arall, gallwch lunio eich dyddiadur eich hun yn seiliedig ar y ffurflen, ac mewn rhai ffyrdd mae hyn yn ychwanegu at y lles therapiwtig.[1] Prynwch lyfryn sy'n ddigon bach i fynd i'ch poced neu i'ch bag. Mae'r rheolau ar gyfer cadw dyddiadur yn syml:

- Pwrpas y dyddiadur yw eich helpu chi a'ch cefnogi fel ffrind gorau. Mae datblygu cyfeillgarwch ac ymddiriedaeth yn eich dyddiadur fel lle diogel, nad yw'n barnu, i ddadlwytho a rhannu eich meddyliau yn baratoad pwysig tuag at ymddiried yn y chi go iawn.
- Bob dydd, ysgrifennwch beth rydych chi'n ei fwyta ac yn ei yfed. Ceisiwch fod mor fanwl gywir â phosib.
- Nodwch yr adegau hynny pan oeddech chi i fod i fwyta neu yfed, ond heb wneud.
- Cadwch eich dyddiadur gyda chi bob amser. Ewch â fe i'r tŷ bach gyda chi hyd yn oed. Cofnodwch bethau rydych chi'n teimlo sy'n codi cywilydd neu embaras arnoch chi. Does dim dal yn ôl ar y ffordd at adferiad.
- Cofnodwch bethau wrth iddyn nhw ddigwydd. Fel hyn, byddwch yn rhoi'r syniad mwyaf clir o beth sy'n digwydd drwy'r amser.
- Peidiwch ag ysgrifennu nofel: ceisiwch ddod o hyd i ryw 'law fer' i ddisgrifio beth sy'n digwydd ar y pryd. Eich dyddiadur yw'ch cofnod ar daith bwysig iawn.
- Peidiwch â gadael y gwaith o ysgrifennu eich dyddiadur nes eich bod wedi blino ac yn barod am y gwely. I gael cofnod mor gywir â phosib a'r budd mwyaf, nodwch eich cynnydd sawl gwaith y dydd bob dydd.

> **Ar ddiwedd pob wythnos, edrychwch dros eich cofnodion yn y dyddiadur am yr wythnos gyfan.**
>
> Beth ydych chi wedi'i ddysgu?
> Beth aeth yn dda a pham? Sut allwch chi adeiladu ar hyn?
> Beth oedd heb fynd cystal a pham? Sut allwch chi rwystro hyn neu ei atal rhag digwydd eto?
> Beth yw'r camau nesaf i chi eu cymryd dros yr wythnos nesaf?
> Ceisiwch fod yn deg ac yn garedig tuag atoch chi'ch hun wrth adolygu'r wythnos.

Nes i chi ddod i'r arfer o gadw dyddiadur, efallai y byddwch am ei rannu'n gamau. Dewch i arfer nodi beth rydych chi'n ei fwyta am wythnos neu ddwy; wedyn symudwch ymlaen at y dull ABC (*antecendents, behaviour* a *consequences*) y byddwn yn ei ddisgrifio fan hyn. Bydd y gwaith directif yn dilyn.

'A' *yw'r rhagflaenyddion (sbardunau).* **Disgrifiwch yn eich dyddiadur:**
- Ble oeddech chi pan oeddech chi'n bwyta a beth oedd yn digwydd (hynny yw, oeddech chi ar eich pen eich hun neu mewn cwmni, gartref neu yn y gwaith, neu yn rhywle arall?)

- Eich meddyliau ymlaen llaw. Pwy ddywedodd beth?
- Eich teimladau ymlaen llaw.

***'B' yw'r ymddygiad.* Nodwch:**
- A oeddech chi'n meddwl bod yr hyn wnaethoch chi ei fwyta yn bwl o orfwyta (gweler Pennod 4 am ddiffiniad o hyn)?
- A wnaethoch chi i'ch hun chwydu a pha mor aml?
- A wnaethoch chi ddefnyddio carthyddion neu ddiwretigion ac os felly faint ohonyn nhw?

***'C' yw'r canlyniadau.* Disgrifiwch:**
- Y canlyniadau – yn gadarnhaol ac yn negyddol – yn y tymor byr a'r tymor hir o ran eich meddyliau, eich teimladau a'ch ymddygiad.

Drwy ateb y cwestiynau hyn, gallwch greu cadwyn ymddygiad:

Deall cadwyn ymddygiad ABC

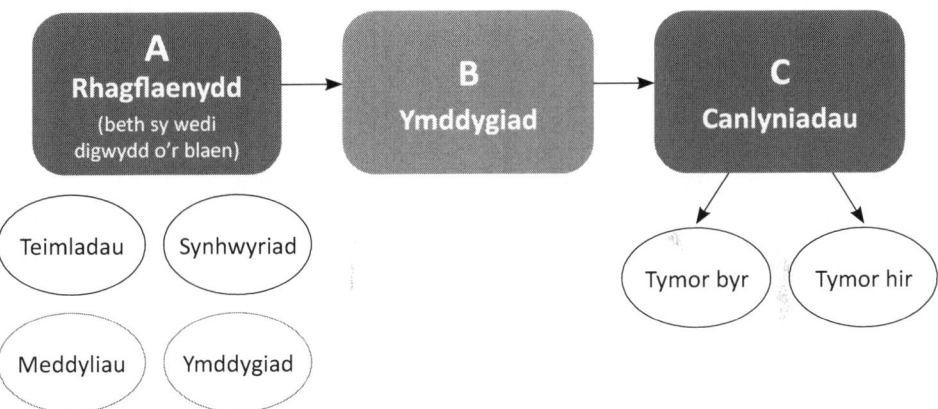

Yr agwedd anoddaf ar y gwaith ditectif fydd dod yn ymwybodol o'r meddyliau a'r teimladau sy'n eich sbarduno. Mae Pennod 10, 'Bwyd i'r Meddwl', yn disgrifio'r maglau i'r meddwl sy'n digwydd yn gyffredin gydag anhwylderau bwyta. Mae'r rhan fwyaf o feddyliau a theimladau sbarduno yn amhleserus ac efallai y byddai'n well gennych chi beidio â delio â nhw, ond mae'r egni a ddefnyddiwch i'w cau allan yn cael effaith niweidiol ar eich lles yn y tymor hir. Er nad yw'r meddyliau a'r teimladau hyn yn bleserus, maen nhw'n signalau angenrheidiol a phwysig sy'n dynodi y gallai fod angen i chi newid rhai agweddau ar eich bywyd. Yn Nhabl 2.1 rydyn ni wedi cynnwys darnau o daflen dyddiadur a gafodd ei chwblhau gan Anna, un o'n cleifion, fel enghraifft.

Er na ddylai llenwi'r dyddiadur yma gymryd mwy nag ychydig funudau'r dydd, rydych chi'n siŵr o weld bod ei gadw'n ddyddiol yn anghyfleus ar adegau, os nad yn dân ar eich croen. Dechreuwch gadw eich dyddiadur yn ystod wythnos pan na fyddwch yn rhy brysur i'w gadw.

Tabl 2.1 Dyddiadur bwyd Anna, wythnos 1 ac wythnos 4

Wythnos 1

Amser	Beth gafodd ei fwyta	P	Ch	C	Rhagflaenyddion (A) a Chanlyniadau (C)
8:00	All-bran				A: Dal i fod yn llawn ers ddoe. C: Rhaid i mi wneud fy ngorau i beidio â chael pwl o orfwyta heddiw.
12:00	1 afal				A: Eisiau bwyd. C: Eisiau bwyd o hyd, rhaid i mi beidio â bwyta mwy rhag ofn iddo wneud imi gael pwl o orfwyta.
3:00	1 pwys o rawnwin 2 far o siocled		!		A: Galwad ffôn gan John i ddweud y bydd yn hwyr yn dod adref. C: Dwi'n ffiaidd. Fi ydy'r person mwyaf anobeithiol yn y byd.
6:00	cnau mwnci a siocled, pigo o'r siopa	!!			A: Dim bwyd yn y fflat. Wedi gorfod mynd i siopa. Methu rhwystro fy hun rhag rhoi llwyth o felysion yn y troli. Wedi bwyta llwyth o bethau yn y car.
		!!			Wedi gorfod parhau i fwyta ar ôl cyrraedd adre.
7:00	2 ddogn o gyrri	!!			C: Teimlo'n grac iawn gyda fy hun. Dwi'n teimlo mor unig. Mor flinedig, wedi mynd i'r gwely'n gynnar.
	3 bar o siocled			!!	

Wythnos 4

Amser	Beth gafodd ei fwyta	P	Ch	C	Rhagflaenyddion (A) a Chanlyniadau (C)
8:00	Caws colfran (*cottage cheese*), 2 ddarn o dost gyda mêl				Wedi mwynhau hyn.
11:00	Afal				
12:30	Taten bob, tiwna				Wedi ei fwyta yn y ffreutur yn y gwaith. Dywedodd Tina: 'Dwyt ti ddim wedi bod yma ers oesoedd.' Roeddwn i eisiau dianc; roeddwn i'n teimlo bod pawb yn syllu arna i.
3:00	iogwrt, bar crensiog				
6:00	1 dafell o dost				

7:00	pysgod a llysiau 1 sgŵp o hufen iâ	Doeddwn i heb fwriadu cael pwdin. Awgrymodd John hufen iâ. Bu bron i mi ddweud 'na' ond roeddwn i'n gwybod y byddwn i wedyn yn bwyta beth oedd yn weddill yn y twb wrth olchi'r llestri. Felly fe wnes i fwyta sgŵp o hufen iâ a'i fwynhau wrth eistedd gyda John. Rhoddodd John y twb i gadw a gwneud coffi ac fe yfon ni'r coffi wrth ymlacio ar y soffa. Gadawon ni'r llestri heb eu golchi.

P = Pwl o orfwyta, Ch = Chwydu, C = Carthyddion

Rydyn ni'n gweld bod pobl yn amrywio'n fawr yn eu hymateb wrth gadw'r dyddiadur yma. Efallai y byddwch wrth eich bodd yn ysgrifennu ac yn creu perthynas agos gyda'ch dyddiadur, gan fedru ei drin fel ffrind dibynadwy rydych chi wrth eich bodd yn rhannu cyfrinachau ag ef neu hi. Da iawn. Chewch chi ddim anawsterau gyda'r agwedd yma.

Ar y llaw arall, am amryw o resymau, efallai y bydd cadw dyddiadur yn rhy anodd i chi. Efallai y bydd yn waith diflas. Neu efallai y byddwch yn cael y broses o hunanfyfyrio a chofnodi yn ddychrynllyd ac yn gywilyddus ac yn ei chael hi'n anodd dros ben wynebu'r hyn rydych chi'n ei wneud i chi'ch hun. Efallai eich bod yn pryderu y bydd rhywun yn darllen eich dyddiadur. Neu efallai eich bod yn pryderu y bydd cofnodi'r holl fwyd rydych chi'n ei fwyta yn gwneud i chi orfwyta mewn pyliau yn amlach yn hytrach nag yn llai aml. Efallai y cewch eich temtio i roi'r gorau i ysgrifennu eich dyddiadur bob tro y byddwch wedi cael pwl o orfwyta. Ceisiwch fod mor onest ag y gallwch chi. Mae goresgyn y problem yma'n golygu wynebu teimladau, meddyliau ac ymddygiad sy'n eich dychryn chi. Bydd ceisio eu ffrwyno a'u gwadu nhw yn amharu ar eich taith at adferiad.

Mae rhai pobl yn gweld bod cadw dyddiadur ynddo'i hun yn eu helpu i wneud eu harferion bwyta'n fwy rheolaidd ac yn hwyluso cynnydd. I eraill, efallai na fydd y ffordd at adferiad mor hawdd â hynny.

Siân

Roedd Siân yn dioddef o anorecsia nerfosa difrifol. Fe dreuliodd hi lawer o amser yn yr ysbyty a chynyddodd ei phwysau i'r hyn yr oedd cyn i'w salwch ddechrau. Fodd bynnag, ar ôl cael ei rhyddhau o'r ysbyty, fe ddechreuodd hi gael pyliau poenus a hirfaith o orfwyta. Roedd y rhain yn digwydd bob dydd. Byddai'n gwneud i'w hun chwydu sawl gwaith y dydd ac yn cymryd tua 150 o dabledi carthu bob dydd. Roedd hi'n cadw ei dyddiaduron bwyd yn selog gan ei bod yn teimlo bod hynny'n darparu rhyw deimlad fod pethau dan reolaeth ynghanol ei hanhrefn i gyd. Ar ôl tri neu bedwar mis o gadw dyddiadur (a cheisio gweithio ar ei phroblem bwyta), fe deimlai nad oedd llawer wedi newid, felly beth oedd pwynt dal ati? Gofynnwyd i Siân fynd dros ei dyddiadur eto a llunio siart o nifer y pyliau, yr achosion o chwydu, a faint o garthyddion roedd hi'n eu cymryd bob wythnos (Ffigur 2.1).

Er syndod iddi, fe welodd ei bod wedi lleihau pob agwedd ar ei phroblem bwyta, hyd yn oed y carthyddion, ond roedd y pyliau o orfwyta a'r chwydu hefyd yn lleihau'n raddol. Efallai y byddwch yn gofyn, *'Sut allai hi fethu sylwi ar welliant mor ddramatig?'* Wel, gall fod yn anodd sylwi ar newid pan mae'n digwydd dros gyfnod hir o amser ac yn enwedig ar ddiwrnod gwael pan mae popeth yn ymddangos yn ddu i chi. Penderfynodd Siân roi'r siart wythnosol ar y wal yn ei hystafell wely i roi nerth iddi hi ar yr adegau hynny pan fyddai hi'n teimlo nad oedd hi'n symud yn ei blaen.

Sgiliau newydd i ymdopi â hen anawsterau

Fe welwch, wrth ddysgu'n raddol i roi'r gorau i fynd yn ôl at batrymau bwlimia er mwyn ymdopi ag anawsterau bywyd, fod angen i chi ddatblygu sgiliau newydd.

Dysgu datrys problemau mewn saith cam

Mae gwneud penderfyniadau a datrys problemau, bach neu fawr, yn sgìl pendant. Mae pobl yn amrywio eu dull o ddatrys problemau. Mae rhai'n gwneud hynny'n reddfol; rhaid iddo deimlo'n iawn yn emosiynol neu gytuno â 'rheolau' penodol y maen nhw'n eu dilyn. Mae eraill yn llwyddo'n bennaf drwy geisio dod o hyd i'r ateb mwyaf rhesymegol. Does dim ffordd gywir na ffordd anghywir ac mae pob un ohonom yn defnyddio cymysgedd o'r ddau ddull.

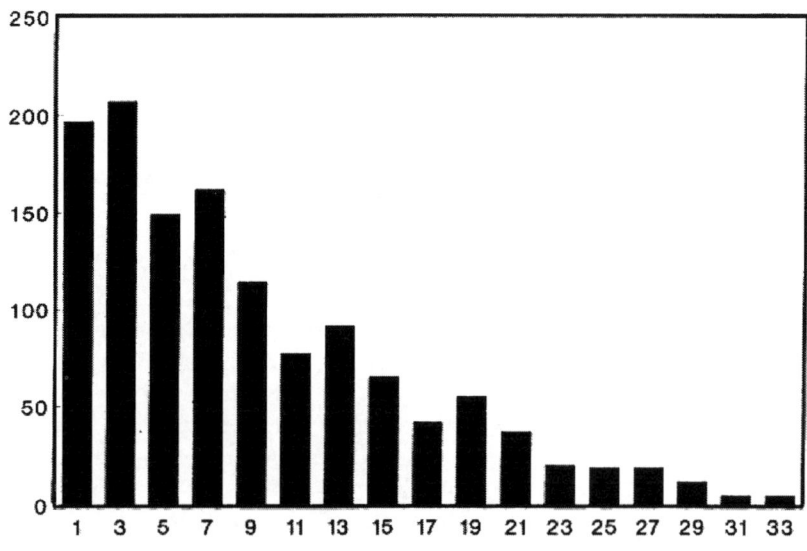

Ffigur 2.1 Siart carthyddion.

Dyma saith cam a fydd yn eich helpu i ddod o hyd i ffordd i ofalu am alwadau a straen bywyd heb droi at fwlimia:

Cam 1: Beth yw'r broblem? Efallai y bydd y cam yma'n swnio'n ddibwys ond mae angen i chi ddiffinio'r broblem yn ofalus. Ysgrifennwch un frawddeg gryno i ddisgrifio eich problem.

Cam 2: Mae rhai pobl yn mynd yn sownd oherwydd eu bod yn cyfyngu ar faes y posibiliadau wrth geisio dod o hyd i ateb. Rhowch bob cyfyngiad i'r naill ochr a rhestrwch gymaint o atebion ag y gallwch chi. Rhowch rwydd hynt i'ch dychymyg. Peidiwch â gadael dim byd allan ar y sail ei fod yn ymddangos yn hunanol, yn wallgof, yn afrealistig neu'n annhebygol. Nodwch bob ateb sy'n dod i'ch meddwl.

Cam 3: Edrychwch ar bob opsiwn yn fanwl. Rhestrwch fanteision ac anfanteision pob un, hyd yn oed yr atebion hynny sy'n teimlo'n wirion.

Cam 4: Dewiswch ateb sy'n addas i chi. Bydd Cam 3 yn helpu i amlygu pa ateb sy'n iawn neu ddim yn iawn i chi. Os ydych chi'n dal i deimlo'n ansicr am yr opsiwn gorau, efallai y bydd angen i chi fynd yn ôl i Gam 2 a chreu mwy o atebion, neu efallai nad ydych chi'n barod i fynd i'r afael â'r broblem rydych chi wedi'i diffinio. Fedrwch chi ei rhoi i'r naill ochr am sbel? Beth yw manteision ac anfanteision gwneud hynny?

Cam 5: Chwiliwch am ffyrdd o roi eich ateb ar waith. Meddyliwch drwy'r holl gamau sydd eu hangen i chi gyrraedd eich ateb. Ysgrifennwch nhw i lawr.

Cam 6: Gweithredwch eich ateb gam wrth gam.

Cam 7: Gwiriwch y canlyniad terfynol i sicrhau bod eich ateb wedi bod yn un addas.

Ym Mhennod 1 fe wnaethon ni ddangos i chi sut i ddefnyddio camau cyntaf datrys problemau i benderfynu bod yn rhydd o fwlimia neu orfwyta mewn pyliau. Efallai yr hoffech chi ddarllen eich mantolen bwlimia nawr. Wrth i chi ddarllen ymlaen drwy'r llyfr hwn, byddwch yn darllen llawer o enghreifftiau o fywyd go iawn am sut mae pobl wedi defnyddio dull datrys problemau gyda gwahanol agweddau ar eu hanhwylder bwyta. Ym Mhennod 14, rydyn ni'n trafod defnyddio datrys problemau mewn perthynas â phenderfyniadau gyrfa. Dyma enghraifft sy'n defnyddio datrys problemau gyda pherthnasoedd:

Mali

Roedd cariad Mali, Ian, newydd orffen gyda hi. Yn fuan wedi hynny, dechreuodd Cai, un o'i hen gariadon, ei ffonio bob dydd ac ymweld â hi'n rheolaidd. Doedd ei rhieni erioed wedi hoffi Ian, ac roedden nhw'n cefnogi'r datblygiad hwn. Byddai ei mam yn dweud wrthi drosodd a throsodd pa mor neis oedd Cai, a byddai'n ei wahodd i'w cartref heb ddweud wrth Mali. Roedd Mali'n teimlo'n ddryslyd ac yn ypsét oherwydd bod ei pherthynas ag Ian wedi dod i ben, roedd hi'n grac am ymdrechion ei mam i'w gwthio i berthynas gyda Cai, ac roedd hi'n cael ei gwylltio, ond hefyd ei swyno, gan sylw Cai. Roedd hi'n teimlo bod y pwysau roedd ei mam a Cai yn ei roi arni i fynd allan gydag e yn anodd ei wrthsefyll ac y gallai hi ildio iddo yn y diwedd. Ar ben hyn, roedd y straen a gafodd ei hachosi gan hyn wedi gwneud ei bwlimia'n llawer gwaeth. Ar ôl dysgu'r dull datrys problemau, diffiniodd Mali ei phroblem yn nhermau'r saith cam:

Cam 1: Fy mhroblem i yw nad ydw i'n gwybod be sy eisiau arna i. Mae rhan ohona i'n gwybod nad ydw i'n barod i ddechrau perthynas newydd a bod angen lle ac amser arna i er mwyn dod dros Ian a wnaeth fy mrifo i'n ofnadwy. Mae rhan ohona i'n teimlo os yw fy mam yn cymeradwyo Cai, mae'n rhaid ei fod yn dda i mi, oherwydd rwy'n ymddiried yn ei barn hi am bethau eraill. A hefyd, gan ei fod yn amlwg yn meddwl y byd ohona i, efallai y byddwn i'n ffŵl i'w wrthod.

Camau 2 a 3: Nododd Mali'r atebion posib canlynol:

(a) Dod yn gariad i Cai eto. Manteision: Byddai hyn yn cadw pawb yn hapus, byddai fy nheimladau o fod dan bwysau'n gwella, byddai gen i rywun i fy nghysuro i. Anfanteision: Yn y pen draw, mae'n debyg y byddwn i'n teimlo mor anfodlon a diflas ag roeddwn i pan o'n i'n mynd allan gyda Cai o'r blaen.

(b) Peidio â gweld Cai byth eto ac anwybyddu ei alwadau ffôn a'i ymdrechion i gysylltu â fi. Manteision: Byddai hyn yn rhoi lle i mi ac yn codi'r pwysau. Anfanteision: Byddwn i'n bendant yn colli ffrind da.

(c) Osgoi fy rhieni nes iddyn nhw dderbyn nad ydw i eisiau bod gyda Cai. Manteision: Unwaith eto, byddai'r pwysau'n codi. Anfanteision: Byddwn i'n colli fy rhieni, dwi'n hoffi mynd adref, a dwi'n gwerthfawrogi cyngor fy mam ar y rhan fwyaf o bethau.

(ch) Erfyn ar Ian i ni ddechrau o'r newydd. Manteision: Pe bai'n fy nghymryd i'n ôl, mi faswn i wrth fy modd. Anfanteision: Pe bai'n dweud 'na' mi faswn i'n teimlo wedi fy ngwrthod ac wedi brifo'n fwy nag ydw i nawr.

(d) Dod o hyd i gariad newydd. Manteision: Byddai hynny fel dechrau o'r newydd yn llwyr. Anfanteision: Dydy cariadon neis ddim yn hawdd eu ffeindio. Ac ar ben hynny, ar hyn o bryd dydw i ddim yn barod i deimlo dim byd at berson newydd.

(dd) Mynd i deithio am rai misoedd. Manteision: Byddwn i'n dianc rhag y digalondid, a byddai'r teithio a'r amgylchedd newydd yn fy helpu i ddod dros fy nhor calon. Anfanteision: Does gen i ddim arian. Mae teithio'n gallu bod yn unig, yn enwedig pan nad ydw i'n teimlo ar fy ngorau.

(e) Cymryd gorddos a bod mewn perygl o farw. Manteision: Byddai hyn yn gwneud i Ian sylweddoli faint mae e wedi 'mrifo i. Er mae'n debyg na fyddai'n newid ei feddwl am orffen gyda fi, o leiaf byddwn i wedi talu'n ôl iddo a dysgu gwers iddo. Anfanteision: Mae ofn marw arna i. Gallwn i wneud niwed difrifol i'm hiechyd a bod yn anabl am byth. Byddwn i'n teimlo cywilydd ar ôl cymryd gorddos a byddai'n brifo ac yn siomi fy rhieni, fy chwiorydd a'm ffrindiau – sydd i gyd yn fy ngharu i.

(f) Symud tŷ a chael rhif ffôn anhysbys, er mwyn diflannu oddi wrth bawb. Manteision: Byddai hyn yn bendant yn creu llai o anhawster. Anfanteision: Dydw i ddim eisiau symud tŷ ac mae angen ffrindiau a chefnogaeth arna i.

(ff) Esbonio wrth fy mam, er 'mod i'n gwerthfawrogi ei barn ar lawer o bethau, ei bod hi'r tro yma'n anghywir yn ceisio penderfynu drosta i, ac esbonio wrth Cai nad ydw i eisiau bod yn gariad iddo fe, ond 'mod i eisiau dal i fod yn ffrind iddo. Manteision: Byddai Mam a Cai yn dal i fy nghefnogi. Byddwn i'n cael y cyfle i ddod dros Ian. Anfanteision: Efallai y byddai siarad â Mam a Cai yn anodd, ac efallai y byddwn i'n brifo eu teimladau. Bydd fy nheimladau trist am Ian yn para a fydda i ddim yn cael gwared arnyn nhw'n syth.

Cam 4: Wrth ystyried ei hopsiynau'n fwy manwl, sylweddolodd Mali nad oedd hi eisiau bod yn gariad i Cai eto, ac fe wrthodd Opsiwn (a) yn llwyr. Fe wrthododd Opsiynau (b), (c), (d), (dd), (e) ac (f) hefyd, gan ei bod yn teimlo bod gan bob un ohonyn nhw elfen o ddianc ynddyn nhw. Roedd hynny'n golygu bod ganddi ddau opsiwn ar ôl: (ch) ac (ff). Roedd hi'n teimlo tynfa gref i fod yn ôl gyda'i chyn-gariad, Ian, ac felly penderfynodd ystyried yr opsiwn yma'n fwy manwl.

Opsiwn (ch) oedd erfyn ar Ian i ddechrau eto. Manteision: Pe bai'n fy nghymryd i'n ôl, mi faswn i wrth fy modd. Ond am ba hyd? Byddai'r ffaith ei fod wedi dweud nad oedd e eisiau fy ngweld i eto yn dal i fy mrifo a byddwn i'n pryderu y byddai'n penderfynu gorffen efo fi eto. Anfanteision: Pe bai'n dweud 'na' byddai fy mhoen yn cynyddu'n enbyd. Faswn i'n gallu ymdopi ag Ian yn fy ngwrthod i eto?

Roedd Mali'n dal i fod yn ansicr a ddylai ddewis yr opsiwn yma ai peidio. Fe benderfynodd ei roi i'r naill ochr am bythefnos ac os oedd hi'n dal eisiau cysylltu ag Ian ar ôl hynny, efallai y byddai'n gwneud.

Wedyn fe ystyriodd hi Opsiwn (ff). Meddyliodd: Does dim i fy rhwystro i rhag gwneud hynny nawr. Beth bynnag ddigwyddith gydag Ian, mae angen i mi sortio pethau gyda mam a Cai.

Camau 5 a 6: Penderfynodd Mali fynd at Cai gyntaf; roedd hi'n gwybod y byddai hynny'n haws. Fe ddywedodd wrtho ei bod hi'n gwerthfawrogi ei gyfeillgarwch ac y byddai'n dal i wneud hynny, ond ei bod yn teimlo'i fod yn chwilio am fwy na hynny gyda hi. Dywedodd nad oedd hi eisiau bod yn gariad iddo eto, yn enwedig gan ei bod hi'n dal i deimlo'n ypsét iawn am Ian.

Roedd Mali'n gwybod y byddai siarad â'i mam yn anodd, felly i baratoi, fe nododd ar bapur yr hyn roedd hi eisiau ei ddweud: 'Mam, dwi eisiau siarad â ti am rywbeth sy'n fy mhoeni i. Rwyt ti'n gwybod 'mod i'n dal braidd yn ypsét am Ian, ac rwyt ti wedi bod yn help mawr yn gwrando arna i mor amyneddgar. Ond mae yna un peth nad yw'n helpu. Rwyt ti'n gwahodd Cai yma o hyd i godi fy nghalon i, ond dydy hynny ddim yn gweithio. Byddet ti'n fy helpu i fwy taset ti'n stopio gwneud hynny.' Ystyriodd tybed sut fyddai ei mam yn ymateb i hyn. Roedd hi'n bosib y byddai ei mam yn ypsetio ac yn grac. Meddyliodd Mali y byddai dewis amser da i drafod y mater yn hanfodol, a hyd yn oed pe bai ei mam yn ypsetio, fyddai hi ddim yn dal hyn yn ei herbyn am weddill ei hoes.

Arhosodd nes ei bod hi a'i mam gartref ar eu pennau eu hunain, yn ymlacio ar brynhawn Sadwrn. Yna fe ddechreuodd siarad â'i mam. Fel roedd hi wedi'i ragweld, roedd ei mam yn ypsét. Dywedodd mai dim ond eisiau helpu yr oedd hi, bod Mali yn ei chyhuddo o geisio trefnu perthynas a hithau erioed wedi gwneud hynny, ac y byddai, yn y dyfodol, yn gadael i Mali ddatrys ei phroblemau ei hun. Gadawodd Mali ei mam yn teimlo wedi ei hysgwyd, ond yn argyhoeddedig ei bod wedi gwneud y peth iawn.

Cam 7: Fe roddodd mam Mali y gorau i wahodd Cai draw i'r tŷ ac fe stopiodd hi siarad amdano. Bythefnos yn ddiweddarach, fe ymddiheurodd i'w merch am geisio ymyrryd yn ei bywyd. Roedd Cai yn dal i ffonio Mali'n aml, ond rywsut roedd eu sgwrs wedi clirio'r awyr a doedd hi ddim yn teimlo dan bwysau oherwydd ei alwadau ffôn bellach. Roedd y lleihad mewn straen a phwysau hefyd wedi ysgafnhau rywfaint ar ei gorfwyta mewn pyliau, ac roedd y ffaith ei bod wedi delio'n llwyddiannus â'i phroblemau â'i pherthnasoedd wedi rhoi mwy o hyder iddi wneud newidiadau pellach i fynd i'r afael â'i bwlimia.

Mae enghraifft Mali'n dangos bod problemau mawr, cymhleth weithiau'n gallu cael eu rhannu'n broblemau llai i'w trafod ar wahân a bod rhoi caniatâd i chi'ch hun weithiau i roi rhai agweddau ar broblem i'r naill ochr dros dro yn gallu bod yn fuddiol hefyd. Mae'n dangos yn ogystal nad oes ateb taclus i broblem bob amser ac yn debyg i Mali, wrth i chi ddewis opsiwn, gallwch chi hefyd ddewis rhai risgiau a phroblemau.

Nodiadau a chyfeiriadau

1   Mae manteision therapiwtig cadw dyddiadur yn seiliedig ar yr hyn sy'n cael ei alw'n 'hunanfonitro'. Yn y bôn, mae hyn yn golygu sylwi ar rai symptomau a'u mesur (yn cynnwys meddyliau, teimladau, synwyriadau ac ymddygiadau corfforol) a dod yn ymwybodol o ffactorau (mewnol [megis teimladau] ac allanol [megis rhai amgylcheddau neu gysylltiadau â phobl]) sy'n gwneud i rai ymddygiadau ddechrau, neu yn eu gwneud yn well neu'n waeth. Ond nid bwriad hyn yw bod yn ymarfer sych mewn 'atebolrwydd'. Yn hytrach, y peth sy'n gwneud hunanfonitro'n fuddiol yw eich bod yn gallu ei ddefnyddio fel adnodd i ddysgu amdanoch eich hun ac fel adnodd i osod, adolygu a monitro eich amcanion.

Mae adnabod eich patrymau ymddygiad a beth sy'n eu gyrru yn ddechrau ar gynllunio llwyddiannus ar gyfer newid. Rhan bwysig o hunanfonitro yw labelu eich emosiynau. Drwy roi label ar eich teimladau a disgrifio hyn i chi'ch hun (yn cynnwys pa gymysgedd o deimladau/emosiynau sydd gennych chi) a pha mor angerddol yw'ch teimladau, gallwch helpu i'w lleddfu nhw ac i roi llai o rym iddyn nhw. Y rheswm am hyn yw ein bod, drwy roi ein hymateb emosiynol mewn geiriau, yn deffro rhannau o'r ymennydd sy'n tawelu ein system limbig (hen ran o'r ymennydd sy'n rhan o gynhyrchu emosiynau).[1]

Cyfeiriad

1 Craske, M.G., Treanor, M., Conway, C.C., Zbozinek, T., Vervliet, B. Maximizing exposure therapy: an inhibitory learning approach. *Behaviour Research and Therapy*, 2014 Gorffennaf; 58: 10–23.

3. Mynd ar ddeiet
Rhybudd iechyd

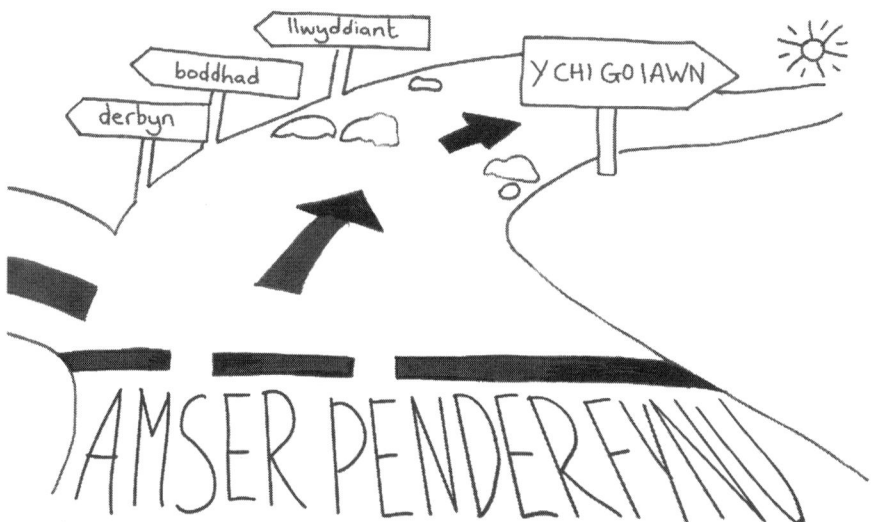

Mae mwy nag un math o brydferthwch

Mae'r hyn sy'n cael ei ystyried yn siâp corff delfrydol wedi amrywio drwy hanes a bydd yn parhau i wneud hynny. Mae tueddiadau ffasiwn yn ffynnu ar newid a dymuniad pobl i fod yr un fath â phawb arall ac i gydymffurfio. Pwy ŵyr beth fydd y siâp y bydd menywod neu ddynion yn ei ffafrio ymhen pum mlynedd, ond fe wyddon ni un peth yn sicr – ychydig iawn o bobl fydd yn cydymffurfio'n naturiol a'r siâp sy'n 'ffasiynol', beth bynnag fydd e.

Rosamund

> Yn 17 oed, roedd Rosamund yn falerina addawol a dywedodd ei phennaeth wrthi fod ei thechneg a'i chyflwyniad yn rhagorol ond bod ganddi broblem – roedd ei bronnau'n rhy fawr. Awgrymodd mai llawdriniaeth blastig fyddai'r ateb. Cafodd Rosamund ei hypsetio'n fawr gan hyn. Yn y pen draw roedd hi eisiau priodi a chael plant. Yn hytrach nag amharu ar y dyhead hwn

drwy gael llawdriniaeth er mwyn ei chelfyddyd, penderfynodd Rosamund mai deiet oedd ei hunig ddewis. Fe gyfyngodd yn ddifrifol ar ei bwyd ond datblygodd bwlimia yn gyflym. Cynyddodd ei phwysau yn hytrach na gostwng.

Mae dynion yn ogystal â menywod yn agored i ddatblygu anhwylder bwyta pan fyddan nhw dan bwysau i gymryd camau eithafol i gydymffurfio â siâp corff neu bwysau annaturiol.

Stephen

Collodd Stephen, a oedd yn adeiladwr, ei droed mewn damwain car. Dechreuodd ymddiddori mewn iechyd a ffitrwydd a byddai'n mynd i'r gampfa yn rheolaidd. Awgrymodd ffrindiau yn y gampfa ei fod yn defnyddio steroidau i fagu cyhyrau. Fe wnaeth hyn, ond roedd ei deulu a'i gariad yn pryderu am y newid yn ei bersonoliaeth. Fe aeth yn fwy a mwy croendenau gan golli ei dymer am y peth lleiaf. Un diwrnod, wrth yrru ei gar, collodd ei dymer yn llwyr wrth i gar arall ei basio. Aeth ar ôl y car ar wib er gwaethaf protestio ei gariad. Bu hi farw yn y ddamwain a ddigwyddodd o ganlyniad i'r gyrru gwirion.

Mae dynion sy'n cymryd steroidau anabolig yn gallu cyflawni troseddau difrifol, yn cynnwys llofruddiaeth. Mae pobl sy'n aberthu, yn peryglu ac yn anffurfio'u hunain er mwyn rhyw ddelfryd neu ganfyddiad o harddwch yn codi braw arnon ni ac yn ein syfrdanu. Efallai fod yr ateb yn ymwneud â'r natur ddynol. Gyda phobl yn colli eu cred mewn duwiau a ffawd, maen nhw'n ystyried fwy a mwy bod mympwyon natur dan reolaeth bersonol. Dydyn ni ddim bellach yn dweud, 'mae hi'n hynod o lwcus', neu 'mae'r duwiau'n gwenu arni hi'. Mae unrhyw beth nad yw'n 'normal' yn cael ei feio ar gamgymeriadau, esgeulustod a ffordd wael o fyw. Y myth yw y gallwch chi hefyd fod yn hardd os byddwch chi'n trio'n ddigon caled neu'n gwario digon o arian ar nwyddau harddwch a threulio digon o amser ar ymarfer corff a llawdriniaethau.

Yn yr ystod pwysau iach

Mae Tabl 3.1 yn rhoi'r ystodau pwysau y mae'r rhan fwyaf o bobl oddi mewn iddyn nhw. Fel gyda thaldra a maint esgidiau, mae ystod eang o bwysau'n cael eu hystyried yn normal ac yn iach. Mae rhai pobl yn drymach na'i gilydd, yn union fel y mae traed rhai pobl yn fwy na thraed pobl eraill. (Mae'r ffasiwn heddiw o fod yn denau yn debyg i'r hen ffasiwn yn Tsieina i fenywod fod â thraed bach iawn. Yn hytrach na rhwymau creulon, bellach mae gennym ni ddeietau llym a didostur.) Mae'r ddau arfer wedi cael effaith ddifrifol ar iechyd a ffordd o fyw. Mae bod yn eithafol dros bwysau neu dan bwysau yn gysylltiedig ag afiechyd a bywyd byrrach.

Os yw eich pwysau'n fwy na'r band pwysau a roddir ar gyfer eich taldra, awgrymwn eich bod yn edrych ar Bennod 7, sydd wedi cael ei hysgrifennu'n arbennig i chi.

Tabl 3.1 Y band pwysau sy'n briodol i'ch taldra chi

Taldra (tr/mod)	Taldra (metrau)	Pwysau (lb)	Pwysau (kg)
5' 0"	1.50	100 i 124	45–56
5' 1"	1.52	102 i 128	46–58
5' 2"	1.56	106 i 133	48–60
5' 3"	1.58	109 i 135	49–61
5' 4"	1.61	113 i 141	51–64
5' 5"	1.63	114 i 143	52–65
5' 6"	1.66	119 i 150	54–68
5' 7"	1.68	124 i 153	56–69
5' 8"	1.70	128 i 159	58–72
5' 9"	1.73	133 i 165	60–75
5' 10"	1.75	135 i 170	61–77
5' 11"	1.77	140 i 175	63–79
6' 0"	1.80	141 i 177	65–81

Pa bwysau sy'n iawn i mi?

Eich cyfansoddiad corfforol sy'n penderfynu'ch pwysau a'ch siâp yn bennaf. Does dim modd newid y genynnau rydych chi wedi'u hetifeddu ac sy'n rhaglennu eich corff. I asesu'r pwysau a'r siâp y gallwch fod wedi eu hetifeddu:

- Lluniwch eich coeden deuluol yn eich dyddiadur a nodwch bwysau a thaldra aelodau eich teulu.
- Casglwch ffotograffau o'ch neiniau, eich teidiau, eich hen fodrybedd, eich mam a'ch tad, eich modrybedd a'ch ewythrod pan oedden nhw'r un oed â chi nawr. Gludwch nhw mewn albwm.

Enid

Roedd teulu Enid i gyd yn llond eu croen; roedd ei mam, ei modryb a'i nain i gyd wedi bod yn fenywod byr a thew. Fe ddatblygodd hi'n gynnar ac roedd hi'n fwy na'i ffrindiau ysgol. Roedd ganddi gywilydd pan ddechreuodd ei mislif tra oedd hi yn yr ysgol gynradd. Dechreuodd fynd ar ddeiet pan ddarllenodd hi ar gefn pecyn o deits fod ei phwysau delfrydol hi 30 pwys yn llai na'i phwysau presennol. Ond wnaeth hi ddim cyrraedd y pwysau hwnnw oherwydd bod bwlimia wedi dechrau.

Os ydych chi, fel Enid, yn dod o deulu lle mae'r rhan fwyaf yn reit fawr, mae'n debyg y bydd eich pwysau iach chi ar ben uchaf yr ystod normal.

Mae cyhyrau ac esgyrn yn ddwysach o lawer na meinwe braster. Os ydych chi'n athletwr neu os oes gan weddill eich teulu siâp athletaidd, dylech hefyd ddisgwyl i'ch pwysau fod ar ben uchaf yr ystod normal. Yn yr un modd, os oes gan eich teulu esgyrn mawr, rydych chi hefyd yn debyg o fod ar ben uchaf yr ystod normal.

I lawer o bobl sydd â bwlimia, y cyfan mae cyrraedd pwysau iach yn ei olygu yw mynd yn ôl i'r pwysau roedden nhw cyn i'w problemau bwyta ddechrau. I rai ohonoch, bydd y neges hon yn anodd ei llyncu.

Ydy pwysau'n codi ac yn gostwng yn beth normal?

Mae pwysau rhywun fel arfer yn mynd i fyny ac i lawr dros amser o ryw 4 i 5 pwys (2 kg) neu ragor. Os bydd eich pwysau'n cynyddu 5 pwys un diwrnod, dydy hynny ddim yn golygu y bydd yn parhau i wneud hyn.

Dydy newidiadau sydyn mewn pwysau ddim yn normal ond maen nhw'n digwydd fel rhan o fwlimia o ganlyniad i symudiadau hylif (Pennod 5). Felly mae cadw llygad ar eich pwysau bob dydd[1] yn ddi-werth fel mesur rheoli. Ar ben hyn, mae'n debygol o'ch gwneud yn fwy gorbryderus o lawer.

- **Byddwch yn ddewr: rhowch eich clorian i rywun arall, rhowch hi yn y bin, neu o leiaf yn rhywle lle na allwch chi ei hestyn yn hawdd (yr atig neu'r seler).**
- **Neu os nad ydych chi'n ddigon dewr i wneud hynny, lluniwch amserlen a chynllun i leihau'n raddol sawl gwaith rydych chi'n pwyso'ch hun. Ceisiwch beidio â phwyso'ch hun fwy nag unwaith yr wythnos.**

Ai pwysau yw'r unig ddangosydd iechyd pwysig?

Na. Mae ymchwil yn dangos bod cymhareb mesur y wasg i fesur y glun yn ddangosydd iechyd gwell na phwysau. Dylai maint y wasg wedi'i rannu â maint y glun fod yn llai na 0.9, hynny yw, dylai eich gwasg fod yn llai na naw rhan o ddeg o faint eich clun. Mae siâp peren draddodiadol menywod, er nad yw'n ffasiynol ar hyn o bryd, yn siâp sy'n cael ei gysylltu ag iechyd a risg isel o salwch.

Doedd dynion cyntefig ddim yn bwyta hufen iâ

Dydy esblygiad a'n genynnau ddim wedi dal i fyny gyda dau newid yn ein hamgylchedd y mae'n rhaid i ni addasu iddyn nhw: (1) mae'r rhan fwyaf ohonom yn eistedd am y rhan fwyaf o'r dydd heb fawr ddim ymarfer corff, a (2) mae ein deiet yn cynnwys bwydydd sydd wedi eu paratoi i fod yn flasus gyda lefel uchel o fraster a siwgrau pur ynddyn nhw fel arfer. Mae'r bwydydd hyn sydd at ein dant yn cael eu marchnata fel bwyd hynod flasus, fforddiadwy a hygyrch.

34 *Mynd ar ddeiet: Rhybudd iechyd*

Dydy deietau colli pwysau ddim yn gweithio

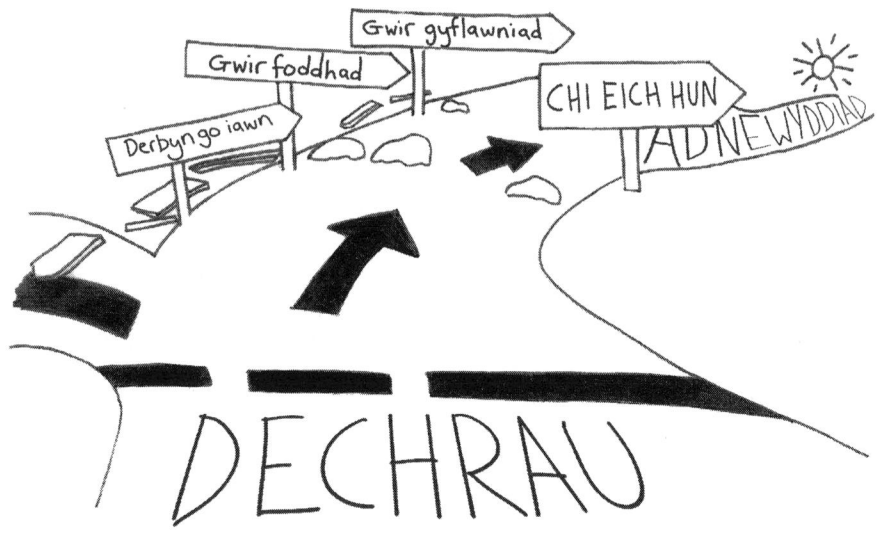

Yr aelodau hynny o'n cymdeithas sydd â thuedd naturiol i fod dros eu pwysau sy'n cael eu hannog yn daer i deneuo. Ond nid mynd ar ddeiet yw'r ateb, oherwydd ar y cyfan, DYDY DEIETAU COLLI PWYSAU DDIM YN GWEITHIO. Efallai y byddan nhw'n arwain at golli pwysau yn y tymor byr, ond mwyaf llym, eithafol a diflas yw'r drefn colli pwysau, llai cynaliadwy yw hynny. Felly yn y tymor hirach bydd y rhan fwyaf o bobl sy'n mynd ar ddeiet colli pwysau fel hyn yn ennill popeth a gollon nhw, a mwy. Ac wrth gwrs, mae deietau o'r fath hefyd yn sbardun pwerus ar gyfer gorfwyta mewn pyliau.

- Ewch ar-lein neu i'ch siop lyfrau leol i weld faint o erthyglau, llyfrau a chylchgronau sydd yno ar golli pwysau a deietau. Sut mae marchnad mor fawr yn gallu bod ar gyfer yr eitemau hyn? Pam mae deietau newydd a llyfrau deiet newydd yn cael eu hybu'n gyson yn y cyfryngau? Yr ateb, wrth gwrs, yw nad ydyn nhw'n gweithio. Mae colli pwysau'n cael ei farchnata fel unrhyw hobi arall, ond yn anffodus, bydd yn peryglu'ch iechyd ac o bosib yn eich rhwydo am oes, yn ogystal â chymryd eich arian a'ch cymryd chi drosodd.

Mae'r propaganda'n effeithio ar feddygon hefyd a gall rhai awgrymu y gallai pwysau is fod yn iach i chi.

Georgina

Aeth Georgina at ei meddyg teulu oherwydd problem gyda'i thraed. Cafodd ei phwyso a dywedodd ei meddyg ei bod dros ei phwysau. Aeth ar ddeiet a dechreuodd golli pwysau, ond yn fuan fe ddatblygodd fwlimia. Ugain mlynedd yn ddiweddarach, fe aeth i glinig arbenigol; roedd ei dannedd wedi'u dinistrio, ac roedd llawfeddygon yn awgrymu bod angen tynnu ei choluddyn mawr i ddatrys rhwymedd cronig a phoenau stumog oherwydd iddi gamddefnyddio carthyddion dros gyfnod maith.

Sut mae mynd ar ddeiet colli pwysau'n peryglu iechyd

Mae llawer o astudiaethau ar raddfa fawr wedi dangos bod pobl y mae eu pwysau'n newid yn aml neu'n fawr – hynny yw, y rhai sydd wedi bod ar sawl deiet – â risg uwch o farw o glefyd y galon. Mewn gwirionedd, mae'r risg o farw'n gynnar mewn pobl sydd ar ddeiet yn aml gymaint â'r risg i'r rhai sy'n hynod ordew.

Mae deietau colli pwysau'n beryglus

Mae colli pwysau'n effeithio'n ddwys ar iechyd corfforol a seicolegol.

Effeithiau newyn ar y corff

1. Sensitifrwydd i oerni: mae hyn yn cynnwys traed a dwylo oer, sy'n gallu arwain at losg eira.
2. Tarfu ar gwsg: deffro'n gynnar neu sawl gwaith yn y nos.
3. Pledren wan: mynd i'r tŷ bach yn gyson drwy gydol y dydd neu'r nos.
4. Gwallt yn tyfu'n ormodol dros y corff.
5. Cylchrediad gwaed gwael, curiad calon araf a phyliau llewygu.
6. Esgyrn brau: ymhen amser gall hyn arwain at dorri esgyrn, a fydd yn achosi poen a chamffurfiad.
7. Y mislif yn stopio neu'n mynd yn hynod afreolaidd. Fel arfer fydd menyw ddim ond yn gallu cael mislif pan mae 15% o'i chorff yn fraster.
8. Mae'r stumog yn crebachu ac yn teimlo wedi chwyddo'n anghysurus ar ôl bwyta hyd yn oed ychydig iawn o fwyd.
9. Mae gweithrediad y coluddyn yn lleihau, gan arwain at fod yn rhwym.
10. Mae mêr yr esgyrn, lle mae celloedd coch a gwyn y gwaed yn cael eu ffurfio, yn arafu, sy'n gallu arwain at anaemia.
11. Mae diffyg maeth yn niweidio'r iau/afu gan olygu nad yw'n gallu cynhyrchu proteinau'r corff. Gall hyn achosi i'r migyrnau a'r coesau chwyddo.
12. Mae lefel colesterol y gwaed yn cynyddu. Mae hyn yn ganlyniad diffyg oestrogen (cyn diwedd y mislif, mae oestrogen yn gwarchod menywod rhag trawiad ar y galon) ac oherwydd gweithrediad abnormal yr iau/afu.
13. Gall blinder cyffredinol arwain at wendid a pharlys yn y cyhyrau.
14. Mewn merched ifanc, gall arafu tyfiant ac achosi oedi cyn cyrraedd glasoed.

Effeithiau newyn ar y meddwl

1. Yr hwyliau'n gostwng, teimlo'n ddagreuol ac yn besimistaidd.
2. Bwyd yn meddiannu'r meddwl ac yn aml mae awydd cryf i orfwyta.
3. Y gallu a'r diddordeb mewn meithrin perthnasoedd yn lleihau.
4. Methu canolbwyntio ac mae'n anodd gweithredu'n iawn.
5. Problemau pitw'n ymddangos yn anorchfygol.
6. Amharu ar feddwl cymhleth.

Mae'r rhestrau hyn yn sych a diflas ond mae llawer o awduron wedi ysgrifennu am effeithiau newyn ar feddwl ac ymddygiad dynol.

Gallech chi ddweud, '*Fe wnes i golli pwysau pan ddechreuais i bryderu am fy maint, ond ers hynny rydw i wedi magu pwysau. Felly ydy'r problemau sy'n cael eu disgrifio fan hyn yn gallu bod yn berthnasol i mi?*' Yr ateb yw '*ydyn*', yn bendant, gan mai patrwm cyffredin yw ymprydio a gorfwyta mewn pyliau bob yn ail. Os nad ydych chi'n bwyta am dros bedair awr, mae'ch corff yn dechrau mynd i'r modd newynu ac yn troi'r holl brosesau metabolig i fod yn rhai sy'n cadw ynni.

Faint sydd angen i mi ei fwyta?

Mae cysylltiad agos rhwng archwaeth a defnyddio egni. Cyfradd metabolaeth yw'r enw ar hyn. Mae'n rhaid i'ch corff weithio'n galetach ac mae angen mwy o egni arno wrth i chi wneud ymarfer corff neu os ydych chi mewn hinsawdd oer. Mae newidiadau hormonaidd yn ein corff hefyd yn effeithio ar fetabolaeth. Mae cyfradd metabolaeth menywod yn ail hanner eu cylchred fislifol yn uwch wrth i'w cyrff baratoi eu hunain ar gyfer mewnblannu wyau. Un arwydd o'r cynnydd yma mewn metabolaeth yw'r cynnydd yn nhymheredd y corff ar ôl ofwliad. Efallai eich bod wedi bod yn ymwybodol o fwy o awydd bwyd cyn eich mislif a'i fod wedi'ch dychryn.

Does dim rheolau hawdd. Mae pobl yn amrywio o ran faint o egni sydd ei angen arnyn nhw ac mae'r holl ffactorau rydyn ni wedi sôn amdanyn nhw yn effeithio ar eich gofynion egni ac yn eu newid. Cyn gynted ag y byddwch yn bwyta llai o fwyd, bydd eich corff yn cyfyngu ar yr egni y mae'n ei ddefnyddio a bydd colli pwysau yn anoddach. Bydd eich corff yn gwneud hyn yn gyflymach ac yn fwy effeithiol po fwyaf y byddwch yn ceisio mynd ar ddeiet. Colli pwysau fesul cylch yw'r enw a roddwyd ar hyn.

Mae angen i chi fwyta rhyw 1800–2000 o galorïau y dydd os ydych chi'n oedolyn sy'n fenyw ifanc ac ar eich eistedd cryn dipyn. Ond os yw eich lefelau gweithgaredd yn uchel, os ydych chi'n dal i dyfu, neu os ydych chi'n ddyn, bydd angen cryn dipyn yn fwy na hyn arnoch chi. Fodd bynnag, yn hytrach na chyfri calorïau ar gyfer eich prydau bwyd, rydyn ni'n awgrymu eich bod chi'n dewis dognau llai sy'n debyg i ddognau mae pobl eraill yn eu bwyta, neu i'r hyn sydd ar gael i'w prynu.

Cyrraedd y pwysau a'r siâp delfrydol

Mae cyfnodau hir rhwng prydau yn gwneud i'r corff storio bwyd ac mae'n rhoi maetholion yn ddetholus mewn storfeydd penodol oherwydd mae'n disgwyl newyn. Pan fydd amharu ar y cydbwysedd rhwng meinwe'r corff sy'n fraster a meinwe sydd heb fraster, gall pwysau gynyddu er mwyn cadw lefel y meinwe sydd heb fraster yn gyson. Mae bwyta gyda'r nos yn unig yn cael effaith debyg. Yr adeg hon mae hormonau'r corff yn paratoi ar gyfer ymprydio wrth gysgu ac yn hyrwyddo storio egni fel braster.

Imelda

Daeth Imelda i Lundain o Ogledd Iwerddon i briodi ei chariad. Cafodd fabi yn fuan wedyn ac roedd hi wedi bod yn anodd cadw mewn cysylltiad â'i chyn-gyd-weithwyr. Doedd ffrindiau ei gŵr ddim yn groesawgar iawn tuag ati ac roedd hi'n teimlo'n unig ac ar ei phen ei hun. Gan fod ei theulu yng Ngogledd Iwerddon, doedd ganddi neb i droi ato am gymorth. Aeth ei bwyta'n gwbl ddi-drefn. Bob bore, byddai'n deffro ac yn addunedu i beidio â bwyta dim byd ac yn wir, fyddai hi ddim yn bwyta unrhyw brydau. Ond pan fyddai'n dod adref ar ôl gorffen ei siopa, heb fwyta dim drwy'r dydd, byddai meddwl am ymdopi ag anhrefn ei mab bywiog yn chwarae yn y lolfa fechan yn gwneud iddi fwyta chwech neu saith pecyn o greision a bar o siocled wedyn. I wneud iawn am hyn, byddai'n gweithio'n galetach fyth i osgoi prydau bwyd y diwrnod canlynol. A thrwy'r amser, roedd ei phwysau'n cynyddu'n gyson.

I weithio gyda'ch corff, mae angen i chi wneud y canlynol:

- Bwyta'r rhan fwyaf o'ch bwyd cyn min nos. Os gallwch chi, mae'n well cael eich prif bryd bwyd amser cinio.
- Bwyta dognau bach yn rheolaidd drwy gydol y dydd. (Felly, yn ogystal â 3 phryd o fwyd, bwytwch 2–3 byrbryd. Mae byrbrydau sy'n cynnwys llawer o brotein yn arbennig o ddefnyddiol ac yn cael gwared ar chwant bwyd.)
- Gwneud ymarfer corff yn rheolaidd ond nid yn ormodol.
- Bwyta llai o fraster ond sicrhau eich bod yn cael digon o brotein a charbohydradau.
- Peidio â bwyta sawl cwrs, gan eu bod yn debygol o'ch llenwi'n ormodol.

Dechrau

Y cam cyntaf i reoli eich bwyta yw sicrhau eich bod yn bwyta'n rheolaidd drwy gydol y dydd. Gallech chi ddweud, '*Os bydda i'n dechrau bwyta yn y bore, yna bydda i'n cael pyliau o orfwyta drwy'r dydd.*' Rydych chi'n iawn, fe all fod cyfnod byr pan fyddwch chi'n ofni na fyddwch chi'n gallu rhoi'r gorau i fwyta ar ôl pryd, felly byddwch yn barod am hyn a byddwch yn hynod wyliadwrus. Bydd angen i chi gael cynllun arall '*os... yna*' mewn cof, un y byddwch yn ei ymarfer yn uchel: '*Os nad yw'r signalau sy'n dweud fy mod i'n llawn yn cael eu tanio, yna bydda i'n gadael y tŷ i fynd am dro/mynd at fy mocs gweithgareddau pleserus*' ac ati. (Dylai bocs gweithgareddau pleserus gynnwys casgliad o bethau i ddenu'ch sylw nes bod yr hyn rydych chi wedi'i ddysgu am signalau bwyd yn cael ei danio. Er enghraifft: cael trefn ar fy nghasgliadau o ffotograffau, e-bostio ffrind, tacluso drôr, gwneud DIY ac ati.)

Dyma amser da i ofyn am gefnogaeth ychwanegol gan eich arweinydd adferiad – esboniwch fod angen help arnoch chi i fynd drwy'r cyfnod anodd ond pwysig iawn hwn yn eich taith. Mae'r nod o gael prydau rheolaidd drwy gydol y dydd yn hanfodol.

Peidiwch â cheisio colli pwysau yn ystod y cam hwn. Os gwnewch chi hynny, bydd cylchoedd cythreulig bwlimia yn rhygnu ymlaen. Mae'n bosib y byddwch chi'n dweud, '*Fedra i ddim rhoi'r gorau i golli pwysau. Mae'n rhy bwysig.*' Ydy, mae gollwng gafael ar rywbeth sy'n bwysig i chi yn heriol ac yn anodd. Efallai mai'r peth hawsaf yw eich perswadio chi'ch hun i roi'r gorau i golli pwysau am gyfnod (am ddiwrnod, am wythnos, am fis, chwe mis ar y tro). Fel hyn bydd yn llai dychrynllyd.

Hefyd, unwaith y bydd mwy o drefn ar eich patrwm bwyta, efallai y bydd eich pwysau'n lleihau'n naturiol, neu gall y cydbwysedd rhwng braster a meinwe heb fraster wella.

Cynllun A: I rai heb unrhyw batrwm bwyta

Os yw eich patrwm bwyta yn hollol ddi-drefn, ceisiwch ailgyflwyno prydau rheolaidd un ar y tro. Er enghraifft, fedrwch chi lwyddo i fwyta taten bob gyda chaws colfran i ginio? Peidiwch â bod yn rhy uchelgeisiol, a byddwch yn onest â chi'ch hun. Dewiswch rywbeth rydych chi'n teimlo'n ddiogel yn ei fwyta, a gorau oll os byddwch yn bwyta rhywbeth ar ddiwedd y pryd na fydd yn arwain at bwl o orfwyta. Trafodwch hyn â'ch arweinydd adferiad a cheisiwch ei gefnogaeth. Fedrwch chi addo bwyta'r eitem yma bob dydd? Dylech ddisgwyl i'r cyfnod yma fod yn ddau gam ymlaen ac un yn ôl. Daliwch ati. Mae pob pryd normal y byddwch chi'n ei fwyta yn fuddugoliaeth fechan.

- Lluniwch restr o'r 10 pryd bwyd bach hawsaf i chi geisio'u bwyta, yn eich barn chi.
- Rhestrwch nhw yn nhrefn eu hanhawster, gyda'r un anoddaf ar y gwaelod.
- Dechreuwch gyda'r pryd ar frig y rhestr.
- Bwriadwch fwyta'r pryd hwnnw rywbryd yn ystod y dydd cyn 3 o'r gloch y prynhawn.

Sut allwch chi sicrhau na fydd y pryd yma'n arwain at bwl o orfwyta? Gadewch i ni ystyried rhai strategaethau. Holwch eich hun:

- Fedra i fwyta'r pryd yma yng nghwmni rhywun arall?
- Fedra i fwyta'r pryd yma mewn ffreutur neu gaffi?
- Fedra i drefnu gwneud rhywbeth dwi'n ei fwynhau am hanner awr yn syth ar ôl fy mhryd bwyd?

Bydd eich lefelau gorbryder ac euogrwydd yn uchel cyn, yn ystod ac ar ôl y pryd yma. Efallai y bydd yna emosiynau anodd eraill hefyd. I ddelio â'r emosiynau hyn:

- Cadwch lyfr nodiadau a phensil wrth law. Enwch a nodwch yr emosiwn neu'r cymysgedd o emosiynau rydych chi'n ei brofi.[2] Tynnwch linell fertigol (neu nifer ohonyn nhw os ydych chi'n profi emosiynau gwahanol) a marciwch nhw o 0 i 10 (0 = dim emosiwn [e.e. gorbryder]; 10 = emosiwn dwys iawn [e.e. panig llwyr neu euogrwydd llethol]).
- Rhowch farc i ddangos lefel eich gorbryder/euogrwydd ar hyn o bryd.
- Bob pum munud, nodwch eich lefel gorbryder/euogrwydd wrth i chi fwyta ac am ddwy awr ar ôl bwyta. Efallai y bydd eich arweinydd adferiad yn gallu eich helpu chi gyda'r cofnodi yma.
- Beth yn union sy'n mynd drwy'ch meddwl nawr ac yn eich arwain at yr emosiynau hyn? Efallai fod y meddyliau hyn yn annelwig ac yn gymysglyd – does dim ots am hynny. Nodwch nhw yn eich llyfr, hyd yn oed os ydyn nhw'n ymddangos yn anghyflawn, yn ddychrynllyd neu'n dwp.
- Ceisiwch ychwanegu at y rhestr dros yr oriau nesaf.
- Y diwrnod wedyn, wrth i chi fwyta pryd arall, estynnwch am eich llyfr ac ewch drwy'r broses yma eto – a daliwch ati i wneud hyn bob dydd.
- Yn ddiweddarach, pan fyddwch wedi ymlacio, edrychwch ar eich llyfr a darllenwch eto y meddyliau rydych wedi eu nodi.
- Dangoswch nhw i'ch arweinydd adferiad neu dychmygwch eich bod yn eu dangos i ffrind agos a thosturiol.
- Beth fyddai e'n ei ddweud am eich meddyliau am fwyd?
- Gofynnwch iddo ddarllen y bennod hon. Beth mae e'n ei ddweud nawr am eich meddyliau?
- Cofnodwch yn union beth mae e'n ei ddweud yn eich llyfr nodiadau.
- Ar ddiwedd ei atebion i bob un o'ch rhestr meddyliau am fwyta, nodwch ar raddfa o 0 i 10 i ba raddau rydych chi'n cytuno â'r sylw.
- Gwnewch hyn bob dydd.
- Ceisiwch ddal unrhyw feddyliau newydd y gallech eu cael wrth wynebu bwyd.
- Ceisiwch greu eich atebion eich hun i'r meddyliau newydd hyn.
- Daliwch ati i fwyta'n union yr un pryd bob dydd, gyda'r un drefn, nes bod eich lefel gorbryder ar ddechrau pob pryd wedi gostwng o leiaf 2 bwynt. Yna efallai y byddwch yn barod i geisio bwyta'r eitem nesaf ar eich rhestr.

- Gyda'r pryd nesaf, ewch drwy'r un broses yn union. Pan fyddwch wedi llwyddo gyda dau bryd gwahanol, ceisiwch fwyta dau bryd cyn 3 o'r gloch y prynhawn bob dydd. Ewch drwy'r un drefn yn union ag o'r blaen. Y cam nesaf wedyn fydd bwyta dau bryd a byrbryd cyn 3 o'r gloch bob dydd. Peidiwch â phryderu os yw eich deiet braidd yn undonog ar hyn o bryd.[3]

Cynllun B: I'r rhai sydd â rhyw elfen o drefn i'w bwyta

Os yw eich patrwm bwyta yn lled reolaidd, beth yw maint eich pryd? Ydych chi'n bwyta digon o galorïau yn ystod y dydd?

- Yn raddol, newidiwch eich arferion bwyta fel eich bod yn bwyta mwy o galorïau yn gynharach yn y dydd. Ceisiwch fwyta 30% i frecwast a 40% i ginio canol dydd.

Adennill eich rheolaeth dros fwyta

- Ceisiwch fwyta mewn ystafell neu fan pleserus sydd ar wahân i ble mae'r bwyd yn cael ei storio a'i baratoi. Bwytwch eich holl brydau bwyd fan hyn.
- Gwnewch i bob pryd edrych mor flasus a deniadol â phosib.
- Defnyddiwch liain bwrdd neu fat a napcyn.
- Gwnewch y bwrdd mor ddeniadol â phosib.
- Dewch â'ch plât o ystafell arall, gan adael yr holl gynwysyddion bwyd yn yr ystafell arall.
- Peidiwch â gadael i'r teledu, y radio neu lyfr dynnu eich sylw. Mae'r chwarter awr yma wedi ei neilltuo at ailddysgu am fwyd.
- Edrychwch ar eich plât am 30 eiliad cyn dechrau bwyta. Rhowch eich cyllell a'ch fforc i lawr rhwng pob llond ceg. Sut mae'r plât yn edrych nawr? Gwnewch yn siŵr eich bod yn gwybod sut mae'r bwyd yn blasu ac yn teimlo yn eich ceg. Cnowch yn ofalus a chymerwch fwy o amser cyn i chi lyncu'r bwyd.

Beth ddylwn i ei fwyta a phryd?

Eich nod yn y pen draw yw tri phryd o fwyd wedi eu rhannu bron yn gyfartal o ran calorïau a phob un yn gytbwys o ran protein (e.e. caws, wyau, cig, pysgod, ffa) a charbohydradau (e.e. bara, pasta, tatws, reis) gyda byrbryd bach rhwng pob pryd. Cofiwch yr awgrymiadau hyn:

- Mae protein yn eich digoni yn fwy, fesul calori, na mathau eraill o fwyd.
- Mae bwyd twym yn eich digoni yn fwy na bwyd oer.
- Mae bwyd solet yn eich digoni yn fwy na bwyd ar ffurf hylif.

Gwnewch yn siŵr nad oes mwy na thair awr o fwlch heb fyrbryd bach, e.e. diod a ffrwyth.

Mae Tabl 3.2 yn dangos cynllun deiet Thelma, a oedd wedi ennill pwysau gyda bwlimia. Roedd hi wedi synnu ar yr ochr orau i weld ei bod wedi colli pwysau wrth ddilyn y cynllun hwn.

Tabl 3.2 Cynllun deiet Thelma

Amser	Pryd	Beth gafodd ei fwyta
8:15	Brecwast	Sudd ffrwythau, 1 bocs unigol o rawnfwyd, 200 ml llaeth sgim, 1 dafell o fara brown, 1 talp o fargarîn, 1 llwyaid o farmalêd, 1 pot o de neu goffi
10:30	Byrbryd ganol bore	Coffi gyda llaeth (sgim), 1 darn o ffrwyth
12:30	Cinio	Prif gwrs: Darn o gig wedi'i grilio gyda reis a salad neu saig lysieuol
		Pwdin: iogwrt, salad ffrwythau neu ffrwyth, 1 cwpanaid o de/coffi
3:30	Byrbryd ganol prynhawn	Te gyda llaeth sgim, darn o ffrwyth neu iogwrt neu 2 fisgeden blaen, sawrus
6:30	Swper	Prif gwrs: yr un fath â chinio – ffrwyth/iogwrt, 1 cwpanaid o ddŵr, 1 cwpanaid o de gyda llaeth sgim
	Amser gwely	Diod boeth gyda llaeth sgim

- Efallai y bydd hi'n haws i chi ddilyn yn union yr un deiet bob dydd gan wneud newidiadau yn raddol er mwyn cynyddu amrywiaeth eich bwyd yn raddol, e.e. pysgodyn yn lle cyw iâr, neu ffrwyth gwahanol fel byrbryd.

- Byddwch yn ddoeth: teithiwch fel y crwban. Mae newid hen arferion yn anodd ond yn bosib, yn bendant.

Sut alla i farnu faint i'w fwyta?

Rydych chi'n iawn. Mae penderfynu 'faint sy'n ddigon' yn anodd. Rhai atebion:

- Bwytwch eich prydau gyda phobl eraill a dewiswch ddognau yr un maint â'u rhai nhw.
- Prynwch brydau unigol (wedi rhewi neu hir oes).
- Osgowch felysyddion artiffisial. Mae'r rhain yn rhoi gwybodaeth anghywir i'ch corff. Mae'r melysydd artiffisial yn twyllo eich corff ac yn dad-wneud blynyddoedd o ddysgu am ganlyniadau metabolaidd bwyd. Bydd eich corff yn dysgu: melyster = dim neu ychydig iawn o egni. Bydd greddfau eich corff felly yn eich gyrru i fwyta llawer iawn o bethau melys wrth iddo geisio cael digon o faeth.

Sut i orffen eich prydau

Mae sawl signal mae'r corff yn ei ddefnyddio i orffen bwyta. Mae bwlimia a gorfwyta mewn pyliau yn tarfu ar y rhain i gyd.

1. Golwg pryd bwyd: mae pob creadur byw yn dysgu rhagweld faint o egni a maetholion y bydd yn eu cael yn ddiweddarach ar ôl bwyta rhywbeth penodol dim ond drwy edrych arno.
2. Mae blas ac arogl bwyd yn atgoffa ein cyrff o effaith bwyd penodol ar y siwgr yn ein gwaed.
3. Mae'r teimlad llawn yn ein stumog yn arwydd arall i ddynodi ein bod wedi cael digon o faeth.
4. Yn olaf, mae'r maetholion sy'n cael eu hamsugno yn y gwaed yn bodloni chwant bwyd.

Gan fod bwlimia wedi aflonyddu ar y ffyrdd normal hyn o orffen prydau bwyd, ar y dechrau efallai y bydd angen i chi greu sbardunau i orffen pryd.

Susan

Roedd Susan y gwybod y byddai'n cael pwl o orfwyta yn y diwedd beth bynnag a lle bynnag y byddai'n bwyta. Doedd hi ddim chwaith yn gallu bwyta dim byd pan fyddai pobl eraill yn bresennol, er ei bod hi'n gallu ymddiried mewn eraill a gofyn am eu help. I greu sbardun diwedd pryd, gofynnodd i'w ffrind guro ar ei drws 15 munud ar ôl dechrau pryd, mynd gyda hi i roi'r bwyd i'w gadw, mynd ag allwedd ei locer, ac eistedd a sgwrsio dros goffi gyda hi am awr.

Neu fe allech chi ddewis rhyw fwyd penodol fel arwydd o ddiwedd pryd.

Katie

Roedd Katie yn byw ar ei phen ei hun mewn fflat ac fe ddyfeisiodd gynllun o fwyta grawnffrwyth plaen ar ddiwedd pob pryd bwyd. Roedd y ddefod o blicio, ac yna'r blas chwerw, siarp, yn arwydd cryf o ddiwedd y pryd.

Byddwch chi'n gallu meddwl am nifer o ffyrdd eraill o sbarduno cwblhau eich pryd bwyd yn llwyddiannus a thynnu eich sylw oddi wrth fwyd nes ei bod hi'n amser ar gyfer eich byrbryd neu'ch pryd nesaf.

Nodiadau a chyfeiriadau

1. Gellir ystyried pwyso eich hun bob dydd neu hyd yn oed sawl gwaith y dydd yn 'ymddygiad diogelu', h.y. ymddygiad wedi'i greu i leihau eich ofnau (e.e. ennill pwysau yn ddireolaeth) ac felly wneud i chi deimlo'n well yn y tymor byr. Fodd bynnag, mae arbenigwyr wedi dod i ddeall bod ymddygiadau diogelu fel hyn yn y tymor hirach yn caethiwo'r person i'w broblemau, gan atal dysgu o'r newydd, megis cael profiadau sy'n gwrthbrofi credoau dwfn (di-fudd) (Craske, M.G., Treanor, M., Conway, C.C., Zbozinek, T., Vervliet, B. *Behaviour Research and Therapy*, 2014 Gorffennaf; 58: 10–23).

2. Rydyn ni eisoes wedi disgrifio ym Mhennod 2, Nodyn 1, y dechneg o labelu emosiynau a dyma ni'n gofyn i chi ei defnyddio eto. Mae rhoi label ar eich teimlad a'i ddisgrifio i chi'ch hun (yn cynnwys pa gymysgedd o deimladau/emosiynau sydd gennych chi) a pha mor angerddol yw'ch teimladau chi yn gallu bod yn ddefnyddiol i'w lliniaru nhw ac i roi llai o rym iddyn nhw. Y rheswm am hyn yw ein bod, drwy roi ein hymateb emosiynol mewn geiriau, yn deffro rhannau o'r ymennydd sy'n tawelu ein system limbig (hen ran o'r ymennydd sy'n rhan o gynhyrchu emosiynau) (Craske, M.G., Treanor, M., Conway, C.C., Zbozinek, T., Vervliet, B. *Behaviour Research and Therapy*, 2014 Gorffennaf; 58: 10–23).

3. Yn y pen draw, rydyn ni eisiau i chi allu bwyta amrywiaeth o fwydydd gyda nifer y calorïau sydd ynddyn nhw'n amrywio. Ond mae'n well dechrau gydag ambell nod y gallwch eu cyrraedd a symud at rai mwy uchelgeisiol gydag amser.

4. Twll du'r stumog wancus

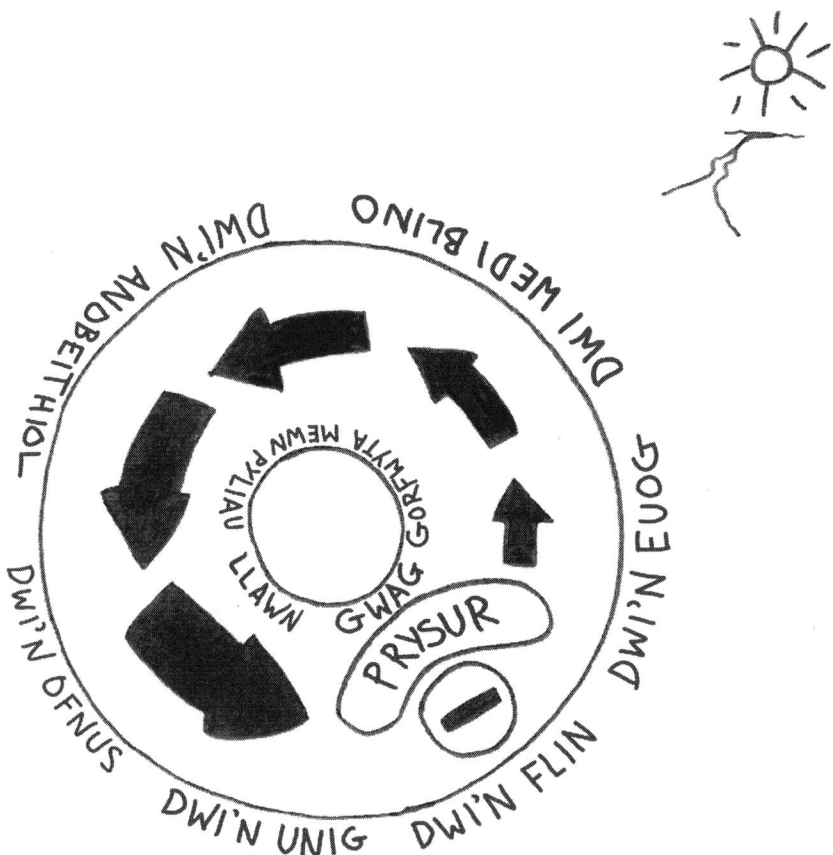

Y diffiniad o 'bwlimia' yw 'bwyta fel ych'. Mae'r rhan fwyaf o bobl sydd ag anhwylder bwlimig yn dweud mai gorfwyta mewn pyliau yw rhan ganolog a mwyaf amhleserus eu hanawsterau bwyta.

Dyma sut mae Andrew, myfyriwr 22 oed, yn disgrifio ei byliau o orfwyta:

> *Unwaith y bydda i'n dechrau, dwi'n stwffio fy hun nes 'mod i'n hollol lawn a chwyddedig. Dwi'n pryderu weithiau y bydd fy stumog yn byrstio. Dwi prin yn gallu anadlu. Dwi'n bwyta'n gyflym iawn a phrin yn sylwi beth dwi'n ei roi yn fy ngheg. Dydw i ddim yn cnoi'r bwyd. Y peth gwaethaf*

> *yw'r teimlad yma o fod yn gyfan gwbl heb reolaeth, o orfod parhau i fwyta; mae'n fy meddiannu i. Dydw i ddim yn gallu stopio nes 'mod i'n llawn dop.*

Mae pobl yn amrywio'n fawr yn y mathau o fwyd y maen nhw'n eu bwyta yn ystod pwl o orfwyta a faint ohono. Rydyn ni'n diffinio pwl o orfwyta fel unrhyw swm mawr o fwyd sy'n cael ei fwyta'n gyflym a heb unrhyw hunanreolaeth. Mae gorfwyta achlysurol yn rhan o fywydau llawer o bobl a dydy hynny ddim yn afiach.

Mae eraill nad ydyn nhw'n union yn gorfwyta mewn pyliau ond yn dilyn patrwm ychydig yn wahanol o orfwyta – pori neu orfwyta gorfodol. Hynny yw, yn hytrach na bwyta llawer iawn ar yr un pryd, maen nhw'n pori drwy'r dydd heb allu peidio.

Sonya

> Cafodd Sonya blentyndod anodd iawn, gyda'i rhieni'n cael ysgariad pan oedd hi'n chwech oed. Wedi hynny, cafodd ei mam gyfres o gariadon oedd yn ymddangos yn ddiddiwedd. Sonya: *'Pan fyddai dyn newydd gan fy mam, doedd hi prin yn sylwi arna i. Bydden nhw allan gyda'i gilydd bron bob nos o'r wythnos. Ond byddai hi'n rhoi llawer o arian poced i mi i 'nghadw i'n dawel. Ar ôl sbel, byddai pethau'n mynd o chwith, byddai dadleuon, weithiau ymladd corfforol. Wedyn byddai'r cariad yn cael ei daflu allan, a byddwn yn cael fy ngadael gyda mam a oedd yn anhapus ac yn flin ac a fyddai'n encilio i'w hystafell wely am ddyddiau. Yr unig beth oedd gen i i droi ato oedd bwyd. Byddwn i'n eistedd yno ddydd ar ôl dydd yn bwyta un fisgeden neu losinen ar ôl y llall, i wneud i'r unigrwydd ofnadwy yna ddiflannu. Erbyn 'mod i'n 13 oed roeddwn i'n pwyso 12 stôn, er mai dim ond 5 troedfedd ydw i. Yn yr ysgol, doedd neb eisiau bod yn ffrind i mi. Felly byddwn i'n bwyta mwy.'*
>
> Er ei bod bellach mewn perthynas sefydlog â phartner cefnogol, mae Sonya yn gorfwyta pan nad yw ei phartner o gwmpas: *'Mae fy mhartner yn mynd ar deithiau busnes yn aml ac mae'n gallu bod i ffwrdd am ddyddiau ar y tro. Pan fydda i ar fy mhen fy hun yn y tŷ, dwi'n bwyta drwy'r dydd, yn araf a chyson, fel petawn i'n gorfod cadw fy nwylo a 'ngheg i'n brysur drwy'r amser. Weithiau dwi'n meddwl bod hyn yn deillio o ôl-fflachiadau o'r hen deimlad nad oes neb yn malio amdana i. Ar adegau eraill, does gen i ddim syniad pam fy mod i jest yn bwyta drwy'r dydd.'*

Yn y bennod hon, rydyn ni'n canolbwyntio'n bennaf ar orfwyta mewn pyliau; fodd bynnag, os ydych chi'n pori, yn cnoi bob hyn a hyn neu'n gorfwyta'n orfodol, bydd y disgrifiadau hyn o'r mecanweithiau sydd ynghlwm â'r ymddygiad hwn yn ddefnyddiol i chi hefyd.

Mae'r rhan fwyaf o bobl yn gorfwyta mewn pyliau/pori/bwyta am gysur gyda bwydydd â llawer o galorïau ynddyn nhw, a all fod yn felys neu'n sawrus. Mae rhai pobl yn gorfwyta bwyd y maen nhw'n ei hoffi'n fawr yn gyfrinachol ond yn ei ystyried yn 'afiach' neu wedi'i 'wahardd' ac felly fyddan nhw ddim ond yn ei fwyta yn ystod pwl. Mae eraill yn bwyta beth bynnag sydd o fewn eu cyrraedd, hyd yn oed bwyd nad ydyn nhw'n ei hoffi. Mae rhai'n mynd mor bell â bwyta bwyd wedi'i rewi neu'n chwilota drwy finiau sbwriel i ddod o hyd i rywbeth i'w fwyta. Mae'r profiad o orfwyta'n aml yn hynod ddigalon ac mae'n gwneud i'r rhan fwyaf o bobl deimlo'u bod wedi methu'n drychinebus.

Pam na alla i reoli fy arferion bwyta?

Dydy gorfwyta mewn pyliau ddim yn digwydd o ganlyniad i fod yn berson gwan. Mae nifer o resymau biolegol a seicolegol pwysig yn bod dros orfwyta mewn pyliau.

Rhesymau biolegol

Mae gorfwyta mewn pyliau'n gallu bod yn ganlyniad uniongyrchol i newynu. Drwy roi blys cryf am fwyd i chi, bydd eich corff yn dweud wrthych chi'n eglur nad yw'n cael digon o faeth. Gall y blys yma fod yn gyson neu'n ysbeidiol. Mwya'n y byd fyddwch chi'n ceisio lleihau faint o fwyd rydych chi'n ei fwyta, mwyaf tebygol fyddwch chi o orfwyta mewn pyliau. Yn aml, bydd pobl yn gwneud pethau'n waeth drwy beidio â bwyta prydau ar ôl pwl i wneud iawn am fwyta cymaint. Yn anffodus, yn lle helpu, mae ymddygiad osgoi prydau fel hyn yn rhaglennu'r pwl nesaf. Ar ben hyn, mae alcohol a chyffuriau, sy'n gwanhau'r gallu i wrthod, yn gallu gwneud i chi orfwyta mewn pyliau'n amlach.

Fel sy'n cael ei esbonio isod, mae pendilio rhwng llwgu a gorfwyta mewn pyliau hefyd yn gallu cysylltu â newidiadau yn yr ymennydd sy'n debyg i fod yn gaeth; 'mae'r awch am fwyd yn ymwreiddio yno', sy'n ei gwneud hi'n anoddach i bobl roi'r gorau i orfwyta mewn pyliau unwaith y mae'r patrwm wedi cael ei sefydlu.

Rhesymau seicolegol

Mae diflastod, iselder, straen, tensiwn ac unigrwydd yn aml yn arwain at orfwyta mewn pyliau oherwydd bod bwyd, yn enwedig ar ddechrau pwl o orfwyta, yn gysurlon ac yn lleihau'r teimladau negyddol hyn. Weithiau gall llithriad bach o ddeiet llym ac annigonol wneud i chi deimlo mor ddigalon nes eich bod yn penderfynu rhoi'r gorau i reolaeth yn llwyr a chael pwl o orfwyta.

Dydy rhesymau ffisiolegol a seicolegol dros orfwyta mewn pyliau ddim yn digwydd ar eu pennau eu hunain bob tro ac maen nhw'n aml yn digwydd yn yr un person ar yr un pryd.

Sut i beidio â gorfwyta mewn pyliau

Mae llawer o bobl yn teimlo na fyddai ganddyn nhw broblem pe byddai eu pyliau'n cael eu gwella. Yn anffodus does dim modd trin gorfwyta mewn pyliau fel symptom ar ei ben ei hun. I oresgyn agweddau ffisiolegol gorfwyta mewn pyliau, mae angen i chi wneud y canlynol:

- gweithio ar fwyta'n rheolaidd adeg prydau bwyd (gweler Pennod 2) i roi maeth priodol i'ch corff a thrwy hynny leihau blys cryf am fwyd sy'n mynd i wneud i chi ddechrau'r pyliau eto

- gwneud eich gorau glas i gadw patrwm prydau bwyd normal ar ôl cael pwl o orfwyta, gan y bydd colli pryd yn rhaglennu'r pwl nesaf
- delio â chanlyniadau gorfwyta mewn pyliau, hynny yw, chwydu (gweler Pennod 5).

Drwy fynd i'r afael â'r agweddau hyn ar eich problem, fe welwch yn fuan fod pyliau o orfwyta'n lleihau o ran hyd ac o ran amlder.

Ydw i'n gaeth i fwyd?

I nifer o'r rhai sy'n byw gyda bwlimia, mae blys am fwyd, yn enwedig bwydydd melys, yn gallu bod mor bwerus nes bod hyn yn teimlo fel dibyniaeth. Efallai y byddwch hefyd wedi cael y profiad o deimlo cyn gynted ag y byddwch yn bwyta rhywbeth melys, bod angen mwy a mwy arnoch. Mae hyn yn gwneud i chi deimlo'n fwy diymadferth fyth o ran eich perthynas â phethau melys. Mae bwydydd siwgrog yn cyrraedd ein llif gwaed yn gyflymach na bwydydd eraill ac mae'r cynnydd yn y siwgr gwaed yn arwain at ryddhau'r hormon inswlin. Yn ei dro mae hyn yn hwyluso amsugno'r siwgr hwn i gelloedd y corff gan achosi cwymp mewn lefelau siwgr gwaed. Mae siwgr gwaed isel yn arwain at awydd i fwyta mwy o bethau melys. Os nad oes digon o faeth yn eich corff, mae'r effaith yma'n arbennig o amlwg. Hefyd, os ydych chi'n yfed gormod o ddiodydd deiet gyda melysyddion artiffisial, mae'ch corff yn dysgu cysylltu blas pleserus melyster â gwerth isel o ran maeth a bydd yn eich gyrru i fwyta llawer iawn o fwydydd o'r fath.

Mae rhai bwydydd melys, fel siocled, yn arwain at ryddhau endorffinau, sylweddau tebyg i forffin mae'r ymennydd yn eu cynhyrchu ac sy'n ein gwneud ni'n hapus. Felly rydyn ni'n teimlo bod y math yma o felysfwyd yn rhywbeth gwerth chweil i'w fwyta.

Dros y 10 mlynedd diwethaf, rydyn ni wedi dysgu llawer am gaethiwed i fwyd yn sgil ymchwil gydag anifeiliaid bach mewn labordai. Os bydd yr anifeiliaid hyn yn cael bwyta siwgr pur neu fisgedi llawn siwgr am gyfnodau amser cyfyngedig (e.e. am awr y dydd) yn hytrach na diet iach ond diflas, byddan nhw'n dechrau bwyta mwy a mwy o'r bwydydd melys yn ystod y cyfnod cyfyngedig yma mewn ffordd sy'n debyg iawn i bobl yn gorfwyta mewn pyliau. Os bydd stumog yr anifail yn cael ei wagio drwy osod tiwb yn y stumog (yn debyg i beth sy'n digwydd wrth chwydu), bydd yn gorfwyta mewn pyliau'n fwy fyth. Os bydd yr arbrawf hwn yn cael ei barhau dros gyfnod o amser, mae modd dangos newidiadau i'r ymennydd sy'n ymdebygu i ddibyniaeth drwy edrych ar ymennydd yr anifeiliaid hyn. Ar ben hyn, os bydd yr anifeiliaid hyn sy'n gaeth i fwyd yn cael sylweddau eraill sydd â'r potensial i fod yn gaethiwus, fel alcohol, maen nhw'n mynd yn gaeth yn llawer mwy parod nag anifeiliaid eraill nad ydyn nhw'n gaeth i fwyd.

Mae astudiaethau niwroddelweddu mewn pobl hefyd yn cadarnhau bod yna newidiadau sy'n ymdebygu i ddibyniaeth yn ymennydd pobl sydd â bwlimia neu sy'n gorfwyta mewn pyliau'n rheolaidd. Canfyddiad pwysig arall o'r astudiaethau ar anifeiliaid yw eu bod nhw'n amrywio'n fawr o ran i ba raddau y maen nhw'n agored i orfwyta mewn pyliau. Fodd bynnag, mae anifeiliaid nad ydyn nhw'n tueddu i orfwyta mewn pyliau ar y dechrau'n gallu cael eu gwneud yn dueddol i wneud hynny os ydyn nhw'n cael eu cyflwyno i straen i ddechrau ac yna'n cael cyfnodau byr o allu bwyta bwydydd siwgrog a chyfnodau hir o ddim bwyd o gwbl. Y neges i ni fan hyn yw y gall unrhyw un, fwy neu lai, gael ei gloi mewn problem sy'n teimlo'n orfodol ac allan o reolaeth, dan yr amgylchiadau iawn (straen, ynghyd â phatrwm o lwgu, gorfwyta mewn pyliau, a chwydu neu ddefnyddio carthyddion).

> Fe welwch chi, drwy ddilyn ein cyngor ym Mhennod 3 a gweithio ar fwyta'n fwy normal, y bydd yr eisiau 'wedi ymwreiddio' sy'n sylfaen i'ch teimladau o fod yn gaeth i fwyd yn lleihau ac yn diflannu yn y pen draw, felly does dim angen rhoi'r gorau i fwydydd melys yn llwyr. Fodd bynnag, mae dysgu o'r newydd yn cymryd amser ac ymarfer, ymarfer, ymarfer (5,000 awr o bosib). Mae hyn yn golygu ymarfer arferion defnyddiol newydd mewn gwahanol sefyllfaoedd ac amgylcheddau.[1]
>
> Tra bo'ch patrwm bwyta yn ddi-drefn, cofiwch gadw golwg ofalus ar y bwydydd melys rydych chi'n eu bwyta a chofiwch eu bwyta gyda bwydydd eraill yn unig (i osgoi siwgr gwaed isel ar ôl bwyta'r bwydydd melys). Unwaith y bydd gennych chi ychydig mwy o reolaeth dros eich bwyta, efallai y byddwch am osod tasg i chi'ch hun o fwyta ychydig bach o siocled neu gacen bob dydd, i brofi i chi'ch hun eich bod yn gallu mwynhau bwydydd 'peryglus' heb sbarduno pwl o orfwyta.

Mynd i'r afael ag agweddau seicolegol gorfwyta mewn pyliau

Mae angen i chi ddod yn ymwybodol o'ch sbardunau eich hun, sy'n cael eu dylanwadu gan eich corff a'ch meddwl. Bydd eich dyddiadur yn helpu gyda hyn (gweler Pennod 1). Dyma rai enghreifftiau gan gyn-ddioddefwyr:

Anna

Roedd gan Anna, 23 oed, daith hir i'w gwaith ac roedd rhaid iddi newid bws sawl gwaith. *'Bob tro y byddwn i'n dod oddi ar fws, byddwn i'n cerdded heibio siop felysion ac yn prynu rhywbeth i'w fwyta.'* Oherwydd bod Anna'n gwybod y byddai'n cael pwl o orfwyta ar y ffordd i'r gwaith, doedd hi ddim yn caniatáu iddi ei hun gael brecwast.

I wrthsefyll y sbardun, penderfynodd Anna fwyta brecwast rheolaidd cyn gadael am ei gwaith. Fe sylweddolodd hi hefyd fod edrych ar ei he-byst gwaith ar ei ffôn clyfar ar ei thaith i'r gwaith, fel y byddai'n gwneud yn aml, yn ei gwneud yn orbryderus a doedd hyn ddim yn ddechrau da i'r dydd. Gan fod angen iddi newid bysus yn aml ar ei thaith, doedd darllen llyfr ddim yn bosib a dweud y gwir. Gan ddefnyddio'r dull datrys problemau sy'n cael ei ddisgrifio ym Mhennod 2, daeth Anna o hyd i nifer o atebion posib, yn cynnwys chwilio am ffyrdd gwahanol i fynd i'r gwaith (i osgoi mynd heibio siopau melysion) a defnyddio dulliau gwahanol o gludiant i'r gwaith, ond roedd gan bob un o'r rhain anfanteision. Yr ateb a ddewisodd hi oedd gwrando ar ei hoff gerddoriaeth, ar lyfr sain neu ar drac ymwybyddiaeth ofalgar ar ei thaith i'r gwaith. Roedd y mesurau syml hyn yn help mawr i leihau ei phyliau o orfwyta.

Belinda

Roedd Belinda yn ddechrau gweithio amser cinio. Doedd dim trefn i'w boreau hi. Doedd neb yno i gael brecwast gyda hi, gan ei bod yn hoffi codi'n hwyr ar ôl i'w mam adael y tŷ. Weithiau byddai Belinda yn gwneud ymarfer corff yn y bore; doedd hi ddim yn ei fwynhau ond roedd hi'n teimlo ei fod yn dda iddi hi. Fodd bynnag, pan fyddai'n teimlo'n flinedig ar ôl noson hwyr, doedd hi ddim yn gallu symbylu ei hun i wneud ymarfer corff a byddai'n cael pwl o orfwyta yn ei le. Ateb Belinda oedd gwneud rhywbeth roedd hi'n ei hoffi cyn iddi fynd i'w gwaith, gweithgaredd a fyddai'n ei chael hi allan o'r tŷ. Fe drefnodd fynd i wersi actio yn y bore, gan wneud yn siŵr bod ganddi amser i gael brecwast cyn mynd allan. O ganlyniad, gostyngodd nifer y pyliau o orfwyta.

Ros

Pan ddaeth Ros i'n clinig ni, roedd hi'n cael pyliau o orfwyta rhyw bedair i chwe gwaith yr wythnos. Gallai'r pyliau hyn ddigwydd unrhyw bryd yn ystod y dydd, mewn llefydd gwahanol. Doedd dim patrwm penodol yn amlwg. Roedd yn teimlo'n hollol ddireolaeth ac yn methu dweud beth oedd yn sbarduno ei phyliau. Gofynnwyd iddi nodi yn ei dyddiadur fanylion bopeth oedd yn digwydd o'r eiliad y meddyliodd am gael pwl o orfwyta i'r eiliad roedd hi'n gwneud hynny mewn gwirionedd.

Fe ddaeth hi'n glir, yn aml cyn pwl, y byddai rhai oriau pan fyddai pethau bach yn mynd o chwith a'r llais yn ei phen yn dweud, '*Tyrd yn dy flaen, mae'n bryd cael pwl o orfwyta*', gyda'r llais yn mynd yn uwch ac yn fwy deniadol ac yn anoddach ei wrthsefyll. Byddai hyn yn arwain at fwy o flys am fwyd, tensiwn a rhwystredigaeth ac yn aml yn arwain at bwl. Un diwrnod, er enghraifft, doedd ganddi ddim i'w wneud yn y gwaith. Am 2pm, meddyliodd am gael pwl o orfwyta am y tro cyntaf. Gwrthododd hyn yn bendant gan dynnu ei sylw ei hun gyda gêm gyfrifiadurol. Erbyn 4pm doedd ganddi ddim i dynnu ei sylw a dechreuodd feddwl am gael pwl o orfwyta eto. Yna fe ffoniodd ffrind a chanslo eu noson allan. Dyna pryd yr aeth Ros i'r banc a thynnu arian allan i brynu bwyd ar gyfer ei phwl. Fe driodd hi ffonio ffrind arall i fynd allan ond gwrthododd honno. Erbyn hyn, roedd hi mor ypsét nes iddi fynd adre a chael pwl o orfwyta.

Dros gyfnod o amser, daeth Ros yn dda am adnabod sefyllfaoedd 'peryglus'. Fe sylweddolodd ei bod hi wedi defnyddio pyliau o orfwyta fel ateb hawdd i dawelu llawer o fân broblemau yn ei bywyd. Ar gyfer pob sefyllfa 'beryglus', fe ddysgodd ffordd fwy priodol o ddelio â hi. Er enghraifft, roedd teimlo'n ddiflas ac yn rhwystredig yn y gwaith yn broblem barhaus (roedd hi'n gweithio yn y dderbynfa, ac roedd cyfnodau hir lle byddai hi'n eistedd yno'n gwneud dim byd).

Dechreuodd Ros ddefnyddio adegau tawel yn y gwaith i ddarllen ychydig tuag at gwrs gradd rhan-amser a doedd hi ddim bellach yn teimlo ei bod hi'n gwastraffu'r diwrnod cyfan. Penderfynodd pe byddai ei ffrindiau'n ei siomi gyda threfniadau gyda'r nos y byddai hi'n mynd i'r sinema ar ei phen ei hun yn hytrach nag eistedd yn y tŷ yn hel meddyliau, a fyddai bob amser yn arwain at bwl o orfwyta. Roedd hi hefyd yn defnyddio delwedd o ellyll bach oedd yn ceisio ei pherswadio hi i gael pwl o orfwyta *('Dos yn dy flaen, byddai'n hyfryd cael rhyw deisen hufen nawr!')* i ddisgrifio a darlunio ei meddyliau di-fudd a'i gorfeddwl am fwyd. Roedd defnyddio'r ddelwedd o'r ellyll bach yn ei helpu i fod yn fwy ymwybodol o'r meddyliau hyn a oedd yn rhoi caniatâd iddi orfwyta ac i ymladd â nhw, cyn iddyn nhw fynd mor fanwl a deniadol nes eu bod nhw'n rhy anodd eu gwrthsefyll.

Mae stori Karen yn dangos hyd yn oed os ydych chi'n deall y rhesymau seicolegol dros eich pyliau o orfwyta, efallai na fydd hi'n hawdd bob amser rhoi'r gorau iddyn nhw yn gyflym iawn, yn enwedig os oes elfen gref o reolaeth ynghlwm wrthyn nhw.

Karen

Roedd Karen yn fam sengl yn ei thridegau ac yn gweithio. Roedd hi wedi cael ei cham-drin yn rhywiol pan oedd yn blentyn. Pan ddaeth hi i'n gweld ni gyntaf, roedd hi'n cael pyliau o orfwyta ac yn chwydu sawl gwaith y dydd. Yna fe ddysgodd hi fwyta mwy yn ystod y dydd ac o ganlyniad fe leihaodd y pyliau a'r chwydu i unwaith y noson ac roedd hi'n falch iawn am hynny. Roedd hi'n dweud o hyd ei bod eisiau gwella eto a rhoi'r gorau'n llwyr i byliau o orfwyta a chwydu ond rywsut roedd hi'n methu. Ar ôl trafod yn helaeth pam roedd hi wedi mynd mor sownd ar y pwynt yma, daeth i'r amlwg ei bod hi'n teimlo bod ei bywyd yn un frwydr barhaus. Roedd hi'n gweld eisiau cael partner oedd yn gofalu amdani ond ar yr un pryd, roedd ganddi ofn dechrau perthynas gyda dyn oherwydd ei phrofiad trawmatig yn ei phlentyndod. Fe welodd mai pyliau o orfwyta oedd yr unig beth yn ei bywyd a oedd yn hawdd, yn bleserus ac yn gysurlon ac yn gwneud ei nosweithiau unig yn haws eu goddef.

Mae'r enghreifftiau hyn yn dangos bod yna lawer o batrymau gwahanol o orfwyta mewn pyliau. Efallai y bydd angen i chi gadw golwg arnoch chi'ch hun gan ddefnyddio eich dyddiadur am wythnos neu ddwy er mwyn dod i adnabod eich patrwm personol chi.

- Unwaith y byddwch yn adnabod eich patrwm ychydig yn well, ceisiwch ei addasu ychydig i gynyddu eich teimlad o reolaeth drosto. Ceisiwch gadw eich pyliau mewn un lle yn unig. Fel arall, ceisiwch gyfyngu eich pyliau i un rhan o'r diwrnod yn unig.

- Ysgrifennwch restr o sefyllfaoedd sy'n sbarduno eich pyliau o orfwyta a defnyddiwch y dull datrys problemau i ddod o hyd i ffyrdd o ddelio â phob un.
- Ceisiwch ragweld y peryglon. Mae nifer o bobl yn cael eu denu at byliau o orfwyta ar benwythnosau pan fydd ganddyn nhw lawer o amser heb gynlluniau pendant wrth deithio i'r gwaith ac yn ôl ac adeg nosweithiau unig. Lluniwch amserlen o bethau pleserus i'w gwneud ar yr adegau hyn, fel creu a defnyddio bocs cysuro yn llawn o bethau i'ch atgoffa o'r pethau rydych chi'n eu mwynhau, a chadwch at hyn.
- Pan fyddwch chi'n teimlo fel cael pwl o orfwyta, ceisiwch dynnu eich sylw eich hun drwy wneud rhywbeth a fydd yn eich rhwystro rhag cael pwl, fel mynd am dro, ffonio ffrind neu fynd i'w weld. Dydy gwylio'r teledu a darllen ddim yn ddefnyddiol iawn yn hyn o beth, gan y gallwch chi gael pwl ar yr un pryd. Mae llawer o hysbysebion teledu wedi'u cynllunio i hybu anfodlonrwydd gyda ni'n hunain gan ein bod yn cael ein hannog i fwyta rhagor.
- Peidiwch â siopa am fwyd pan fyddwch chi'n teimlo'n llwglyd.
- Peidiwch â gofyn i'ch rhieni/eich partner/eich cyd-denant gloi drws y gegin. Mae hyn yn siŵr o wneud i chi fod eisiau'r bwyd sydd yn y gegin yn fwy fyth a byddwch bron yn sicr o gael hyd i ffordd i mewn iddi.
- Peidiwch â beio eich hun os ydych chi wedi cael pwl o orfwyta. Edrychwch yn ofalus ar eich cadwyn ymddygiad a chwiliwch am gyfleoedd ar gyfer strategaethau 'os... yna'. Meddyliwch beth fyddai wedi digwydd pe byddech chi wedi dewis ymddygiad gwahanol – fel ffonio rhywun neu fynd am dro, yn hytrach nag agor drws yr oergell. Byddwch wedi dysgu rhywbeth ar gyfer y tro nesaf (ewch i Bennod 8, sy'n trafod llithriadau).
- Mae llawer o bobl yn teimlo'n ofnus os nad ydyn nhw wedi cael pwl o orfwyta ers sbel. Maen nhw'n ofni y bydd unrhyw bwl yn eu gwthio'n ôl i'r dechrau eto. I'ch cysuro'ch hun nad yw hynny'n wir, strategaeth ddefnyddiol yw cynllunio pwl o orfwyta ac yna mynd yn ôl at eich patrwm bwyta tri phryd a thri byrbryd bach y dydd. Dydy un llithriad bach ddim yn mynd i ddad-wneud y gwaith da rydych chi wedi'i wneud ers wythnosau.
- Ceisiwch osgoi pobl, llefydd a phethau sy'n gysylltiedig â'ch pyliau o orfwyta.
- Cysylltwch â rhywun rydych chi'n ei adnabod sydd wedi cael bwlimia ac wedi gallu ei reoli. Holwch beth sydd wedi gweithio iddo fe neu hi. Edrychwch ar y rhestr o grwpiau cefnogi sydd ar ddiwedd y llyfr yma.

Ymdopi â blys ac ysfeydd
- Cadwch olwg ar eich ysfeydd i fwyta, gan roi sgôr i bob un yn eich dyddiadur o ran difrifoldeb (ar raddfa o 1 i 10), nodi am faint y parodd ac a wnaethoch chi lwyddo i beidio â chael pwl o orfwyta.
- Nodwch effaith eich bwyta tebygol ar eich meddyliau, eich teimladau a'ch cyflwr corfforol, fel sy'n cael ei drafod yn hanes Cherry:

Cherry

Sylwodd Cherry fod ei hawydd cryf i gael pwl o orfwyta yn digwydd pan fyddai hi'n unig. Roedd hi heb fynd allan gyda gweddill y teulu ond yn hytrach wedi aros gartref i astudio ar gyfer ei harholiadau. Ysgrifennodd yn ei dyddiadur ei bod yn disgwyl y byddai pwl o orfwyta'n cael gwared ar ei theimladau o unigrwydd a dicter ei bod hi'n gorfod gweithio. Unwaith roedd hi wedi ysgrifennu'r meddyliau yma ar bapur, sylweddolodd y byddai mewn gwirionedd yn teimlo'n fwy unig a dig fyth pe bai'n cael pwl o orfwyta.

Wrth adolygu eich dyddiadur ar eich pen eich hun neu gyda'ch arweinydd adferiad, ceisiwch lunio rhestr o weithgareddau amgen a fyddai'n cael yr effaith arnoch roeddech chi'n chwilio amdani wrth gael pwl o orfwyta. Yn achos Cherry, er ei bod hi'n amlwg bod angen iddi astudio am ei harholiadau, fe sylweddolodd y byddai cymryd seibiau rheolaidd yn gwneud iddi deimlo'n llai dig. Fe ddywedodd hefyd wrth ei mam ei bod hi'n teimlo'n unig yn ystod ei hamser yn paratoi at yr arholiadau ac roedd ymateb ei mam yn gefnogol dros ben.

Bydd chwant bwyd normal mewn ymateb i fod yn llwglyd yn ysgogi ysfa i fwyta. Mae ffactorau amgylcheddol yn dechrau mathau eraill o ysfeydd. Mae ysfa fel hon yn ymateb cwbl normal a bydd angen i chi ddatblygu nifer o strategaethau gwahanol i ddelio â hi.

- **Datgysylltiad** Peidiwch ag uniaethu â'r ysfa. Yn lle meddwl, 'Dwi bron marw eisiau cael pwl o orfwyta', newidiwch eich meddwl i 'Dwi'n cael ysfa i orfwyta – bydd yn mynd yn gryfach ond bydd yn mynd wedyn'. Gadewch i chi'ch hun brofi'r ysfa, 'Fe af i gyda'r don a gadael llonydd iddi'. Does dim rhaid i chi ildio iddi. Efallai y byddwch yn credu y byddwch yn mynd yn wallgof neu y bydd rhyw drychineb arall yn digwydd os na fyddwch chi'n ildio i'r ysfa – ond fydd hynny ddim yn digwydd. Os na fyddwch chi'n ildio i'r ysfa, bydd yn tawelu ac yn diflannu yn y pen draw.
- **Delweddau:** Dychmygwch fod yr ysfa i fwyta fel ton. Gadewch i'ch hun syrffio ar frig yr ysfa heb golli eich cydbwysedd. Peidiwch â gadael i rym y don eich sugno o dan y dŵr. Dychmygwch mai bwystfil arallfydol yw'r ysfa. Cyn gynted ag y byddwch yn adnabod ei phresenoldeb, torrwch ei phen i ffwrdd ar unwaith er mwyn cael gwared arni.
- **Rhesymeg:** Bob tro y byddwch yn dechrau meddwl am fanteision cadarnhaol byrdymor gorfwyta mewn pyliau, gwrthwynebwch y meddyliau hyn drwy feddwl am y canlyniadau negyddol hirdymor.
- **Tynnu sylw:** Gwnewch restr o bethau eraill diddorol a phleserus y gallwch eu gwneud i dynnu eich meddwl oddi ar yr ysfa.

Os mai dicter neu rwystredigaeth yw eich sbardun, efallai y bydd ffyrdd eraill o ymdopi yn fwy defnyddiol. Efallai y bydd angen ymateb pendant (gweler Pennod 11).

Cael ail bwl

Byddwch chi'n cael ail bwl – mae hyn yn rhan bendant a phwysig o adferiad. Ystyriwch achosion o'r fath fel heriau neu brofiadau dysgu. Y peth pwysicaf yw eu derbyn yn ddigyffro, a pharhau ar eich taith tuag at adferiad – fe aethoch i lawr y ffordd anghywir, peth hawdd i'w wneud, a nawr rydych chi'n ôl ar y trywydd iawn.

Gwnewch hyn os byddwch chi'n cael ail bwl

- **Stopiwch a meddyliwch:** Ceisiwch ymyrryd cyn gynted â phosib, a thynnwch eich hun allan o'r sefyllfa.
- **Peidiwch â chynhyrfu:** Edrychwch arnoch eich hun yn wrthrychol. Eich ymateb cyntaf fydd teimlo'n euog a beio eich hun – *'Sut wnes i adael i hyn ddigwydd?' 'Dwi wedi siomi fy hun eto'* – gadewch i'r teimladau hyn gilio. Cofiwch, mae hyn yn rhan arferol o adferiad.
- **Adnewyddwch eich ymrwymiad:** Estynnwch am eich mantolen a'ch llythyrau a darllenwch nhw'n ofalus eto. Atgoffwch eich hun o ba mor bell rydych chi wedi dod. Gwnewch eich penderfyniad eto. Gallwch reoli hyn.
- **Meddyliwch am y sefyllfa a arweiniodd at y llithriad:** Oedd yna unrhyw rybuddion cynnar? Wnaethoch chi ymdrech i ymdopi? Beth ydych chi wedi'i ddysgu ar gyfer y tro nesaf?
- **Cymryd cyfrifoldeb:** Defnyddiwch un o'ch technegau ymdopi – a gadewch y tŷ.
- **Gofynnwch am help:** Dyma'r amser y gall eich arweinydd adferiad fod yn fwyaf gwerthfawr. Cysylltwch â hi/ag ef ar unwaith. Mae gweithredu'n trechu gorbryder. Byddwch yn ddewr, estynnwch allan, ac ailgydiwch yn eich taith. Gallwch chi wneud hyn.

Sylwer

1 Mae ymchwil wedi dangos os ydych yn ymarfer ymddygiad defnyddiol newydd (e.e. bwyta tri phryd iach rheolaidd a byrbryd neu ddau) mewn un lleoliad penodol yn unig (pan fyddwch yn y brifysgol gyda ffrindiau da yn eich cefnogi, dyweder), mae eich hen ymddygiadau (gorfwyta mewn pyliau) yn fwy tebygol o lawer o godi eu pen eto pan fyddwch chi'n mynd i leoliad neu amgylchedd gwahanol (e.e. pan fyddwch gartref gyda'ch rhieni lle mae cypyrddau'n llawn o fwyd). Felly mae'n werth rhagweld hyn a chynllunio ar ei gyfer.

5. Cadw eich torth a'i bwyta hi hefyd

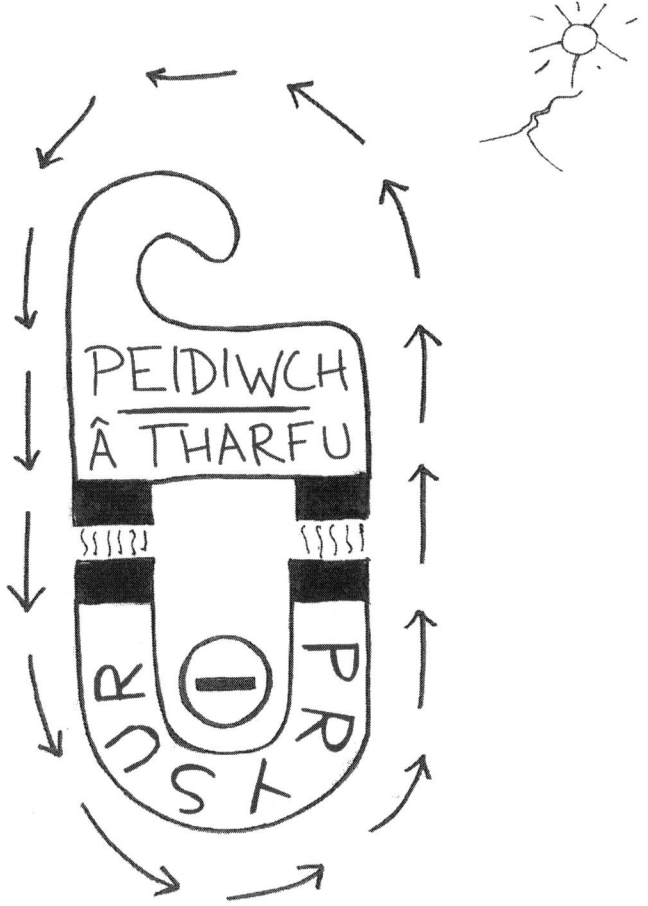

Efallai y byddwch yn defnyddio dulliau eraill ar wahân i gyfyngu ar faint o fwyd rydych chi'n ei fwyta mewn ymdrech i reoli eich pwysau. Y ffyrdd arferol yw gwneud i'ch hun chwydu neu gymryd carthyddion neu ddiwretigion. Yn aml, bydd y dulliau hyn o 'reoli pwysau' yn dechrau pan fyddwch chi'n teimlo nad yw mynd ar ddeiet yn ddigon i wrthsefyll effaith y pyliau o orfwyta. Efallai y bydd rhan ohonoch chi'n meddwl, *'Fedra i gadw fy nhorth a'i bwyta hi'* – fodd bynnag, mae hyn ymhell o fod yn wir. Mae'n debyg bod rhan ohonoch chi'n teimlo cywilydd mawr a phryder am y carthu. Rydych chi'n iawn i bryderu.

Wynebu'r ffeithiau

Gadewch i ni ystyried y ffeithiau i ddechrau. Pa mor dda yw'r dulliau hyn am reoli pwysau? Er y gall chwydu gael gwared ar rhwng 30% a 50% o'r calorïau sy'n cael eu bwyta, gan ddibynnu pa mor fuan mae hyn yn digwydd ar ôl bwyta a pha mor hir rydych chi wedi defnyddio chwydu fel arfer rheolaidd, dydy e byth yn arwain at golli pwysau parhaus. Po fwyaf y byddwch yn chwydu, cryfaf y bydd awydd eich corff am fwyd. Mae hyn yn arwain at ragor o orfwyta mewn pyliau sy'n gwneud i chi fod eisiau chwydu mwy. Rydych chi wedi eich dal mewn cylch cythreulig.

Dydy carthyddion a diwretigion ddim yn cael gwared ar unrhyw galorïau. Mae'n wir eu bod yn gallu lleihau pwysau ond dim ond dros dro. Y rheswm am hyn yw oherwydd bod y corff yn colli hylif. Mae'ch corff yn amddiffyn yn erbyn colli dŵr drwy gynhyrchu hormonau gwrth-ddiwretig, aldosteron a rennin, sy'n cael eu rhyddhau'n hael mewn ymateb i golli hylif. Mae'r hormonau hyn yn arwain at ddargadw dŵr a bydd hyn yn gwneud i chi deimlo'n chwyddedig ac yn drwm. Efallai y byddwch yn sylwi ar chwydd o gwmpas eich llygaid yn y bore, yn eich bol, ac ar ddiwedd y dydd, yn eich pigyrnau. Bydd yr effeithiau annymunol hyn yn gwneud i chi fod eisiau cynyddu nifer y carthyddion neu'r diwretigion rydych chi'n eu cymryd. Rydych wedi'ch caethiwo mewn cylch cythreulig arall.

Mae cymryd carthyddion yn rheolaidd dros gyfnod o amser yn gwneud eich coluddion yn ddiog ac yn eich gwneud chi yn rhwym. Yn raddol mae'n rhaid i chi gynyddu faint o garthyddion rydych chi'n eu cymryd. Mwya'n y byd y byddwch chi'n eu cymryd, mwyaf rhwym y byddwch yn mynd. Mae'r cylch cythreulig yn mynd yn fwy cythreulig.

Pam rydych chi'n iawn i bryderu

Mae chwydu, carthyddion a diwretigion yn achosi nifer o broblemau iechyd. Mae angen i chi wybod am y rhain:

- Mae chwydu, carthyddion a diwretigion yn arwain at golli halwynau yn y gwaed a dŵr. Mae'n arferol i hyn arwain at FLINDER CRONIG, GWENDID, ANALLU I GANOLBWYNTIO, PENDRO, CUR PEN a'r GALON YN CURO'N GYFLYM. Ac nid dyna'r cyfan. Gallan nhw hefyd achosi FFITIAU EPILEPTIG, CURIAD CALON AFREOLAIDD a NIWED I'R ARENNAU.
- Mae asid y stumog sy'n dod i fyny drwy chwydu yn toddi enamel eich dannedd. Mae hyn yn gwneud eich dannedd yn sensitif ac yn dueddol o gael tyllau ynddyn nhw.
- Gall chwarennau poer o gwmpas eich ceg chwyddo oherwydd eu bod yn gweithio'n rhy galed i gynhyrchu mwy o boer wrth i chi chwydu. Er nad yw hynny'n beryglus, gall fod yn boenus a gall wneud i'ch wyneb edrych yn dew a chwyddedig. Gallech chi edrych fel pe bai clwy'r pennau arnoch chi. Gall hyn wneud i chi feddwl bod angen colli mwy o bwysau arnoch chi a gwneud i chi chwydu mwy fyth. Cylch cythreulig arall.

- Gall chwydu niweidio eich llwnc. Mae poenau stumog a chwydu gwaed yn gyffredin. Gall cyfogi bwyd droi'n arferiad.
- Mae'r defnyddio carthyddion am gyfnod maith yn dinistrio'r nerfau bach yn eich coluddion a gall hyn arwain at barlys y coluddion. Gallai hwn eich lladd a bydd angen triniaeth lawfeddygol arnoch. Gallai'r tu mewn i dwll eich pen ôl ddechrau dod i lawr wrth i chi ymdrechu ar y toiled.
- Rhowch gylch o gwmpas y problemau hyn sy'n berthnasol i chi:

Blinder cronig	Chwydu gwaed
Colli gwallt	Problemau gyda'ch dannedd
Gwendid	Ffitiau
Anallu i ganolbwyntio	Curiad calon afreolaidd
Pendro	Rhwymedd
Cur pen	Gwaedu o'ch pen ôl
Y galon yn curo'n gyflym	Rhywbeth yn dod i lawr, oddi tanoch
Poenau stumog	Cerrig yn yr arennau
Bol chwyddedig	Haint yn yr arennau
Arennau'n methu	Pigyrnau'n chwyddo
Mislif afreolaidd	

Mae'n bosib gwrth-droi'r rhan fwyaf o'r problemau hyn a byddan nhw'n gwella'n gyflym pan fyddwch chi'n rhoi'r gorau i chwydu a defnyddio carthyddion a diwretigion. Os nad oes dim o'r problemau meddygol hyn yn berthnasol i chi ar hyn o bryd, efallai y byddwch yn teimlo rhyddhad ac wedi'ch cysuro rywfaint. Ond cofiwch fod rhai cymhlethdodau'n cymryd amser i ddatblygu.

Pa fath o reolwr pwysau ydych chi?

Mae pobl yn amrywio'n enfawr yn eu hagweddau tuag at chwydu, carthyddion a diwretigion.

Math A: Mae'r chwydu'n cael ei weld fel rhyw fath o anghenraid corfforol. Dydyn nhw ddim yn credu eu bod nhw'n gyfrifol na bod ganddyn nhw ddewis. Dyma hanes Carla, actores 25 oed; dechreuodd ei hanhwylder bwyta pan oedd hi'n 15 oed: *'Ar ôl i mi gael pwl o orfwyta, dwi'n teimlo'n llawn iawn. Dwi'n teimlo'n chwydlyd. Dwi mewn poen enbyd. Dydw i ddim yn gwneud i fy hun chwydu. Dwi jest yn plygu drosodd ac mae bwyd yn dod allan. Mae jest yn digwydd.'*

Math B: Mae'r chwydu/carthyddion/diwretigion yn rhyw fath o arferiad, yn rhan o drefn y dydd.

Cadw eich torth a'i bwyta hi hefyd 57

Natasha: *'Mae chwydu fel brwsio fy nannedd. Dydw i ddim yn teimlo rhyw lawer pan fydda i'n ei wneud. Mae'n gwneud i mi deimlo'n lân. Fedrwn i ddim gwneud hebddo fo.'*

Lily: *'Dwi bob amser yn cymryd pump o garthyddion ar ôl pob pryd bwyd. Dwi wedi arfer gwneud hynny. Dydw i prin yn meddwl am y peth.'*

Math C: Ystyried yr ymddygiadau chwydu neu garthu yn rhai poenus a chywilyddus.

Susan: *'Dwi'n casáu rhoi fy mhen i lawr y tŷ bach bob dydd. Mae gen i gymaint o gywilydd. Sut wnes i ddechrau hyn i gyd? Sut allwn i suddo mor isel? Wedyn, dwi'n teimlo'n gwbl ar chwâl a dwi'n dweud wrtha i fy hun na fydd hyn byth yn digwydd eto. Ond mae'n digwydd eto, ac mae'r artaith yn dechrau eto.'*

Sheila: *'Ddoe fe ges i bwl o orfwyta a barodd am bump awr. Fe wnes i banicio'n llwyr a llyncu 80 o garthyddion. Fe dreuliais i'r noson gyfan ar y tŷ bach. Roeddwn i mewn cymaint o boen. Roeddwn i'n ffieiddio ata i fy hun ac eto roeddwn i'n teimlo 'mod i'n haeddu hyn rywsut.'*

Rhowch gylch o gwmpas y math sy'n disgrifio eich ymateb eich hun yn fwyaf cywir:

Math A   Math B   Math C   Arall (disgrifiwch):

Os yw math A neu B yn disgrifio sut rydych chi'n teimlo am eich chwydu, neu am y ffordd rydych chi'n cam-drin carthyddion neu ddiwretigion, holwch eich hun a ydy'r agwedd hon wedi bod gennych erioed. Rydych wedi caniatáu i chi'ch hun gael eich gwahanu oddi wrth boen y cyfan. Mae angen i chi geisio cysylltu â'r teimladau hyn eto. Po fwyaf y byddwch wedi datgysylltu oddi wrth agweddau negyddol (poen, perygl, cywilydd) eich chwydu neu gam-drin carthyddion/diwretigion, mwyaf anodd y bydd hi i chi roi'r gorau iddi.

Sut i beidio â chwydu

Dilynwch Gynllun A os ydych chi:

- ddim ond yn gwneud i'ch hun chwydu ddwywaith neu dair yr wythnos; neu
- yn aml yn gwneud i'ch hun chwydu sawl awr ar ôl pwl o orfwyta; neu
- weithiau ddim yn chwydu o gwbl ar ôl pwl.

Dilynwch Gynllun B os ydych chi'n:

- chwydu bron iawn bob diwrnod; neu'n
- chwydu ar ôl byrbrydau, prydau a phyliau o orfwyta.

Cynllun A: Mae gennych chi gryn dipyn o reolaeth dros eich chwydu, er efallai nad ydych chi'n meddwl hynny. Mae'r cynllun canlynol wedi'i gynllunio i roi mwy o reolaeth i chi.

- Meddyliwch am y pythefnos neu'r tair wythnos diwethaf. Sawl gwaith yw'r mwyaf rydych chi wedi bod yn chwydu mewn wythnos?
- Dros yr wythnos nesaf, ceisiwch chwydu unwaith yn llai na'r nifer uchaf yma.
- Os bydd gwneud hyn yn hawdd i chi, ewch ati i leihau sawl gwaith rydych chi'n 'caniatáu' i chi'ch hun chwydu unwaith eto yn ystod yr ail wythnos.
- Os yw hyn yn anodd, gwnewch yr un peth eto nes iddi fynd yn haws.
- Daliwch ati i wneud hyn, gan leihau sawl gwaith rydych chi'n chwydu, bob wythnos neu bob yn ail wythnos, nes i chi stopio'n llwyr.

> **Awgrym cyn dechrau:** Cofiwch ysgrifennu eich nod ar gyfer yr wythnos sydd i ddod yn eich dyddiadur ar ddechrau'r wythnos a cheisiwch gadw ato. Ceisiwch gadw at eich nod yn union, ond cofiwch ei wneud yn realistig. Peidiwch â cheisio newid yn rhy gyflym.
>
> - Os byddwch chi'n cael pwl ychwanegol o orfwyta ceisiwch, os yw'n bosib, beidio â chwydu neu ddefnyddio carthyddion. Os yw hyn yn rhy anodd, o leiaf ceisiwch oedi cyn chwydu. Bydd hyn yn eich gwneud chi'n orbryderus iawn, felly defnyddiwch y technegau ymdopi sy'n cael eu disgrifio dan Gynllun B.
> - Os byddwch chi'n chwydu'n amlach yn ystod yr wythnos nag roeddech chi wedi'i fwriadu, ewch yn ôl i nod yr wythnos flaenorol. (Cofiwch fod adferiad yn aml yn golygu cymryd dau gam ymlaen ac un cam yn ôl.) Efallai i chi fod ychydig yn rhy uchelgeisiol, felly maddeuwch i chi'ch hun a chydiwch eto yn eich taith tuag at adferiad.

Cynllun B: Rydych wedi dod i arfer â gwneud i'ch hun chwydu fel ffordd o ddelio â gorbryder am fagu pwysau neu o'i dawelu ac efallai â gorbryderon eraill hefyd. Bydd dad-ddysgu hyn yn anodd. Ar hyn o bryd, mae'n debyg mai dim ond dau gyflwr o fodoli sy'n hysbys i chi – naill ai bod yn boenus o lawn neu fod yn gwbl wag. Mae'r rhan fwyaf o bobl heb anhwylder bwyta yn gyfarwydd â nifer o gyflyrau sydd rhwng y rhain, yn amrywio o fod ag ychydig o eisiau bwyd i fod yn bleserus o lawn ar ôl pryd bwyd. Mae angen i chi brofi'r cyflyrau 'yn y canol' eto. Y ffordd orau o wneud hyn yw drwy ohirio chwydu gam wrth gam.

- Meddyliwch am yr wythnos neu'r pythefnos diwethaf. Ar gyfartaledd, faint o amser sydd rhwng bwyta a chwydu?
- Dros yr wythnos sy'n dod, ceisiwch ohirio'r chwydu yn rheolaidd am y cyfnod hwn.
- Yr wythnos wedyn, gwnewch y bwlch ychydig yn hirach, ac yn y blaen. Symudwch at gyfnod amser newydd, hirach, pan fyddwch chi'n gallu cyflawni nod yr wythnos yn ddibynadwy.

- Os ydych chi wastad yn chwydu'n syth ar ôl bwyta, beth am ddechrau trwy ohirio chwydu am gyfnod byr yn unig, rhyw 3 i 5 munud bob tro? Mae anelu at nod llai uchelgeisiol a'i gyflawni yn well na rhuthro a cheisio bod yn rhy uchelgeisiol – araf a chyson sy'n gweithio orau ar y daith at adferiad.

Sut i ymdopi â'ch gorbryder

Bydd gohirio chwydu yn eich gwneud yn orbryderus iawn. Mae'n debyg y byddwch yn teimlo'n rhy lawn ac yn chwyddedig a bydd ofnau am fagu pwysau yn dwysáu.

- Y dechneg orau i ymdopi â'r gorbryder sy'n cael ei achosi gan ohirio chwydu yw trin y sefyllfa fel arbrawf sy'n gallu arwain at ddysgu gwersi newydd. Ysgrifennwch beth rydych chi'n disgwyl fydd yn digwydd pan fyddwch chi'n gohirio chwydu. Sut fydd hynny'n gwneud i chi deimlo? Pa mor gryf fydd y teimladau? Graddiwch nhw ar raddfa o 0–10. Pa feddyliau fydd yn eich pen a pha mor gryf ydych chi'n credu ynddyn nhw? Wedyn, ar ôl i chi ohirio chwydu, nodwch sut wnaeth hyn i chi deimlo mewn gwirionedd. A oedd cynddrwg â'r disgwyl? Yn waeth? Yn well? Yn wahanol? Ddysgoch chi unrhyw beth arall amdanoch chi'ch hun?[1]
- Mae rhai pobl yn dod i ddeall bod defnyddio cefnogaeth gymdeithasol yn eu helpu i ymdopi: er enghraifft, ffonio neu decstio eich arweinydd adferiad neu ffrind, bod gyda phobl eraill, neu wneud gweithgareddau eraill sy'n tynnu'ch sylw, fel mynd am dro, neu ddefnyddio technegau datgysylltiad a delweddau sy'n cael eu disgrifio ym Mhennod 4. Mae gweithgareddau fel stompio ar flwch cardfwrdd gwag, neidio ar blastig lapio swigod neu fownsio pêl ar y llwybr yn gallu bod yn hwyl ac yn gallu helpu i ryddhau tensiwn. (Mae gwylio'r teledu, syrffio'r we neu ddarllen fel arfer yn llai llwyddiannus – yn enwedig pan fydd yr ystafell ymolchi'n agos.)

Margaret

Mae Margaret yn wraig tŷ 35 oed ac yn fam i ddau o blant; mae hi'n mwynhau gwau a gwnïo a phenderfynodd eu defnyddio fel techneg i dynnu ei sylw. Bob tro mae'n teimlo fel chwydu, mae'n dweud wrthi hi'i hun bod rhaid iddi wau sgwâr arall ar gyfer blanced clytwaith. *'Roedd y gwau yn help i leddfu fy ngorbryderon. Ac ar yr un pryd, mae gweld y flanced yn tyfu yn gwneud i mi deimlo 'mod i'n sianelu fy ngorbryderon i greu rhywbeth defnyddiol.'*[2]

Judith

I Judith, ar y llaw arall, mae ateb ysbrydol yn ddefnyddiol. *'Fel arfer, dwi'n adrodd y rosari pan dwi eisiau chwydu, ond os yw'r gorbryderon yn mynd yn gryf iawn, dwi'n mynd i fy eglwys leol i weddïo.'*

- Chwiliwch am y strategaethau ymdopi a thynnu sylw sy'n gweithio orau i chi. Defnyddiwch eich holl greadigrwydd a'ch sgiliau datrys problemau i wneud hyn.
- Mae rhai pobl yn ysgrifennu brawddegau sy'n symbylu, yn annog neu'n cysuro ar gerdyn i'w gario gyda nhw i'w hatgoffa o'r rheswm dros gychwyn ar y daith at adferiad yn y lle cyntaf neu i'w helpu i beidio â chynhyrfu. Mae rhai pobl yn cyfansoddi cân neu jingl doniol sy'n gwneud hwyl am eu pen nhw'u hunain. Beth bynnag sy'n gweithio, defnyddiwch e.

Elizabeth

Mae Elizabeth yn gantores ddawnus. Pan glywodd y gallai chwydu ei gwneud yn gryg, ysgrifennodd ar gerdyn, *'Dwi eisiau bod yn gantores. Dydw i ddim eisiau niweidio fy llais. Does dim rhaid i mi ddibynnu ar chwydu.'* Bob tro mae hi'n teimlo fel chwydu, mae hi'n tynnu ei cherdyn allan ac yn darllen y brawddegau yn uchel iddi hi'i hun. *'Mae darllen y brawddegau ar y cerdyn yn uchel yn rhoi mwy o nerth i mi i wrthsefyll yr awydd cryf i chwydu.'*

Susan

Roedd Susan yn aml yn llyncu hyd at 100 o garthyddion ar y tro; ysgrifennodd hyn ar gerdyn iddi hi'i hun: *'Os bydda i'n parhau fel hyn, mi fydda i'n niweidio fy iechyd yn ddifrifol. Mae'n rhaid i mi roi'r gorau iddi.'* Edrychodd ar y cerdyn yma ychydig o weithiau pan oedd hi'n teimlo awydd cryf i gymryd carthyddion, ond rhoddodd y gorau i hynny'n eithaf buan gan fod meddwl am sut roedd cam-drin carthyddion yn gwneud drwg i'w hiechyd yn ychwanegu at ei theimladau o banig.

Wrth ysgrifennu cerdyn, gallwch weld o enghraifft Susan bod ysgrifennu rhywbeth sy'n benodol i chi (ac nid yn ddatganiad cyffredinol), ac sydd hefyd yn gadarnhaol, yn fwy effeithiol na chanolbwyntio ar bethau negyddol.

Rheolau euraid

- Trïwch un peth ar y tro, am wythnos ar y tro.
- Os nad yw'r hyn rydych wedi'i drio'n gweithio, ystyriwch wneud pethau'n haws a thrïwch eto.
- Os nad yw'r hyn rydych chi wedi'i drio'n gweithio, beth yw'r strategaethau 'os... yna' y gallwch eu hymarfer a'u rhoi ar waith?
- Yn enwedig os ydych chi'n dilyn Cynllun B, dewch o hyd i ffyrdd i wobrwyo'ch hun pan fyddwch chi'n cwrdd â'ch targed wythnosol. Fel arall, gan fod pob cam wythnosol yn fychan, efallai y bydd hi'n anodd i chi sylweddoli eich bod yn gwneud yn dda. Lluniwch restr o wobrau ac edrychwch ymlaen at ddewis un i nodi eich cynnydd. Dyma rai awgrymiadau i chi i ddechrau:

llyfr
tusw o flodau
planhigyn i'r tŷ
gemwaith
taith ar drên i'r wlad

- Nes i chi lwyddo i roi'r gorau'n llwyr i chwydu, ceisiwch gadw at yr un rheol euraid yma: PEIDIWCH Â BRWSIO EICH DANNEDD YN SYTH AR ÔL CHWYDU, oherwydd ei fod yn rhwbio'r asid i mewn i'ch dannedd ac yn gwneud pethau'n waeth. Mae golchi eich ceg gyda naill ai dŵr neu hydoddiant bicarbonad neu fflworid yn well na brwsio.

Sut i beidio â chamddefnyddio carthyddion, diwretigion, meddyginiaethau

Os ydych chi wedi bod yn cymryd carthyddion neu ddiwretigion yn ddyddiol a hynny mewn symiau gweddol fawr, yn enwedig, gall stopio'n sydyn arwain at ddargadw hylif 'adlamol', sy'n gallu achosi chwyddo enbyd. Gall lleihau'n raddol nifer y carthyddion/diwretigion rydych chi'n eu cymryd fod yn haws i chi. Gallwch wneud hyn naill ai drwy leihau nifer y carthyddion rydych chi'n eu cymryd bob dydd neu drwy gynyddu'n raddol nifer y dyddiau heb garthyddion/diwretigion yr wythnos.

Ymdopi â rhwymedd

Bydd rhoi'r gorau i garthyddion yn anorfod yn eich gwneud yn rhwym am gyfnod. Mae hyn yn siŵr o wneud i chi deimlo'n anghysurus a'ch stumog yn chwyddedig. Ceisiwch fod yn amyneddgar a chofiwch nad yw nifer o fenywod yn gweithio'r corff yn rheolaidd bob dydd. Rhai awgrymiadau i'ch helpu:

- Bwytwch ddigon o ffrwythau a llysiau – bydd hyn yn helpu.
- Mae diod boeth cyn bwyta yn y bore yn sbarduno'r coluddion.
- Peidiwch â bwyta gormod o fran gan y bydd hyn yn arwain at y stumog yn chwyddo ac at wynt.
- Yn lle defnyddio carthyddion, cymerwch brŵns neu ffrwythau sych eraill.

Ymdopi â chwyddo (oedema)

Er y byddwch chi'n defnyddio llai o garthyddion/diwretigion yn raddol, am gyfnod gallech chi ddatblygu oedema o hyd. I osgoi hyn:

- ystyriwch gysgu gyda'ch pen ychydig yn uwch i osgoi cael oedema'n casglu o gwmpas eich wyneb.
- Ceisiwch eistedd gyda'ch coesau i fyny – ar glustog neu soffa – mor aml â phosib er mwyn helpu'r oedema i wagio o'ch pigyrnau.

Nodiadau a chyfeiriad

1   Mae ymchwil wedi dangos mai'r hyn sydd yn helpu dysgu o'r newydd yw os bydd rhywbeth sy'n cael ei alw'n 'dorri disgwyliadau' yn digwydd, h.y. rywsut roedd canlyniad y sefyllfa'n wahanol i'r disgwyl; er enghraifft, roedd hi'n haws ei thrafod. (Craske, M.G., Treanor, M., Conway, C.C., Zbozinek, T., Vervliet, B. Maximizing exposure therapy: an inhibitory learning approach. *Behaviour Research and Therapy*, 2014 Gorffennaf; 58: 10–23.).

2   A'r hyn sy'n ddiddorol – mae astudiaeth ymchwil wedi dangos hyd yn oed bod gwau'n tynnu sylw pobl sydd ag anhwylderau bwyta oddi wrth yr ysfa i gael pwl o orfwyta. Mae'n debyg nad oes gan yr effaith ddim oll i'w wneud â'r gwau ei hun ond yn hytrach bod hyd yn oed gwau'n weithgaredd sy'n galw am ddigon o ganolbwyntio ac elfen o ymdrech feddyliol i hoelio sylw'r person, ond heb fod mor ofnadwy o gymhleth fel ei fod yn achosi straen. Wrth gwrs, fel mae Margaret yn ei ddisgrifio, mae gan wau'r fantais ychwanegol o wneud rhywbeth defnyddiol neu dlws a chael teimlad o foddhad a llwyddiant yn sgil hynny.

6. Dysgu teimlo'n dda am eich corff

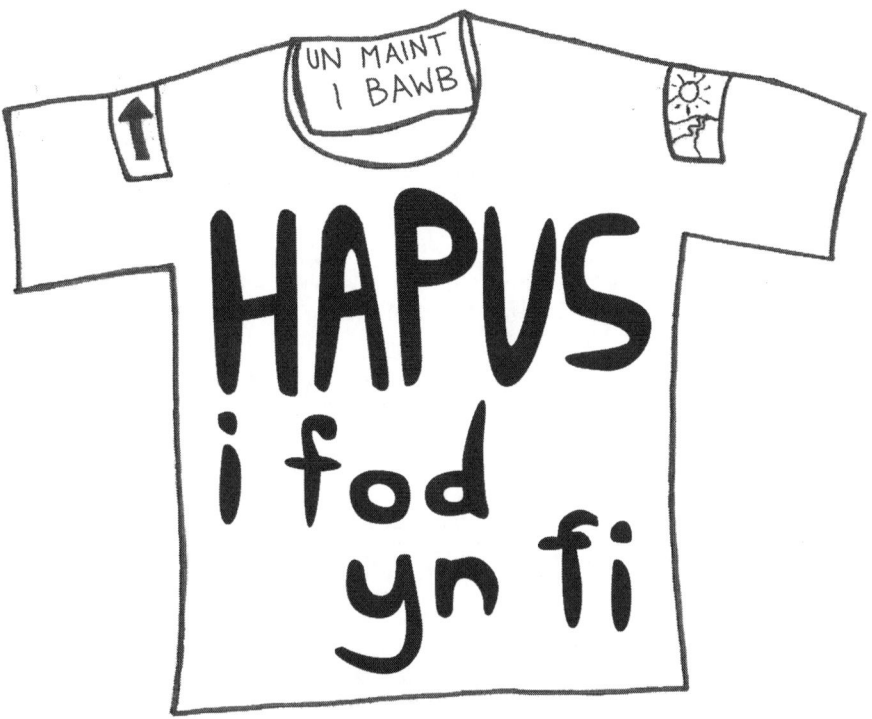

Mae llawer o bobl sydd â bwlimia yn casáu eu corff â chas perffaith. Maen nhw'n ei drin fel gelyn y maen nhw eisiau ei reoli a'i goncro. Ydych chi'n gwylio, yn beirniadu ac yn brwydro yn erbyn eich corff yn gyson? Mae llawer o bobl sy'n byw â bwlimia yn methu edrych arnyn nhw'u hunain yn noeth; dydyn nhw ddim yn gallu dioddef cyffwrdd â'u corff nac i neb arall ddod yn agos atyn nhw'n gorfforol na chyffwrdd â nhw. Mae eraill yn mynd i'r eithaf arall ac yn gwirio eu corff yn eithafol (yn weledol gan ddefnyddio dyfeisiau mesur amrywiol).

Ruth (28, tlws a bychan)

> *Pan fydda i'n edrych arna i fy hun yn y drych, dwi'n gweld anghenfil hyll. Dwi'n gweld y crychau'n ymddangos ar fy wyneb, mae fy ngwddw fel un hen grwban, mae fy mronnau'n sigo, fy stumog yn enfawr a 'nghoesau i'n fflabi. Mae 'nghariad i'n dweud does gen i ddim i deimlo cywilydd amdano ac mae dynion eraill yn dweud 'mod i'n edrych yn dda, ond dydy hynny ddim yn fy helpu i deimlo'n well amdana i fy hun. Pan dwi'n cael bath, dwi'n cloi'r drws i rwystro neb rhag dod i mewn a 'ngweld i. Dwi'n dadwisgo ac yn ymolchi'n gyflym; fedra i ddim dioddef bod yn noeth. Mae'n rhy boenus. Fedra i ddim dioddef cael fy nghariad yn agos ata i, heb sôn am gyffwrdd â fi. Dydyn ni ddim wedi cael rhyw ers misoedd. Roeddwn i'n arfer hoffi gwisgo dillad tlws ond erbyn hyn dwi'n gwisgo siwmperi mawr i guddio fy hun. Roeddwn i'n arfer hoffi dawnsio gwerin ond yn ddiweddar dydw i ddim yn gallu wynebu dawnsio. Fedra i ddim dioddef meddwl am yr holl fflab yna'n ysgwyd.*

Efallai nad ydych chi'n ymateb mor gryf â hyn. Efallai y bydd sbardun penodol yn gwneud i chi deimlo'n wael am eich corff, megis magu ychydig o bwysau, chwyddo cyn y mislif neu sylw difeddwl am eich golwg.

Rhianwen

> *Fe es i'r gwaith yn gwisgo siwmper newydd. Dywedodd cyd-weithiwr, un rydw i'n hoff iawn ohono: 'Mae honna'n siwmper hyfryd iawn.' I mi, roedd hynny'n golygu 'siwmper hyfryd ar y fenyw anghywir' a'i fod wedi sylwi ar fy mronnau fflat. Dros y tridiau nesaf, doeddwn i ddim yn gallu cael gwared â'r syniad yma. Fe wnes i osgoi siarad ag e.*

Sioned

> *Mae pobl yn aml yn gweiddi pethau cas arna i wrth i mi gerdded ar hyd y stryd. Dydw i ddim yn gwneud dim byd o gwbl i achosi hynny. Yn fwyaf diweddar, roeddwn i'n cerdded heibio safle adeiladu. Gan fy mod i'n gallu gweld dynion yn gweithio yno, fe groesais i'r ffordd. Dyma nhw'n chwibanu ac yn ceisio denu fy sylw. Edrychais yn syth ymlaen, fel pe bawn i heb glywed dim byd. Yna gwaeddodd un ohonyn nhw, 'Mae ganddi hi ben ôl mawr'. Dyma nhw i gyd yn chwerthin. Bob tro mae rhywbeth felly'n digwydd, mae fy holl ansicrwydd am olwg fy nghorff yn dod i'r wyneb a dwi'n teimlo'n gwbl hyll. Os yw dieithriaid yn gwneud sylwadau fel hyn amdana i, mae'n rhaid bod yr hyn y maen nhw'n ei ddweud yn wir, on'd ydy?*

Byddai'r sefyllfa mae Sioned yn ei disgrifio yn annifyr i unrhyw un. Ond y rheswm yr effeithiodd arni hi gymaint oedd oherwydd ei bod wedi'i bwlio'n ddifrifol fel plentyn oherwydd ei golwg gan ferched eraill yn yr ysgol, gan wneud iddi deimlo'n hynod ansicr amdani hi'i hun a chredu ei bod yn edrych yn 'od'. Felly, yn hytrach na gwylltio gydag agwedd rywiaethol ac ymosodol yr adeiladwyr, roedd hi'n dehongli sylwadau'r dynion fel cadarnhad pellach o'i diffyg hunan-werth.

Hyd yn oed pan fyddwch chi'n dod ar draws straen, tensiynau neu ddigwyddiadau annifyr nad ydyn nhw'n gysylltiedig â'ch ymddangosiad o gwbl – er enghraifft, os bydd eich bòs yn gweld bai ar eich gwaith neu mae piben yn byrstio yn eich fflat – efallai y byddwch chi'n dal i ymateb trwy deimlo'n wael am eich corff. I lawer o bobl sydd ag anhwylderau bwyta, eu hagwedd tuag at eu corff yw'r baromedr mwyaf sensitif o sut maen nhw'n teimlo amdanyn nhw eu hunain a'u bywyd yn gyffredinol ar unrhyw adeg benodol.

Beth sy'n achosi problemau delwedd y corff ac yn eu cynnal

> Mae problemau gyda delwedd y corff – a'r hyn rydyn ni'n ei olygu wrth hynny yw problemau gyda'ch pwysau, eich siâp neu'ch ymddangosiad – yn ffactor allweddol mewn achosi bwlimia a'i gynnal. Felly mae hi'n werth ceisio deall o ble mae'r problemau hyn gyda'r corff yn dod a sut maen nhw'n gallu 'gafael' yn eich meddwl.

Rôl y cyfryngau a'r cyfryngau cymdeithasol

Mae llawer o ymchwil wedi canolbwyntio ar rôl y cyfryngau (teledu, cylchgronau) a'r diwydiant ffasiwn mewn creu a chynnal anfodlonrwydd gyda'r corff ymysg pobl yn y byd Gorllewinol. Yn ifanc iawn, rydyn ni'n cael ein peledu â lluniau (fel arfer wedi eu golygu'n helaeth drwy Photoshop) o bobl sy'n amhosib o denau a hudolus, felly mae'r syniad o fod â chorff tenau, amhosib ei gael, yn cael gafael ynon ni fel rhywbeth i anelu ato. Mae nifer y rhaglenni sy'n trafod trawsnewid y corff mewn modd eithafol, yn cynnwys llawdriniaeth gosmetig, hefyd ar gynnydd gan greu'r argraff fod llawdriniaeth gosmetig yn ffordd hawdd a syml o 'ddatrys problemau'. Mae hyn yn ei dro yn cadarnhau'r syniad bod angen i ni i gyd gydymffurfio â delfryd o harddwch sy'n cael ei derbyn.

Nid yw'n syndod felly, yn y byd sydd ohoni, fod y rhan fwyaf o fenywod a mwy a mwy o ddynion hefyd yn teimlo'n eithaf negyddol am eu cyrff ar adegau ond yn enwedig felly ar ôl edrych ar gylchgronau ffasiwn, hysbysebion teledu neu fath arall o 'bornograffi' corff. Mae pryderon am hyn wedi arwain at lywodraethau rhai gwledydd yn cyhoeddi canllawiau (e.e. Awstralia, y Deyrnas Unedig) neu hyd yn oed gyfreithiau (Israel) yn erbyn eithafion yn hyn o beth (e.e. gwahardd defnyddio modelau gordenau) ac yn ceisio addysgu pobl ifanc i'w gwneud nhw'n fwy ymwybodol o'r cyfryngau. Mae grŵp seneddol trawsbleidiol ar ddelwedd y corff wedi'i sefydlu yn y Deyrnas Unedig.

Wrth gwrs, mae'r cyfryngau cymdeithasol hefyd yn canolbwyntio ar ddelweddau: er enghraifft, mae 20% o'r amser ar Facebook yn cael ei dreulio'n edrych ar luniau ac mae 'hoffi' yn cynnig mesur pendant a chyhoeddus o 'werth'.

Mae cyflwyno lluniau ar-lein yn aml yn cael ei reoli'n ofalus. Mae hyd at 50% o bobl yn golygu hunluniau cyn eu postio ar-lein, gan gael gwared ar feflau, ychwanegu lliw at eu croen er mwyn edrych yn llai gwelw, neu wneud i'w hunain edrych yn deneuach.[1] Ac mae hyn yn gwahodd cymariaethau cymdeithasol di-fudd lle rydych chi'n teimlo'n wael amdanoch chi'ch hun yn y pen draw.

Sôn am dewdra

Ydy hyn yn swnio'n gyfarwydd i chi? Mae cyd-weithiwr i chi sy'n edrych yn hyfryd ac yn denau iawn yn siarad am edrych 'mor dew' yn ei jîns ac am orfod bod yn ofalus iawn i beidio â magu mwy o bwysau. Efallai y byddwch wedi dod ar draws rhywbeth tebyg yn yr ysgol pan fydd y disgybl mwyaf dawnus yn eich dosbarth, ar ôl arholiad pwysig, yn dweud wrth bawb ei bod hi'n pryderu ei bod hi wedi methu.

'Brolio gwyleidd-dra' yw hyn ac mae'n fath o ryngweithio y mae menywod yn tueddu i'w wneud yn fwy na dynion. Mae fel arfer yn cael yr effaith o wneud i'r gwrandäwr deimlo'n gwbl annigonol. Ar yr un pryd, mae'n anodd mynegi hyn i'r person sy'n ei wneud, gan fod y person hwnnw wedi bod mor wylaidd.

Mae amrywiadau eraill ar sôn am dewdra yn bod, e.e. ffrind yn dweud wrthych chi ei bod hi'n edrych yn 'erchyll' yn ei gwisg nofio ond yn eich sicrhau eich bod chi'n edrych yn wych. Neu ddwy ffrind yn sôn am rywun y maen nhw newydd ei gweld gyda geiriau fel 'ddylai hi ddim bod yn gwisgo hwnna yn ei hoedran hi neu ei phwysau hi'. Gall sôn am dewdra, ar yr wyneb, ymddangos fel mân siarad cymharol ddiniwed ond mewn gwirionedd mae'n eithaf niweidiol ac mae'n gwneud i bobl deimlo'n wael am eu cyrff. Os oes gennych chi anhwylder bwyta, gallwch chi fod yn arbennig o sensitif i'w effeithiau gwenwynig.

Peryglon sylw dethol a chymharu ag eraill

Mae ymchwil wedi dangos os yw pobl ag anhwylderau bwyta yn edrych ar luniau o'u cyrff eu hunain a lluniau o gyrff pobl eraill gan ofyn iddyn nhw adnabod y rhan harddaf a'r rhan hyllaf o'r corff, ac yna chithau'n asesu (e.e. gyda thechnoleg dilyn llygaid) am ba mor hir a pha mor aml mae pobl yn edrych ar y darnau hyll neu'r darnau hardd o'r corff, mae patrwm rhyfedd yn ymddangos. Bydd pobl ag anhwylder bwyta yn edrych yn hirach ac yn amlach ar y darn o'r corff maen nhw'n ei weld yn hyll yn y lluniau o'u cyrff nhw eu hunain. Maen nhw'n gwneud y gwrthwyneb wrth edrych ar gyrff pobl eraill. I'r gwrthwyneb, bydd pobl heb anhwylder bwyta yn edrych yn hirach ar y darnau o'r corff maen nhw'n eu hoffi amdanyn nhw eu hunain.

Gallwch weld at beth mae hyn yn arwain – mae pobl ag anhwylder bwyta yn talu sylw dethol i'r agweddau ar eu hymddangosiad corfforol nad ydyn nhw'n eu hoffi ac yn barnu eu hunain yn llawer mwy llym nag eraill. Mae hyn yn gwneud iddyn nhw deimlo'n wael ac yn cynnal eu hanhwylder bwyta. Mae ymchwil hefyd wedi dangos bod yr asesiad negyddol yma o'u cyrff nhw eu hunain yn gwneud i bobl ddisgwyl y bydd eraill yn eu barnu'n negyddol hefyd.[2] Mae ein cleifion yn aml yn dweud wrthyn ni sut mae'r sylw dethol annheg yma'n effeithio arnyn nhw yn eu bywydau.

Hefyd, mae drychau'n aflunio ein delwedd corff. Os edrychwch chi arnoch chi'ch hun mewn drych o'ch corun i'ch sawdl, mae'r ddelwedd yn fersiwn byrrach o lawer ohonoch chi.

Cadi

Bob tro y bydda i'n mynd i achlysur cymdeithasol neu i barti, y cyfan dwi'n ei wneud yw cymharu fy hun â'r holl fenywod eraill yn yr ystafell. Ydw i'n dewach na nhw? Ydw i'n llai deniadol? Yn ddieithriad, yr ateb dwi'n ei roi yw 'ydw' ac wedyn dwi'n mynd yn dawel ac mae'n anodd i mi siarad, yn enwedig â rhywun dwi ddim yn ei adnabod.

Gwirio'r corff, ceisio cysur ac osgoi edrych arno

Mae rhai pobl sydd â bwlimia yn treulio oesoedd yn edrych yn y drych ar y rhannau hynny o'u corff nad ydyn nhw'n eu hoffi ac yn edrych arnyn nhw eto ac eto o onglau gwahanol. Neu maen nhw'n treulio amser yn pinsio rhai rhannau o'r corff neu'n eu mesur, megis eu gwasg neu eu bol. Mae hyn yn gallu bod yn obsesiynol ac yn ddi-fudd. Mae hyn weithiau'n cyd-fynd â chwilio am gysur parhaus gan eraill (rhywbeth fel 'ydw i'n edrych yn dew yn y dilledyn yma?'). Mae eraill yn osgoi edrych ar eu cyrff yn llwyr, i'r graddau eu bod nhw'n tynnu drychau i lawr neu byth yn edrych arnyn nhw'u hunain yn noeth. Y broblem gyda gwirio'r corff, ceisio cysur ac osgoi edrych arno yw, er bod hyn yn gallu lleihau gorbryder ac anhapusrwydd am eich corff yn y tymor byr, yn y tymor hirach mae'n eich gwneud chi'n fwy anhapus ac yn fwy sownd ac yn parhau'r bwlimia.

Herio delfrydau harddwch di-fudd a sôn am dewdra

- Ewch i'ch amgueddfa gelf/archaeoleg/anthropoleg neu i lyfrgell. Edrychwch ar luniau neu gerfluniau o fenywod. Sylwch sut mae eu siapiau wedi newid dros y canrifoedd a sut maen nhw'n gwahaniaethu o'r naill ddiwylliant i'r llall. Casglwch rai cardiau post neu argraffwch luniau o gerfluniau'r hen Roeg a Rhufain neu o fenywod o lwythau Affrica. Rhowch nhw i fyny ar y wal uwchben eich gwely. Sut maen nhw'n gwneud i chi deimlo?

- Casglwch dystiolaeth a gwnewch nodiadau. Ewch i gaffi a gwyliwch y bobl sy'n mynd heibio. Efallai y gallech chi edrych ar bob seithfed person sy'n mynd heibio. Pa ganran sy'n fwy neu'n llai na'r delweddau ffasiwn rydych chi'n eu gweld? Chwiliwch am rywun nad yw'n denau fel model ffasiwn ac sy'n dal i edrych yn dda, yn eich barn chi. Pa ffactorau ydych chi'n eu hystyried wrth benderfynu bod rhywun yn edrych yn dda? Ei ddillad? Ei osgo? Mynegiant ei wyneb? Sut mae'n ymwneud â phobl eraill? Rhywbeth arall?

- Nawr meddyliwch am bobl rydych chi'n eu hadnabod. Eto, ceisiwch feddwl am rywun nad yw'n denau ond rydych chi'n ei hoffi ac yn ei barchu. Beth sy'n ei wneud yn hoffus, yn eich barn chi?

> Sylwch pan fydd pobl eraill yn sôn am dewdra. Sylwch sut mae'n gwneud i chi deimlo. Heriwch hyn pan fyddwch chi gyda ffrindiau. Newidiwch y pwnc pan fyddwch chi gyda phobl nad ydych chi'n eu hadnabod gystal. Yn lle sôn am dewdra, rhowch ganmoliaeth go iawn i bobl. Mae canmoliaeth go iawn yn ddiffuant ac yn benodol; cydnabyddwch ymdrech y person arall, disgrifiwch ei effaith arnoch chi, defnyddiwch iaith emosiynol a gofalwch eich bod yn aros am yr eiliad berffaith.

Dod i adnabod eich corff

- Caewch eich llygaid a theimlwch a mwythwch eich corff, gan ddechrau gyda'ch wyneb, wedyn symudwch eich dwylo i lawr, gan wneud yn siŵr eich bod yn teimlo'r holl rannau gwahanol yn drylwyr. Beth rydych chi'n ei deimlo? Ydy'ch croen chi'n arw neu'n llyfn, yn gynnes neu'n oer, ydych chi'n teimlo eich calon yn curo, eich asennau'n symud wrth i chi anadlu a'ch stumog yn rwmblan? Ydy cyffwrdd â chi'ch hun yn teimlo'n bleserus neu'n amhleserus neu efallai'n ddychrynllyd?
- Sefwch yn erbyn wal. Pwyswch eich ysgwyddau a'ch pen yn galed yn ei herbyn. Beth rydych chi'n ei deimlo?
- Cerddwch o gwmpas fel pe baech chi'n falch o'ch corff, a'ch pen yn uchel. Gofalwch nad ydych chi'n gorymestyn eich pen neu'ch gwddf gan y bydd hynny'n arwain at boen a thensiwn yn y gwddf. (Cerddwch fel pe baech chi'n hongian o gortyn.)
- Chwaraewch eich hoff ddarn o gerddoriaeth araf a dawnsiwch yn dawel ac yn dyner; nawr newidiwch i wrando ar eich hoff gerddoriaeth gyflym a dawnsiwch mor fywiog ag y gallwch chi, ac yna ymlaciwch.
- Dechreuwch gydag un fodfedd o'ch corff y gallwch fod yn dyner tuag ati. Gadewch i chi'ch hun faldodi'r rhan yma, hynny yw, rhwbio eli iddi neu ei thylino. Yn raddol cynyddwch y darnau y gallwch eu trin fel hyn.

Gofalu am eich corff

Os nad ydych chi'n hoffi eich corff, rydych yn debygol o'i esgeuluso, bod allan o diwn gyda'i rythmau, ac anwybyddu ei signalau. Dyma rai awgrymiadau i'ch helpu i ofalu amdano:

- Gwnewch yn siŵr eich bod yn cael digon o gwsg yn y nos. Cymerwch seibiant nawr ac yn y man yn ystod y dydd. Peidiwch â gyrru eich hun ar y cyflymder uchaf drwy'r amser.
- Lluniwch restr o bethau y gallwch eu gwneud gyda'ch corff/ymddangosiad, neu iddo, sy'n gwneud i chi deimlo'n dda. Beth am gerdded, golchi ffenestri, torheulo, nofio, palu'r ardd, dawnsio, torri'ch gwallt, cael eich tylino, neu socian mewn olewau aromatig? (Os yw eich rhestr yn cynnwys chwaraeon

egnïol yn bennaf, meddyliwch a ydych chi wir yn mwynhau'r pethau hyn neu a ydyn nhw'n gwneud i chi deimlo'n dda yn bennaf oherwydd eu bod nhw'n llosgi calorïau.)

- Mae ymlacio'n ffordd ragorol arall o adnewyddu'r corff a'r meddwl. Y nod yw profi cyflwr sydd rhywle rhwng ymwybyddiaeth normal, dydd i ddydd, a chwsg. Os cymharwch chi eich meddwl â char, rydych eisiau cyrraedd y pwynt lle mae'n segura, yn niwtral, allan o gêr. Mae nifer o dechnegau ar gael i wneud hyn a bydd rhai yn gweddu'n well i chi nag eraill, felly rhowch gynnig arnyn nhw i gyd. Peidiwch â disgwyl iddyn nhw i gyd fod yn hawdd neu weithio ar unwaith. Fel unrhyw sgìl, fel beicio neu nofio, mae'n rhaid i chi ymarfer yn rheolaidd i'w feistroli.

Strategaethau defnyddiol eraill

Delio â gwirio'r corff, osgoi a cheisio cysur

Sylwch a chofnodwch pa mor aml rydych chi'n gwneud yr ymddygiadau hyn a faint o amser rydych chi'n ei dreulio arnyn nhw. Gwnewch gynllun i leihau hyn, gam wrth gam. Os ydych chi'n ceisio cysur gan rywun sy'n annwyl i chi'n aml, trafodwch ag ef/hi a dywedwch nad yw'n eich helpu pan mae'n eich cysuro, gan fod yr effaith yn diflannu'n gyflym iawn. Yn hytrach, gofynnwch iddo/i a oes modd ateb fel hyn: *'Cofia dy fod wedi gofyn i mi beidio â dy gysuro di. Hoffet ti gael cwtsh yn lle hynny?'* (Gwnewch fersiwn o hyn sy'n dderbyniol i chi.)

Dysgwch dderbyn a bod yn fwy caredig tuag at rannau o'r corff nad ydych chi'n eu hoffi gymaint ac rydych chi'n eu hesgeuluso

Meddyliwch am eich bol ymwthgar neu sydd ag olion beichiogi arno, neu am eich cluniau sy'n fawr, neu'ch pen ôl sy'n 'llipa', yn eich barn chi. Ysgrifennwch lythyr at y rhan yma o'r corff a dywedwch wrthi beth rydych chi'n ei feddwl ohoni. Yna ysgrifennwch lythyr yn ôl gan y rhan yma o'r corff. Gwnewch iddi siarad drosti'i hun. Beth mae'n ei wneud i chi? Sut mae'n helpu rhannau eraill o'r corff i weithio? Beth yw ei swyddogaeth? Sut mae wedi'ch cynnal chi?

Dod i delerau â tharddiad eich problemau gyda delwedd corff

Ydyn nhw'n perthyn i brofiadau blaenorol, e.e. eich brawd mawr yn tynnu eich coes o hyd am eich pwysau neu'ch siâp, neu rywun wedi eich bwlio yn yr ysgol? I ddechrau, ysgrifennwch lythyr at y person hwnnw i ddweud wrtho sut rydych chi'n teimlo am yr hyn mae wedi'i ddweud a'i wneud. Os ydych chi'n meddwl bod y person a fu'n eich herian/bwlio yn deall effaith ei ymddygiad erbyn hyn, ysgrifennwch lythyr yn ôl fel petai'n llythyr ganddo ef, yn ymddiheuro am yr hyn mae wedi'i wneud. Yn olaf, ysgrifennwch lythyr caredig at y chi iau (h.y. chi yn yr oedran pan oedd yr herian neu'r bwlio wedi digwydd). Pa bethau cysurlon neu amddiffynnol y gallech chi eu dweud wrthych chi'ch hun? Adolygwch y llythyrau i gyd. Sut mae hynny'n gwneud i chi deimlo?

Byw gyda'ch corff

Mae byw gyda/mewn corff nad ydych chi'n ei hoffi yn anodd. Mae llawer o'r bobl rydyn ni'n eu gweld yn osgoi byw eu bywydau: dydyn nhw ddim yn mynd allan, maen nhw'n dod â pherthnasoedd i ben neu yn peidio â'u creu ac... ac... ac... Maen nhw'n breuddwydio'r un freuddwyd. 'Pe bawn i ond... yn deneuach, yn llai o siâp peren, â chluniau teneuach, heb stumog mor fawr... byddai fy mywyd yn gwbl wahanol.' Mae rhai pobl yn gwastraffu blynyddoedd fel hyn, yn bodoli ond heb fod yn byw go iawn.

A dyma sy'n fwy na thrist – yn ystod cyfnod cynnar anhwylder bwyta, mae rhai pobl yn cyrraedd eu golwg delfrydol am gyfnod byr drwy ddilyn deiet eithriadol o lym. Yn aml maen nhw'n ei gofio flynyddoedd yn ddiweddarach fel yr un cyfnod da, y pinacl yn eu bywyd y maen nhw am fynd yn ôl ato beth bynnag fo'r gost. Anaml iawn y bydd pobl yn caniatáu iddyn nhw'u hunain gofio'r gost bersonol.

Jane

> *Os ydw i'n onest, doedd fy mywyd i ddim yn fêl i gyd pan o'n i'n pwyso 98 pwys. Byddwn i'n meddwl am fwyd ddydd a nos. Byddwn i'n breuddwydio amdano a byddwn i weithiau'n cael hunllefau am gael fy ngorfodi i fwyta. Roeddwn i'n teimlo'n euog am unrhyw beth roeddwn i'n ei fwyta; doeddwn i ddim yn gallu bwyta afal heb ddifaru gwneud. Roeddwn i'n dadlau gyda fy nghariad yn aml. Roeddwn i'n biwis iawn ac fe gollais fy niddordeb mewn cerddoriaeth. Er bod llawer o bobl yn dweud 'mod i'n edrych yn brydferth, dechreuodd fy ffrindiau agosaf feddwl 'mod i wedi newid fy mhersonoliaeth yn llwyr. Roedd pethau'n tynnu fy sylw o hyd, doeddwn i ddim yn gallu canolbwyntio, a doeddwn i ddim yn gallu edrych arnyn nhw pan fydden nhw'n siarad â fi. Doedden nhw ddim yn hoffi'r 'fi' yma o gwbl.*

Pan fydd anhwylder bwyta arnoch, rydych chi'n tueddu i oramcangyfrif maint eich corff a mwya'n y byd fydd eich bwyta allan o reolaeth, gwaetha'n y byd fydd hynny. Bydd gweithio ar eich ymddygiad bwyta felly yn cael effaith gadarnhaol ar eich agweddau tuag at eich corff. Fodd bynnag, mae'n llawer anoddach newid agweddau nag ymddygiad ac maen nhw'n newid yn llawer arafach. Felly hyd yn oed pan fyddwch chi'n llwyddo i sefydlu patrwm o fwyta'n normal yn weddol gyflym, mae'ch delwedd corff negyddol yn debyg o barhau am gyfnod eto. Byddwch yn amyneddgar. Fedrwch chi ddim newid popeth dros nos.

Ond yr hyn y gallwch chi ei wneud yw gweithio ar y pethau hynny rydych chi'n eu hosgoi oherwydd eich bod yn teimlo'n wael am eich corff. Beth yw'r pwynt gwastraffu mwy o amser? Gadewch i ni barhau ar eich taith at adferiad.

Swyn

> Gwnaeth Swyn restr o'r holl bethau roedd hi'n eu hosgoi. Fe nododd nhw yn eu trefn, gan ddechrau gyda'r sefyllfaoedd roedd hi'n eu hofni fwyaf,

gan symud ymlaen at y rhai roedd hi'n eu hofni leiaf ond yn dal i'w hosgoi. Dyma ei rhestr:

- nofio/mynd i'r traeth mewn bicini (amhosib)
- dawnsio'n araf gyda dyn (anodd iawn closio at rywun arall yn gorfforol)
- mynd i barti (anodd cwrdd â phobl newydd a gwybod am beth i siarad)
- bwyta mewn bwyty gyda ffrindiau (pryderu beth fydden nhw'n ei feddwl amdana i petaen nhw'n fy ngweld i'n bwyta)
- gwisgo sgert dynn (poeni am fy stumog a'r diffyg gwasg)
- gwisgo crysau T llewys byr (mae fy mreichiau'n fflabi)
- gwisgo dillad lliwgar (ofni y bydd hyn yn tynnu sylw ata i).

Gwnewch restr fel hyn i chi'ch hun. Ewch i'r afael â sefyllfa hawdd dros yr wythnos nesaf ac un ychydig yn anoddach yr wythnos wedyn. Cofiwch gynnwys y rhestr hon o heriau yn eich amcanion wythnosol.

Os byddwch chi'n gwneud hyn, peidiwch â disgwyl ei chael hi'n hawdd nac y byddwch yn mwynhau eich hun o gwbl ar y dechrau. Dylech ddisgwyl cael amser anodd, gorbryderus a hynod hunanymwybodol. Bydd yn cymryd cryn dipyn o amser cyn i chi obeithio dechrau teimlo'n fwy bodlon â chi'ch hun. Mae gwella yn golygu mentro a chymryd risg. Beth sydd gennych chi i'w golli?

Nodiadau a chyfeiriadau

1. https://renfrewcenter.com/news/afraid-be-your-selfie-survey-reveals-most-people-photoshop-their-images. Gwelwyd 21 Tachwedd 2019.
2. Alleva, J., et al. *Appetite*, 2013 Medi; 68: 98–104.

7. Gall bod yn dewach fod yn well

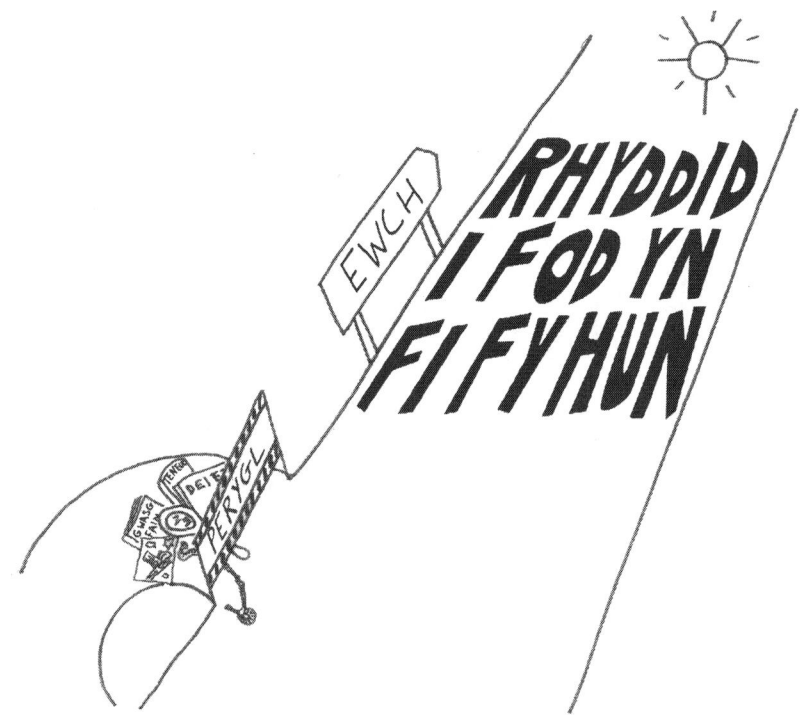

Os oes gennych chi broblem â'ch pwysau, yn ogystal â bwlimia, a'ch bod yn drymach na'r pwysau uchaf ar gyfer eich taldra (gweler Tabl 3.1, Pennod 3), mae'r bennod hon yn arbennig i chi.

Yn ein cymdeithas ni, mae bod yn grwn eich siâp ac yn llon eich ysbryd ar yr un pryd yn anodd. Mae dyddiau Rubens ac actoresau llond eu croen fel Marilyn Monroe a Jane Russell wedi hen fynd heibio. Os yw eich pwysau'n eich gosod chi yn hanner trwm y boblogaeth, rydych yn debygol o fod yn teimlo gorfodaeth barhaus i fynd ar ddeiet ac i golli pwysau. Gall negeseuon drwy'r cyfryngau cymdeithasol, cylchgronau, y teledu, pobl eraill a hyd yn oed ffrindiau wneud i chi deimlo'n israddol yn foesol oni bai eich bod o leiaf yn cael eich gweld yn ceisio cydymffurfio â normau y mae cymdeithas yn eu delfrydu.

Josie

> Roeddwn i'n blentyn mawr, ac yn fawr yn fy arddegau. Dwi'n pwyso 252 pwys nawr. Ers blynyddoedd dwi wedi bod yn destun sylwadau, cam-drin a sarhad. Gan 'mod i dros fy mhwysau mae pobl yn meddwl bod ganddyn nhw'r hawl i 'meirniadu i. Er enghraifft, pa ddiwrnod roedd fy nghlust yn boenus ac fe welais i feddyg teulu newydd. Fe ddeliodd yn gyflym â 'nghlust i, ac yna cefais bregeth faith am beryglon o ran iechyd o fod yn ordew a chyfeiriodd fi at ddeietegydd.

Mae Josie hefyd yn nodi:

> Cyn belled â 'mod i'n cael fy ngweld yn ceisio colli pwysau, mae pobl eraill yn hapus ac yn fy annog. Ond os dwi'n cael fy ngweld yn bwyta hufen iâ neu ddarn o gacen yn gyhoeddus, mae pobl yn dweud: 'O'n i'n meddwl dy fod ti ar ddeiet? On'd wyt ti braidd yn ddrwg? Meddwl pa mor neis allet ti edrych taset ti'n colli ychydig o bwysau.' Hyd yn oed os nad ydyn nhw'n dweud dim byd, mae'r feirniadaeth yn amlwg yn eu hwynebau. Dwi'n gallu gweld eu bod nhw'n meddwl: 'Mae hi'n esgeuluso'i hun'.

Yn anffodus, gordewdra yw un o'r priodweddau corfforol sydd â'r stigma mwyaf yng nghymdeithas y Gorllewin, gyda gwahaniaethu yn ei erbyn yn digwydd mewn amrywiaeth eang o sefyllfaoedd. Yn 1992 yn yr Unol Daleithiau, dechreuodd grwpiau menywod wrthryfela yn erbyn yr unbeniaid deiet a chwalu cloriannau gyda'r slogan yma, '*Scales are for fish, not women*'. Mae rhai sefydliadau'n ceisio gweithio yn erbyn stigma gordewdra drwy argymell bod amrywiaeth mewn meintiau a siapiau cyrff yn cael ei derbyn yn llawer ehangach (Health at Every Size;[1] National Association for the Advancement of Fat Acceptance).[2]

Sut mae bod dros bwysau yn peryglu'ch iechyd

Cawn ein waldio â'r neges bwerus ein bod ni'n niweidio'n hiechyd pan fyddwn ni'n drwm. Mae sawl un yn mynd ar ddeiet ar ôl cael argymhelliad meddygol. Mae ymgyrchoedd iechyd cyhoeddus wedi pwysleisio bod gordewdra'n gysylltiedig â chlefyd y galon, pwysedd gwaed uchel, diabetes, problemau gyda chymalau a rhai mathau o ganser. Fodd bynnag, mae gwyddonwyr bellach yn credu bod difrifoldeb y risgiau hyn wedi cael ei orliwio, yn bendant ymhlith pobl sydd ddim ond ychydig dros eu pwysau. Gall bod ychydig yn dew gynnig peth amddiffyniad yn erbyn rhai mathau o glefydau. Mae ymchwil ddiweddarach yn dangos nad pwysau uchel, fel y cyfryw, ond yn hytrach eich pwysau'n mynd i fyny ac i lawr fel io-io – fel sy'n gyffredin i nifer o bobl sy'n mynd ar ddeiet yn rheolaidd – sy'n gallu arwain at glefyd y galon a marwolaeth. Mae'n debyg nad oes gan bobl sy'n drwm ac yn ffit fwy o risgiau iechyd na'r rhai sy'n deneuach.

Dydy mynd ar ddeiet ddim yn beth hardd

Gallech chi ddweud: *'Digon hawdd dweud hynny, ond fedra i ddim aros nes bydd cymdeithas yn fwy parod i dderbyn fy math i o siâp. Dwi eisiau teimlo 'mod i'n cael fy nerbyn; dwi eisiau colli pwysau. Nawr.'* Cofiwch y neges o Bennod 3: dydy deietau ddim yn gweithio. Heblaw am fod yn aneffeithiol, bydd mynd ar ddeiet yn ei gwneud hi'n fwy tebygol y byddwch yn dechrau gorfwyta mewn pyliau. Bydd eich pwysau'n dechrau codi a gostwng yn gyflym. Bydd yr ansefydlogrwydd yma'n arwain at batrymau metabolaidd niweidiol gydag inswlin, braster a siwgr yn codi ac yn gostwng ac yn y pen draw bydd eich pwysau'n cynyddu'n araf deg. Cofiwch: bydd dechrau deiet gyda'r nod o wella iechyd a harddwch yn cael yr effaith arall. Byddwch chi'n teimlo'n waeth yn hytrach nag yn well.

Non

Therapydd harddwch 23 oed oedd Non, ac fe fagodd dros 30kg o bwysau dros gyfnod o dair blynedd, pan ddechreuodd ar ddeiet llym a mynd ymlaen at y cylch io-io o orfwyta mewn pyliau. Cynyddodd ei phwysau fwy a mwy (gweler Ffigur 7.1).

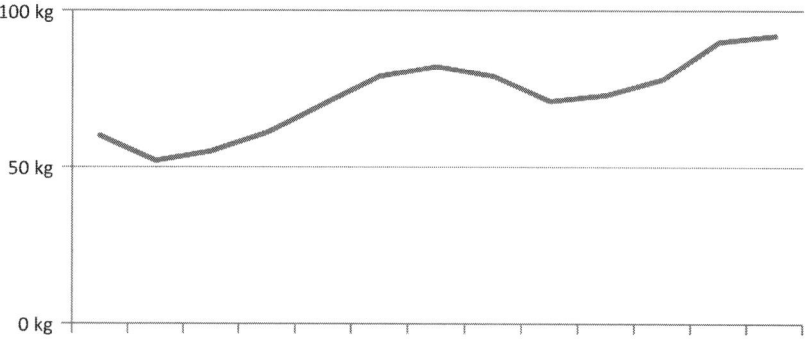

Ffigur 7.1 Siart pwysau Non.

Y gwir plaen, ond poenus, yw bod rhaid i chi roi'r gorau i fynd ar ddeiet i oresgyn pyliau o orfwyta ac i ganiatáu i'ch pwysau setlo i lefel sy'n iawn i chi. Mae cydnabod a derbyn hyn yn anodd dros ben. Mae monitro eich patrwm bwyta mewn dyddiadur, fel rydyn ni wedi'i gyflwyno yn gynharach, yn gam cyntaf hanfodol. Mae bwyta tri phryd bwyd rheolaidd a thri byrbryd y dydd yn hanfodol.

Llinos

Roedd Llinos, a oedd yn 24 oed, yn methu rheoli ei harferion bwyta. Byddai'n mynd ar ddeiet am ddiwrnod neu ddau ac yn treulio gweddill yr wythnos yn gorfwyta mewn pyliau. Yna dywedodd therapydd wrthi, er mwyn iddi stopio'r pyliau hyn, y byddai angen iddi fwyta tri phryd bwyd y dydd a thri byrbryd hefyd ac y gallai hi fwyta unrhyw beth a hoffai yn y prydau a'r byrbrydau hynny.

Meddai Llinos:

> *Roedd yr ateb yma wedi fy syfrdanu. Fe sylweddolais nad oeddwn i wedi bod yn bwyta beth o'n i eisiau gydol fy mywyd fel oedolyn fwy neu lai. Roeddwn wedi mynd o'r naill ddeiet i'r llall a nawr dyma fi'n cael cyfarwyddyd i fwyta'n rheolaidd ac i fwyta unrhyw beth, yn cynnwys tatws, pwdinau a melysion. Ces syndod mawr 'mod i wedi colli 7 pwys ar ôl gwneud hyn am wythnos. Wnes i ddim parhau i golli pwysau, ond fe lwyddais i'w gadw'n gyson a dyna'r tro cyntaf i mi wneud hynny ers blynyddoedd lawer. Ar ôl sawl mis, a minnau'n gysurus gyda bwyta'n rheolaidd, awgrymodd fy therapydd y gallai hi fod yn ddiogel i mi dorri i lawr rhyw ychydig. A be wnes i oedd gwneud yn siŵr nad oeddwn i'n bwyta llawer mwy na 1700 calori'r dydd. Y cyfan roedd hyn yn ei olygu oedd nad oeddwn i'n bwyta dognau anferth o ddim byd, ond roeddwn i'n dal i allu bwyta fy hoff fwydydd i gyd.*

Osgoi magl unigrwydd

Oherwydd y stigma o fod yn dew, gall problemau eilaidd godi gyda'ch ffordd o fyw o ddydd i ddydd, eich gyrfa, eich bywyd cymdeithasol a theuluol a gall hyn gyfrannu at y cylch cythreulig. Efallai y byddwch wedi 'rhoi stop' ar eich bywyd yn llwyr ac nad ydych chi'n dymuno cael unrhyw fath o bleser neu fwynhad tra ydych chi'n dew nac yn teimlo eich bod chi'n ei haeddu. Mae gwneud eich hun yn unig ac yn ddigalon oherwydd eich bod yn ofni beth y bydd eraill yn ei ddweud yn sicr o arwain at drychineb a bydd yn gwneud eich ymddieithrio'n waeth. Yr ateb yw dechrau gosod nodau a rhoi trefn ar bob dydd fel eich bod chi'n gyfrifol am gyfeiriad eich bywyd.

Non

Roedd Non, a gafodd ei chyflwyno'n gynharach yn y bennod hon, wedi'i siomi gymaint gan y pwysau roedd hi wedi'u magu nes iddi roi'r gorau i weithio fel therapydd harddwch. Roedd hi'n teimlo'n israddol i'r merched eraill oedd yn gweithio yn y salon ac roedd ei gwisg gwaith wedi mynd yn rhy fach iddi. Fe gyfyngodd ar ei bywyd cymdeithasol fwy a mwy a doedd hi ond yn gadael ei chartref i fynd i siopa yn y car. Roedd hi'n teimlo'n drist ac yn unig. Gydag anogaeth gan ei therapydd, penderfynodd Non drio mynd allan i gymdeithasu o leiaf unwaith yr wythnos, er bod meddwl am y peth yn frawychus. Yr wythnos ganlynol, dywedodd Non wrth ei therapydd:

> *Fe lwyddais i. Fe es i'r dafarn. Roeddwn i'n teimlo'n nerfus dros ben ac ar ôl i mi gyrraedd roeddwn i'n teimlo bod pawb yn edrych arna i, yn gweld pa mor dew, hyll ac erchyll roeddwn i. Ond roedd fy ffrind gyda fi ac fe*

eisteddon ni wrth fwrdd yn y gornel, ac er syndod i mi, ar ôl tua 10 munud fe anghofiais i am bawb yn syllu arna i. Roeddwn i'n gallu ymlacio a mwynhau fy hun. Fe ges i noson hyfryd, a dwi am fynd allan eto yr wythnos nesaf.

Ysgydwch, ysgydwch, ysgydwch eich corff

Efallai eich bod wastad wedi casáu chwaraeon yn yr ysgol neu fod pobl yn chwerthin ar eich pen neu yn eich gwatwar am berfformio'n wael. Efallai nad ydych chi eisiau gwneud ymarfer corff gan eich bod yn teimlo nad ydych chi'r siâp neu'r maint iawn ac fel Non rydych chi eisiau cuddio ac ynysu eich hun oddi wrth gymdeithas. Peidiwch. Dydych chi ddim yn rhy dew i wneud ymarfer corff. Mae amrywiaeth anhygoel o weithgareddau ar gael a gallwch roi cynnig ar rai gwahanol i weld beth sy'n iawn i chi. Mae'n debyg na fydd ymarfer corff rheolaidd yn lleihau eich pwysau rhyw lawer ond gall gynyddu eich cyfradd metabolaeth a helpu i gadw eich pwysau'n sefydlog. Yn wahanol i'r gred gyffredin, dydy ymarfer corff ddim yn cynyddu archwaeth am fwyd; yn hytrach mae'n ei leihau ychydig. Mae ymarfer corff hefyd yn cynyddu ystwythder, cryfder a stamina. Mae'n ddelfrydol i leihau straen, gall wneud i chi anghofio'ch problemau, ac ar ôl sesiwn o ymarfer corff, byddwch yn teimlo'n gynnes, yn gysurus ac wedi ymlacio. Mae ymarfer corff yn ddewis gwych yn lle gorfwyta neu garthu, sef y prif ffyrdd o ymdopi â straen i lawer o bobl sydd ag anhwylderau bwyta. Mae hefyd yn gallu lleihau iselder a'ch helpu i gysgu.

Cofiwch, gall ymarfer corff:

1. Hybu iechyd a ffitrwydd.
2. Darparu ymdeimlad o feistrolaeth, gwella ymdeimlad o les, a lleihau straen, tensiwn neu hwyliau isel.
3. Helpu i sefydlogi eich pwysau yn hytrach na'u bod yn dal i gynyddu.
4. Cynnal a chadw cyhyrau'r corff.

Goresgyn rhwystrau

- Efallai, fel llawer o bobl ag anhwylder bwyta, fod gennych chi agwedd 'popeth neu ddim' tuag at fywyd, gan neidio i mewn i'r pen dwfn a gwneud rhywbeth yn ormodol, sy'n boenus ac yn anghysurus, ac yna rhoi'r gorau iddi. Mae'n well bod fel y crwban – dechreuwch gyda rhywbeth rydych chi'n ei fwynhau a chynyddwch y dwyster yn araf ac yn raddol. Does dim rhaid i ymarfer corff achosi poen i fod yn dda i chi. Os yw'n achosi poen, rydych chi'n gwthio eich hun yn rhy galed. Os yw eich anadlu'n anghysurus, arafwch.
- Efallai y bydd yr angen i blesio pobl eraill a'r ofn o fod yn hunanol – nodweddion eraill sydd i'w gweld mewn pobl ag anhwylderau bwyta – yn gwneud i chi gredu nad oes gennych chi'r amser i'w roi i rywbeth sy'n

bennaf ar eich cyfer chi. Does dim angen llawer o amser arnoch chi. Gall dim ond 20 munud, ddwywaith neu dair yr wythnos, fod yn ddigon. Daliwch ati, ac rydych chi'n debyg o weld bod neilltuo'r amser yma nid yn unig yn mynd yn haws ond hefyd yn dod yn rhywbeth y byddwch chi'n edrych ymlaen ato.

- Hyd yn oed os oes gennych chi blant ifanc, gallwch ddod o hyd i ffyrdd o gael mwy o ymarfer corff. Mae gan lawer o ganolfannau chwaraeon a hamdden gyfleusterau gofal plant a gallwch gael manylion gan adran hamdden ac adloniant eich cyngor lleol neu o'ch llyfrgell leol.
- Ceisiwch gynnwys eich plant yn eich amserlen ymarfer corff, gan y bydd modelu rôl fel hyn yn sefydlu arferion da iddyn nhw. Ewch â'r pram gyda chi pan ewch chi am dro hir, rhowch nhw ar eich beic neu chwaraewch gyda nhw yn y pwll nofio.
- Efallai y gallwch chi feddwl am wneud rhywbeth sy'n cynnwys rhywun arall. Fedrwch chi berswadio ffrind i ddod gyda chi i gerdded yn rheolaidd, neu ymuno â chlwb ioga neu ddosbarth aerobeg dŵr?
- Ceisiwch ddewis rhywbeth sy'n gweddu i drefn eich bywyd yn hawdd, er mwyn i chi allu ei wneud yn rheolaidd. Peidiwch â dewis rhywbeth y mae'n rhaid i chi deithio'n bell i'w wneud neu rywbeth na allwch ei wneud oni bai bod y tywydd yn ffafriol.
- Os ydych chi dros eich pwysau, gall y ffordd wangalon o feddwl 'dydw i ddim yn ffitio i mewn nac yn perthyn' (sy'n cael ei ddisgrifio ym Mhennod 10) wneud i chi osgoi ymarfer corff oherwydd bod arnoch chi ofn edrych yn wirion neu gael eich gwawdio a'ch pryfocio gan bobl eraill. Er y bydd lleiafrif anwybodus bob amser yn meddwl fel hyn, bydd pobl rydych chi'n parchu eu barn yn eich canmol am eich menter a'ch dewrder yn wynebu her a gwneud rhywbeth cadarnhaol. Mae hyn yn well o lawer nag osgoi'r broblem.
- Os oes gennych chi gyflwr meddygol fel problem gyda'ch calon neu'ch cymalau neu os ydych chi'n pryderu a yw ymarfer corff yn iawn i chi, trafodwch hyn â'ch meddyg teulu. Ond prin iawn yw'r bobl y mae ymarfer corff cymedrol yn beryglus iddyn nhw.

Sut i newid eich ffordd o fyw i ddod yn fwy ffit

Mae'r agwedd 'popeth neu ddim' neu 'naill ai dwi'n berffaith neu dwi'n anobeithiol' tuag at fywyd yn wangalon yng nghyd-destun ymarfer corff. Does dim rhaid i chi ddechrau rhedeg marathon. Gall newidiadau bach yn eich ffordd o fyw arwain at gynyddu'ch symudedd a'ch stamina – gallwch ddechrau drwy gerdded mwy a chynyddu eich gweithgaredd corfforol o gwmpas eich cartref a'ch lleoliad gwaith.

Yr her yw dod o hyd i ffyrdd newydd o wneud y pethau rydych chi'n eu gwneud fel arfer. Peidiwch ag aros i wneud sawl peth ar yr un pryd er mwyn bod yn effeithlon, gwnewch nhw wrth i chi feddwl amdanyn nhw. Byddwch yn teimlo'n well drwy gadw i symud.

Cerdded

Mae cerdded yn rhagorol ac ar gael yn hawdd, a phrin iawn yw'r peryglon o gael eich anafu neu ysigo cyhyr neu'ch cefn. Defnyddiwch eich amser yn cerdded i sylwi, myfyrio a ffeilio meddyliau, gwrando ar gerddoriaeth, dysgu iaith neu siarad â ffrind.

Gwisgwch bâr o esgidiau lled gysurus ac rydych chi'n barod i ddechrau. I roi ychydig o fwythau i chi'ch hun ymlaen llaw, rhowch bowdwr talc ar eich traed (a'ch teits), ac wedyn perswadiwch ffrind i dylino eich traed neu rhedwch fâth ac olew aromatig ynddo. Gorweddwch ynddo am 10 munud.

Dechreuwch gerdded am 15 munud y dydd, gan gynyddu'r amser bob yn 5 munud y dydd neu'r wythnos. Os yw cerdded am 15 munud yn rhy anodd, ewch am gyfnod byrrach i ddechrau. Anelwch at gerdded am awr y dydd.

Arbrofwch er mwyn dod o hyd i'r cyfuniad gorau o leoliad, amser a chwmni i chi.

> Mae cerdded yn llosgi'r un nifer o galorïau â rhedeg am yr un pellter. Mae'r pellter yn bwysicach na'ch cyflymdra.
> Meddyliwch am ffyrdd i gerdded mwy yn eich bywyd:
>
> - Codwch hanner awr yn gynharach i fynd i gerdded.
> - Cerddwch yn ystod eich amser cinio.
> - Cerddwch ar ôl gwaith.
> - Cerddwch cyn mynd i'r gwely.
> - Parciwch eich car mor bell â phosib o ddrws y ganolfan siopa.
> - Ewch ar/gadewch eich bws neu'ch trên un stop yn gynnar.
> - Ystyriwch ymuno â grŵp cerdded fel Cymdeithas y Cerddwyr[3] neu Walking for Health.[4]

Mae cerdded gyda phartner yn gallu bod yn gyfle rhagorol i siarad â'ch gilydd heb ddim i dorri ar eich traws fel sy'n gallu digwydd gartref. Mae siarad wrth gerdded gyda ffrind yn cynnig amser i ymlacio a thrafod pethau. Mae cerdded gyda chi yn braf hefyd a bydd y ci yn sicr o'ch atgoffa pan fydd hi'n amser 'mynd am dro'. Ond os nad oes cwmni ar gael, mae cerdded ar eich pen eich hun yn braf iawn hefyd. Does dim rhaid i chi afael yn llaw rhywun nac mewn tennyn ci i gerdded rownd y bloc yn rheolaidd.

Ceisiwch gynnwys cerdded ym mhatrwm dyddiol eich bywyd, ond peidiwch â phryderu os byddwch chi'n colli ambell ddiwrnod. Ceisiwch gynllunio eich gwyliau i gynnwys cyfleoedd i gerdded.

Defnyddio'r grisiau

Mae dringo grisiau'n llosgi mwy o galorïau y funud na gweithgareddau egnïol fel loncian a beicio. Mae'n hawdd ymgorffori dringo grisiau yn eich ffordd o fyw gan eich bod yn gallu dod o hyd i risiau ym mhob man, bron – gartref, yn y gwaith, mewn siopau, ar gludiant cyhoeddus. Mewn adeiladau modern, efallai y bydd rhaid i chi wneud ychydig o waith ditectif i ddod o hyd i'r grisiau, ond fe fyddan nhw yno. Mae ymchwil wedi dangos bod dringo grisiau'n rheolaidd yn arwain at well ffitrwydd, llai o fraster corff, gwasg deneuach a gostyngiad mewn pwysedd gwaed. Gall treulio tua 10 munud y dydd yn mynd i fyny ac i lawr grisiau bum gwaith yr wythnos leihau'r risg o farw o unrhyw achos o ryw 15%. [5]

Ceisiwch beidio â defnyddio'r lifft pan mae'n bosib, neu ewch yn y lifft i'r llawr o dan yr un rydych chi'n mynd iddo er mwyn i chi gerdded i fyny'r grisiau olaf. Defnyddiwch bob cyfle posib i fynd i fyny ac i lawr y grisiau gartref neu yn y gwaith. Ceisiwch wneud yn siŵr bod rhaid i chi ddefnyddio'r grisiau i fynd i'r toiled neu i fynd i wneud diod. Byddwch yn greadigol wrth chwilio am ffyrdd newydd o gymryd mwy o gamau yn ystod eich dydd arferol.

Mesur eich nodau

Mae technoleg wedi'i gwneud hi'n haws i ni fesur ein cynnydd gydag ymarfer corff. Mae llawer o ddyfeisiau ar gael i fesur faint o gamau rydych chi'n eu cymryd wrth gerdded a'r egni rydych yn ei ddefnyddio o ran y calorïau a losgwyd, ac i gofnodi curiad eich calon a'ch pwysedd gwaed. Gall llawer o'r rhain gael eu cysylltu â'ch cyfrifiadur neu â'ch ffôn i lawrlwytho eich 'ystadegau' dros gyfnod o amser. Anelwch at gerdded 10,000 cam y dydd. Efallai fod hyn yn swnio'n lot, ond mae'r rhan fwyaf ohonom yn cerdded rhwng 3,000 a 4,000 y dydd beth bynnag a gallwch chi gerdded tua 1,000 cam mewn 10 munud, felly mae'n llai heriol nag y mae'n ymddangos.

Dyma sut mae rhai pobl ag anhwylderau bwyta wedi cynyddu eu hymarfer corff:

Non

Ar y dechrau roedd Non yn besimistaidd iawn am geisio cynyddu ei hymarfer corff. Fe ailymunodd â dosbarth aerobeg roedd hi wedi bod yn mynd iddo cyn iddi fagu pwysau ac roedd hi'n siom fawr iddi sylweddoli ei bod hi y tu ôl i bawb arall gyda hyd yn oed yr ymarferion hawsaf yn y dosbarth. Esboniodd ei therapydd fod angen iddi ddechrau ymarfer yn raddol iawn ac fe benderfynon nhw mai nod cyntaf Non fyddai 10 munud o gerdded egnïol bob dydd:

Pan awgrymodd fy therapydd 'mod i'n cerdded am 10 munud bob dydd, roeddwn i'n meddwl bod hynny'n gwbl anobeithiol. Roeddwn i'n teimlo y dylwn i fod yn gwneud ymarfer corff gwirioneddol galed am oriau ac oriau neu beidio â ffwdanu o gwbl. Esboniodd fy therapydd y byddai fy nghorff yn cymryd amser i addasu i ymarfer corff a'i bod hi'n well adeiladu'n raddol. Roeddwn i'n amheus ond fe gytunais i drio, gan 'mod i wedi bod mor ypsét am fethu gwneud y dosbarthiadau aerobeg. Fe ddechreuais i fynd am dro gyda'r nos gyda fy ffrind, wrth iddi ddechrau tywyllu, pan o'n i'n meddwl na fyddai pobl yn debygol o 'ngweld i. Bydden ni'n cerdded am ychydig, ac yna byddwn i'n dweud ei bod hi'n amser i mi wneud fy 10 munud o gerdded egnïol, felly byddwn i'n cerdded yn gynt am y 10 munud yma, ac yna bydden ni'n cerdded yn araf yn ôl i'r tŷ. Yn fuan, daeth hyn yn llai o her, ac felly fe ddechreuais i gynyddu'r amser cerdded yn egnïol i bum munud yr wythnos. Roedd mynd allan o'r tŷ am dro yn rheolaidd gyda'r nos yn fy ngwneud i'n llai sensitif am bobl yn fy ngweld i, ac fe ddechreuais i fynd allan am dro yn ystod y dydd hefyd. Roeddwn i'n teimlo'n dda am wneud rhywbeth cadarnhaol am fy mhroblem yn hytrach na dim ond eistedd, yn aros iddi ddiflannu.

Carys

Roedd Carys yn 29 oed, ac roedd hi'n anodd iddi wneud ymarfer corff gan ei bod yn gweithio fel teleffonydd yn ystod y dydd ac yn treulio'r rhan fwyaf o'i diwrnod yn eistedd:

Doeddwn i ddim yn gwybod sut i ffitio ymarfer corff i mewn i 'nydd i. Yna fe ges i'r syniad o adael y bws un stop yn gynnar a cherdded rhan olaf y daith i'r gwaith. Roeddwn i'n synnu pa mor flinedig roeddwn i'n teimlo am y dyddiau cyntaf. Ond roedd dyfalbarhau yn talu ei ffordd ac wrth i'r cerdded fynd yn haws, fe ddechreuais i fynd oddi ar y bws ddau stop yn gynharach, ac yna dri stop ac erbyn hyn, flwyddyn a hanner yn ddiweddarach, dwi'n mynd ar y beic i'r gwaith. Dwi'n teimlo mor dda pan fydda i'n beicio heibio'r bws ac yn gweld yr wynebau gwelw yna yn y ffenest gan feddwl, 'dyna sut roeddwn i'.

Rhai ymarferion i'w gwneud yn y tŷ

Mae'n well gan lawer o bobl ymarfer yn y tŷ. Efallai eich bod chi'n un o'r rheiny. Mae'n breifat, does dim angen cael neb i warchod y plant a does dim angen teithio i unman. Mae gan wefan NHS Choices gyfoeth o adnoddau sy'n cynnwys ymarferion aerobig, pilates ac ioga, a hyfforddiant cryfder ac ymwrthedd, a sut allwch chi gynyddu'n raddol lefelau eich gweithgaredd. Gallwch lawrlwytho'r cyfan yn rhad ac am ddim.[6] Gallwch hefyd gymryd prawf ar-lein sy'n eich helpu i weld pa fath o ymarfer corff a allai fod yn fwyaf pleserus ac yn fwyaf addas i chi.

Mentro allan

Nofio: mae'r ymarfer yma'n dda i gynyddu cryfder, stamina ac ystwythder.[7] Mae nofio'n arbennig o dda os ydych chi'n drwm neu os oes gennych chi ryw fath o anabledd oherwydd bod y dŵr yn cynnal eich corff a does dim straen ar eich cyhyrau. Mae gan lawer o byllau nofio lleol sesiynau arbennig i fenywod yn unig neu i fenywod gyda phlant bach. Mae prisiau gostyngol ar gael yn aml, neu gallwch brynu tocyn tymor. Cysylltwch ag adran hamdden eich awdurdod lleol.

Gwen

Roedd Gwen wedi bod yn drwm erioed, ond ar ôl genedigaeth ei phlentyn aeth ei phatrwm bwyta'n ddi-drefn a chynyddodd ei phwysau. Roedd hi wastad wedi bod yn eithaf egnïol ond wrth iddi fod â mwy a mwy o gywilydd o'i chorff, roedd hi'n mynd allan yn llai aml. Pan gafodd ei hannog i ddechrau nofio, roedd hi'n amharod. Dywedodd y byddai'n teimlo cywilydd wrth ddadwisgo yn gyhoeddus. Er hynny, aeth i weld beth oedd ar gael yn ei phwll nofio lleol. Doedd dim sesiynau i fenywod yn unig yno ond roedd sesiwn ben bore ar gael. Cofrestrodd Susan ar gyfer hwn. Fe wisgodd grys T llewys hir dros ei gwisg nofio ac fe welodd, ar yr awr gynnar yma, fod y rhan fwyaf o'r bobl yn y pwll yn gysglyd ac yn synfyfyriol a doedden nhw ddim yn sylwi arni hi. Roedd hi'n gallu mynd dair gwaith yr wythnos cyn i'w gŵr fynd i'w waith.

Unwaith y byddwch yn dechrau bod yn fwy actif, efallai y byddwch eisiau amrywio eich rhaglen ymarfer corff.

Beicio: mae hwn yn dda ar gyfer stamina a chryfder coesau. Os na fedrwch chi fforddio beic newydd, edrychwch ar-lein am un ail-law. Mae beics yn hawdd eu storio a'u cynnal a'u cadw, a gallwch feicio'n ddiogel ar hyd llwybrau beicio, mewn parciau lleol neu gallwch ymuno â chlwb.

Loncian a rhedeg: mae'r rhain yn boblogaidd, ond gallwch anafu'ch coesau oherwydd eu gorddefnyddio, felly ceisiwch redeg ar arwynebeddau meddal a gwisgwch esgidiau da. Gallwch ymuno â chlybiau sy'n darparu ar gyfer pob gallu ac sy'n cynnig digwyddiadau cymdeithasol hefyd. Unwaith eto, mae gan wefan NHS Choices wybodaeth dda am sut i gynyddu eich amser rhedeg yn ddiogel.[8]

Golff: mae gan rai awdurdodau lleol gyrsiau golff cyhoeddus sy'n rhesymol o ran pris.

Bowlio: Y tu mewn neu'r tu allan, dyma gamp gymdeithasol ac mae nifer y clybiau'n cynyddu gyda phobl o bob oed yn ymuno â nhw.

Chwaraeon raced: mae rhai, fel badminton, yn dda i ddechreuwyr ac mae modd eu chwarae mewn dosbarthiadau nos neu glybiau lleol.

Codi pwysau: mae mwy a mwy o fenywod yn dechrau gwneud hyn, ond dysgwch sut i'w wneud yn ddiogel drwy ymuno â dosbarth yn eich canolfan hamdden leol.

Crefft ymladd a jiwdo: mae llawer o glybiau ar gael, ond gwnewch yn siŵr eu bod yn perthyn i'r corff llywodraethu cenedlaethol.

Dosbarthiadau ymarfer (ioga, symudiad a dawns): gofalwch fod y dosbarth y byddwch yn ei ddewis yn dechrau ar y lefel iawn i chi. Dechreuwch gyda dosbarth i ddechreuwyr. Mae cyd-dynnu ag athro'n bwysig hefyd – fydd pawb ddim yn gwneud – ac mae'n iawn os oes angen i chi symud i ddosbarth arall.

Nodiadau a chyfeiriadau

1 http://www.haescommunity.org/
2 http://www.naafaonline.com/dev2/the_issues/index.html
3 http://www.ramblers.org.uk/

4 http://www.walkingforhealth.org.uk/
5 Meyer, P., et al. Stairs instead of elevators at workplace: Cardioprotective effects of a pragmatic intervention. *European Journal of Cardiovascular Prevention & Rehabilitation*, 2010 Hydref; 17(5): 569–575.
6 http://www.nhs.uk/Conditions/nhs-fitness-studio/Pages/welcome-to-nhs-fitness-studio.aspx
7 http://www.nhs.uk/Livewell/getting-started-guides/Pages/getting-started-swimming.aspx
8 https://www.nhs.uk/live-well/exercise/?tabname=couch-to-5k

8. Ailwaelu
Cerdded mewn cylchoedd – neu beidio

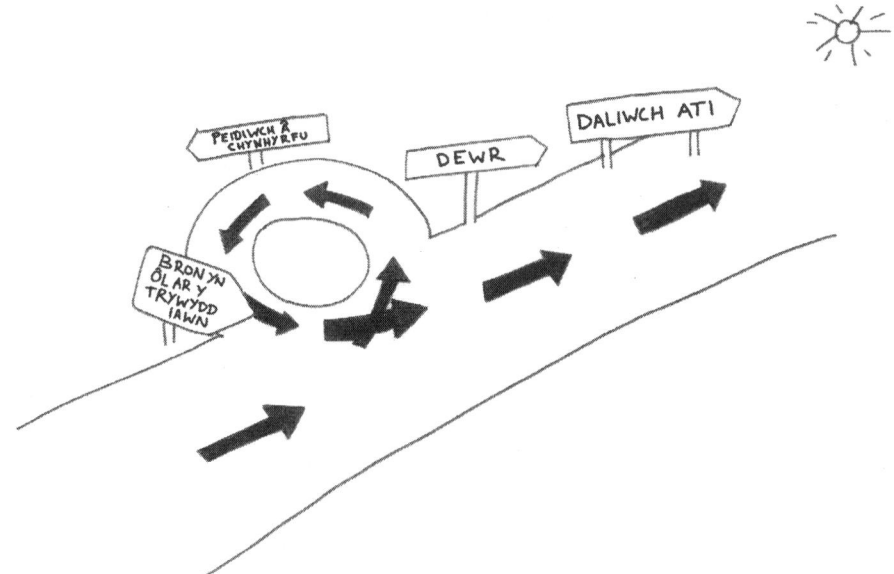

Gall eich anhwylder bwyta barhau i fod yn fan gwan i chi am weddill eich oes. Bydd cadw llygad barcud arno yn eich helpu i osgoi cael eich baglu'n annisgwyl. Bydd angen i chi wybod sut i beidio â llithro a beth i'w wneud os byddwch yn llithro. Yn y bennod hon, rydyn ni'n cynnig ambell strategaeth.

Atal llithro

Ailwaelu'n fwriadol

Mae dod dros anhwylder bwyta yn golygu cymryd sawl cam yn ôl cyn i'r broblem bwyta gilio. Mae pawb sydd ar y daith at adferiad yn wynebu rhwystrau o bryd i'w gilydd. Gall gwybod hyn eich helpu i beidio â chynhyrfu am y syniad o ailwaelu. Mae llawer o bobl yn dod i ddeall, pan maen nhw heb gael pwl o orfwyta a chwydu ers sbel, eu bod nhw'n mynd yn gynyddol orbryderus y gallai anffawd ddigwydd unrhyw bryd a'u bwrw'n galetach nag erioed. (Ydy'r syniad di-fudd yma'n gyfarwydd i chi? Gweler rhagor ar y pwnc yma ym Mhennod 10.) Un ffordd ymarferol o ddelio â'r gorbryder yma yw ailwaelu'n fwriadol. Na, dydyn ni ddim yn tynnu eich coes: ffordd ragorol o hybu hunan-gred yw achosi'n fwriadol yr hyn rydych chi'n ei ofni fwyaf.

- Neilltuwch ychydig o amser, prynwch eich hoff fwydydd ar gyfer pwl o orfwyta, ac ewch ati. Rhowch y bwyd i gyd ar y bwrdd a bwytwch gymaint ag y gallwch chi. Canolbwyntiwch gymaint â phosib ar eich pwl o orfwyta. Ydych chi'n gallu gwneud i'ch hun stwffio'r bwyd i lawr yn eich ffordd arferol? Ydych chi'n gallu gwneud i chi'ch hun fwyta cymaint o bob math o fwyd ag roeddech chi yn y gorffennol? Sut mae'n teimlo? Ai hwn yw'r peth gwaethaf sy'n gallu digwydd i chi? Ar ddiwedd y pwl o orfwyta, ydych chi'n teimlo eich bod yn ôl yn y man cychwyn?
- Gwnewch yr ymarfer yma unwaith y mis, o leiaf, os ydych chi'n teimlo'n bryderus eich bod chi'n gwneud yn rhy dda.

Gwnewch hyn os byddwch chi'n llithro

Ar ôl llithro, mae'n hawdd meddwl y gwaethaf, bod yn llawdrwm arnoch chi'ch hun a'ch casáu eich hun. A chithau nawr wedi llithro unwaith, efallai y byddwch chi'n credu bod hyn yn cadarnhau eich bod yn fethiant llwyr ac na fyddwch chi byth yn gwella. Byddwch yn dweud wrthych chi'ch hun fod y daith at adferiad yn rhy anodd a bod anghysur trio a methu a thrio eto yn ormod i'w oddef. Yn hytrach na meddwl fel hyn, ein hawgrym ni yw eich bod yn ceisio bod yn drugarog tuag atoch chi'ch hun.

Mae bod yn drugarog tuag atoch eich hun yn ffordd o gael perthynas gadarnhaol â chi'ch hun ac mae'n golygu peidio â barnu eich hun na chymharu eich hun â phobl eraill. Mae tair elfen i hyn:

- Bod yn garedig â chi'ch hun, hynny yw, meddwl amdanoch chi a'ch gweithredoedd gyda chynhesrwydd a dealltwriaeth.
- Bod yn ymwybodol bod camgymeriadau, dioddefaint ac annhegwch yn rhan o'r cyflwr dynol.
- Peidio ag anwybyddu agweddau nad ydych chi'n eu hoffi arnoch chi'ch hun nac ar eich gweithredoedd/eich bywyd na phendroni amdanyn nhw.

Felly os ydych chi wedi ailwaelu, beth yw ystyr hynny'n ymarferol? Peidiwch â chasáu eich hun. Atgoffwch eich hun o'ch bwriadau da. Rydych chi wedi bod yn trio'n galed i wneud newidiadau ac i wella. Meddyliwch beth allwch chi ei ddysgu o'r llithriad. Cadwch olwg gytbwys ar bethau. Dim ond unwaith rydych chi wedi llithro a gallwch wneud rhywbeth amdano.

> **Dysgu yn sgil llithro**
>
> Ceisiwch gamu'n ôl o sut rydych chi'n teimlo am eich ailwaeliad a meddyliwch yn onest am sut ddigwyddodd hynny mewn gwirionedd. Peidiwch â dweud: *'Dim ond digwydd wnaeth e'*. Mae yna reswm bob amser. Gofynnwch y cwestiynau canlynol i chi'ch hun:
>
> - Ydych chi'n cadw at y rheolau deiet sylfaenol sydd ym Mhennod 3? Ydych chi'n bwyta tri phryd a thri byrbryd bob dydd? Ydych chi'n caniatáu i chi'ch hun fwyta digon yn eich prydau? Ydych chi wedi hepgor prydau neu wedi gadael bylchau hir rhyngddyn nhw?
>
> - Ydych chi'n dal i deimlo mai gorfwyta mewn pyliau yw'r ffordd hawsaf a chyflymaf o gael cysur a phleser yn eich bywyd? Os felly, mae angen i chi newid eich bywyd er mwyn datblygu ffyrdd iach a diogel o fod yn fodlon ac o ysgafnhau'r pwysau sydd arnoch.
>
> - Ai straen, cynnwrf, anhapusrwydd, gorbryder neu unrhyw deimladau amhleserus eraill oedd achos eich ailwaeliad? Os felly, rhestrwch ffyrdd eraill o ddelio â'r sbardunau hynny.
>
> Po fwyaf gofalus y byddwch yn meddwl am eich ail bwl, mwyaf y gall ei ddysgu i chi a'ch helpu i wneud cynlluniau gwahanol, naill ai i beidio â theimlo'ch bod yn cael eich temtio neu i ymdopi'n wahanol os bydd temtasiwn yn ymddangos. Peidiwch â cheisio anwybyddu llithriad a dibynnwch ar rym eich ewyllys i newid.
>
> Cymerwch gamau ymarferol i newid yr ymddygiad ac i fynd i'r afael â'r sefyllfaoedd sy'n gweithredu fel sbardunau. Gofynnwch i'r arweinydd adferiad ac eraill eich helpu i wneud y newidiadau hyn.
>
> Cofiwch, os byddwch chi'n baglu, mae gennych chi'r gallu oddi mewn i chi i benderfynu naill ai parhau i orfwyta mewn pyliau ac ailwaelu'n llwyr neu stopio'r pwl hwn. Yr eiliad hon.

Gwnewch eich diwrnod yn fwy pleserus

Mae llawer o ferched, yn enwedig merched ag anhwylder bwyta, yn rhoi llawer o amser i ofalu am anghenion pobl eraill, yn y gwaith, yn y teulu ac yn eu rhwydwaith cymdeithasol. Felly mae'n anodd iawn iddyn nhw ofalu am eu hanghenion eu hunain neu hyd yn oed gydnabod bod ganddyn nhw anghenion a dyheadau. Diffyg cydbwysedd rhwng 'dylwn i', y gweithgareddau hynny rydych chi'n eu gweld fel tasgau neu bethau rydych yn teimlo rhwymedigaeth i'w gwneud, a 'dwi eisiau', y gweithgareddau hynny sydd er mwyn eich pleser eich hun, sy'n gyfrifol yn aml am lithro. Mae 'dylwn' ac 'eisiau' yn oddrychol, yn dibynnu ar bwysau ac amgylchiadau. Mae Tabl 8.1 yn dangos dyddiadur Manon, cyfreithiwr ifanc.

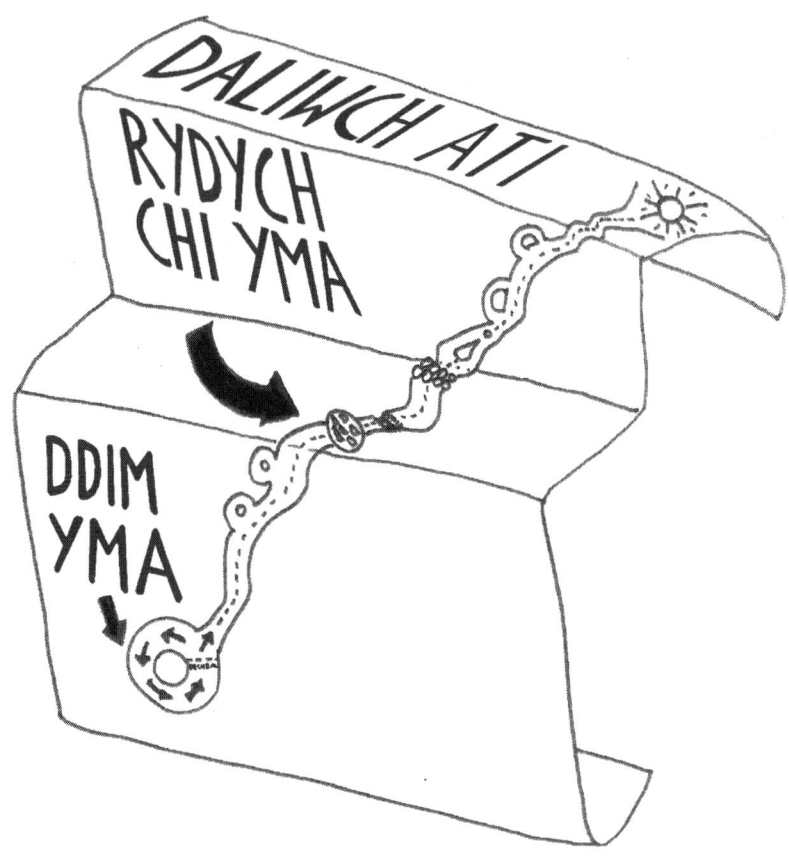

Gallwch weld fod y rhan fwyaf o ddiwrnod Manon yn llawn o 'dylwn i'. Mae'r unig 'eisiau' y mae'n ei ganiatáu iddi hi'i hun yn ymwneud â bwyd ac mae hyn wedi'i grynhoi ar ddiwedd y dydd. Ydy hyn yn taro tant? Ydy bwyd, pan fyddwch chi'n caniatáu i chi'ch hun ei gael, yn rhoi cymaint o wefr neu gysur â hyn i chi? Yn aml, mae menywod ag anhwylderau bwyta yn ei chael hi'n anodd rhoi'r gorau i orfwyta, gan mai dyma'r unig gysur neu bleser yn eu bywyd (a'r un pleser sydd hawsaf ei gael).

- Lluniwch eich dyddiadur eich hun yn dangos 'rhestr dylwn i' a 'rhestr dwi eisiau'.
- Ydych chi'n gweld bod y 'dylwn i' yn cymryd eich bywyd drosodd? Rydyn ni'n eich annog i greu cydbwysedd fel eich bod yn gofalu amdanoch chi'ch hun yn ogystal ag am eraill. Mae angen i ofalu amdanoch chi'ch hun ymgorffori gweithgareddau sy'n meithrin eich corff a'ch meddwl.
- Beth allwch chi ei wneud i gael mwy o gydbwysedd yn eich bywyd?
- Beth allwch chi ei wneud i'ch cysuro eich hun ac i'ch cyffroi eich hun, heblaw am fwyta?
- Gwnewch restr o'r pethau 'dwi eisiau' a'ch dymuniadau. Dylech gynnwys pethau bach a phethau mawr ar eich rhestr: breuddwydion gwyllt, moethus fel 'gwyliau am dair wythnos mewn gwesty moethus yn Barbados', a rhai pethau syml fel '10 munud i mi fy hun bob bore i wneud ymarferion ymlacio'. Dechreuwch gyda'r pethau bach, a gofalwch eich bod yn cynnwys o leiaf un 'eisiau' neu ddymuniad bob dydd. Dechreuwch nawr.

Tabl 8.1 Dyddiadur 'dylwn i' a 'dwi eisiau' Manon

Gweithgaredd	Dylwn i	Dwi eisiau
Codi	+	
Gyrru i'r gwaith	+	
Delio ag e-byst a galwadau ffôn	+	
3 apwyntiad	+	
Yn hwyr, dim amser am ginio	+	
Mynd i'r banc	+	
Ysgrifennu adroddiadau	+	
2 gleient arall	+	
Siopa – prynu bisgedi a siocled i'w bwyta yn y car		+++
Gyrru adref	+	
Gwneud i fy hun chwydu		+
Tacluso'r fflat	+	
Smwddio dillad	+	
Gorffen adroddiadau ar gyfer y gwaith	+	
Swper		+
Pwl o orfwyta		+

9. Clwyfau plentyndod

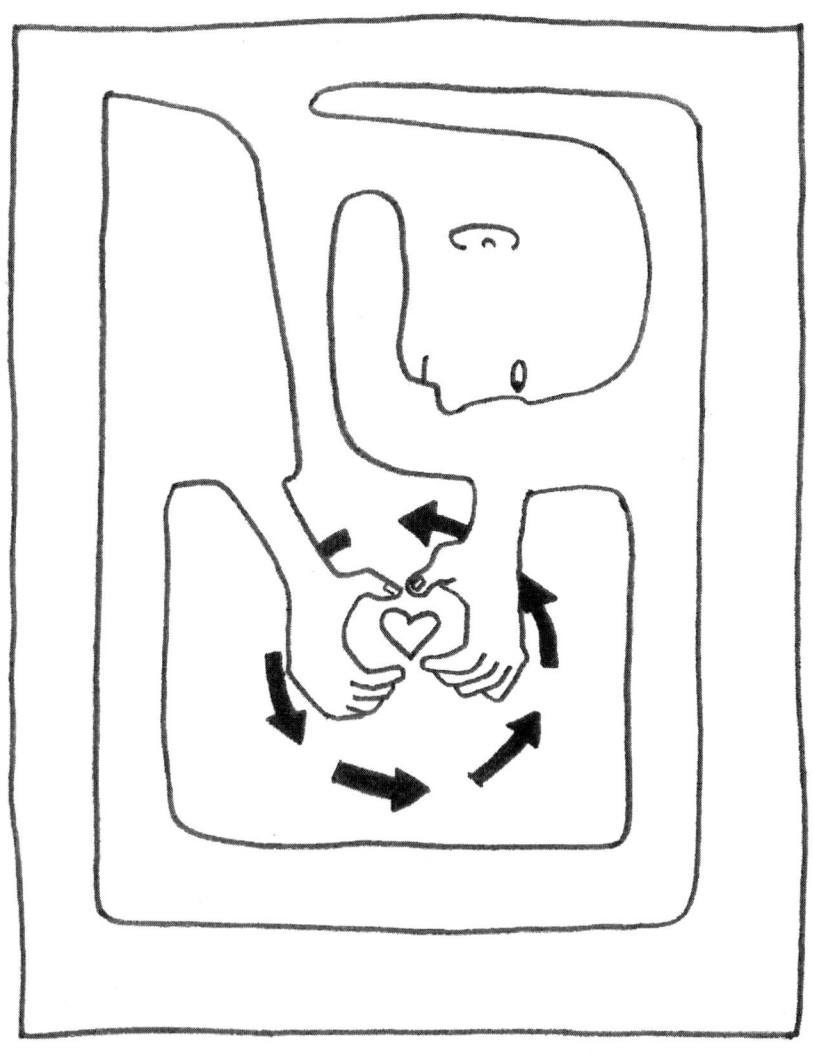

Efallai na chawsoch yn eich plentyndod y profiad diogel, cariadus a'r meithrin cyson y mae pob plentyn yn ei haeddu. Mae canran o blant sy'n datblygu anhwylder bwyta wedi eu magu mewn amgylchedd â rhianta problematig neu annigonol a cham-drin corfforol a rhywiol. Gall hyn fod yn ganlyniad i'r rhieni'n gwahanu neu riant yn marw neu gall ddeillio o broblemau seicolegol mewn rhiant, fel iselder neu gam-drin alcohol.

Weithiau dydy'r problemau ddim mor amlwg. Efallai eich bod wedi teimlo nad oedd gan eich rhieni lawer o amser nac egni i chi, nad oedd ganddyn nhw ddiddordeb ynoch chi, neu nad oedden nhw ar gael i chi yn gorfforol neu'n emosiynol; efallai eu bod nhw wedi ymgolli yn eu gwaith neu'n teimlo'n isel oherwydd argyfwng teuluol fel priodas yn chwalu. Neu efallai eu bod nhw wedi rhoi'r teimlad i chi y byddech chi'n cael eich derbyn ddim ond pe byddech chi'n bodloni eu disgwyliadau o beth roedden nhw am i chi fod. Efallai'ch bod yn teimlo hefyd na fyddech chi'n cael eich hoffi a'ch caru oni bai eich bod yn gwisgo'r dillad roedden nhw am i chi eu gwisgo, dilyn y llwybr gyrfa roedden nhw am i chi ei ddilyn, a'ch bod yn dda, yn llwyddiannus neu'n glyfar. Gall diffyg cymeradwyaeth neu beidio â dangos hoffter adael creithiau dwfn, gan achosi anawsterau yn ddiweddarach gyda chreu perthynas. Gall profiadau cynnar fel hyn newid y ffordd y caiff eich cod genetig ei ddarllen, sydd yn ei dro'n effeithio ar yr ymateb i straen, gan eich gwneud yn fwy sensitif i unrhyw straen rydych chi'n ei phrofi.

Sandra

Tyfodd Sandra i fyny yn Ne Affrica. Gwahanodd ei rhieni pan oedd hi'n bedair oed. Ailbriododd ei mam. Roedd ei llystad yn yfed yn drwm. Pan oedd yn feddw, byddai'n curo Sandra a'i dwy chwaer neu'n eu gorfodi i yfed wisgi. Byddai ei mam a'i llystad yn dadlau'n ddiddiwedd. Roedd Sandra'n aml yn dyst i'w llystad yn curo ei mam:

Roedden ni'n dychryn am ein bywydau pan fydden nhw'n ymladd. Roeddwn i'n aml yn ofni y byddai'n lladd fy mam.

Am y rhan fwyaf o'r amser, roedd Sandra'n cael ei gadael ar ei phen ei hun yn llwyr, i oroesi gystal ag y gallai. Roedd gan y teulu weision a gorfododd un ohonyn nhw Sandra i gael rhyw gydag e ar sawl achlysur. Byddai'n bygwth ei lladd pe bai hi'n dweud wrth ei rhieni. Pan oedd Sandra yn 12 oed, gadawodd ei mam ei llystad a chafodd Sandra ei hanfon i Loegr i fyw gyda'i thad iawn:

Ar y dechrau roeddwn i eisiau byw gyda fe. Yn wir, pan oeddwn i'n dal i fyw gyda fy mam a fy llystad, byddwn i'n aml yn breuddwydio y byddai Dad yn dod i fy achub i. Ond unwaith y dechreuais i fyw gyda fe, roedd ein perthynas yn achosi straen. Roedd yn eithaf llym ac yn trio gwneud i mi weithio yn ogystal â mynd i'r ysgol. Roedd yn aml yn beirniadu fy nillad a fy ffrindiau. Byddai'n awgrymu nad oeddwn i'n gweithio'n ddigon caled yn yr ysgol. Mae'n siŵr ei fod yn gwneud ei orau i gyd-dynnu â fi ond roeddwn i'n eithaf gwrthryfelgar yn fy arddegau cynnar a doeddwn i ddim yn ymddiried ynddo ddigon.

Mae profiadau plentyndod negyddol fel hyn yn aml yn arwain at hunan-werth isel, iselder, mygu dicter, neu wrthryfela agored ac anawsterau wrth ddatblygu perthynas y mae'n bosib ymddiried ynddi. Yn hytrach na mabwysiadu tir canol 'rhoi a derbyn' yn eich perthynas â phobl, efallai y byddwch yn cael eich hun yn amrywio rhwng sefyllfaoedd eithafol lle rydych chi naill ai'n eu delfrydu ac yn eu haddoli, neu'n teimlo'n gwbl negyddol amdanyn nhw. Mae hyn yn arwain at unigrwydd neu at deimlad o siom neu o anwybyddu eich anghenion eich hun.

Ydych chi'n adnabod rhai o'r profiadau canlynol yn eich plentyndod?

- Oeddech chi'n gorfod gofalu amdanoch chi'ch hun oherwydd bod eich rhieni'n absennol neu'n meddwl am bethau eraill; oedd rhaid i chi felly dyfu i fyny cyn pryd? Oedd rhaid i chi fod yn gyfrifol amdanoch chi'ch hun ac efallai ofalu am eraill yn y teulu hefyd?
- Oeddech chi'n cael eich rheoli'n llym ac yn ofni y byddech chi neu eraill yn dioddef trais? Efallai y byddwch wedi eich gadael yn teimlo wedi'ch llethu, yn chwerw neu'n wrthryfelgar.
- Oeddech chi'n teimlo wedi eich caru a'ch derbyn ddim ond pan fyddech chi'n bodloni safonau penodol o ran golwg, ymddygiad neu lwyddiant?
- Oeddech chi'n teimlo bod eich rhieni yn berffaith? Oeddech chi a'ch rhieni'n ffrindiau gorau? Gall y math yma o berthynas ei gwneud hi'n anodd i chi estyn allan ac archwilio perthynas gyda phobl eraill.
- Oeddech chi'n teimlo bod pobl yn cenfigennu wrthych chi? Gawsoch chi gyfleoedd gwell nag eraill, er enghraifft, gydag addysg? Oeddech chi'n cael eich ystyried yn blentyn 'medrus' y teulu? Oedd hyn yn gwneud i chi wrthod eich cyfleoedd a'u difetha?
- Oeddech chi'n teimlo bod eich anghenion corfforol ac emosiynol yn cael eu hesgeuluso neu eu niweidio? Oeddech chi'n cael eich defnyddio fel bwch dihangol ar gyfer teimladau'ch rhieni o ddicter neu anfodlonrwydd?

Efallai y bydd hi'n fuddiol i chi feddwl am eich dyddiau cynnar yn fwy manwl. Cofiwch, fodd bynnag, y gall y math yma o brosiect myfyrgar fod yn gysylltiedig â phoen. Er mwyn i'r broses hon fod yn un sy'n iacháu, awgrymwn fod angen i chi gael safbwynt arweinydd adferiad rydych chi'n ymddiried ynddo ac sy'n llawn cydymdeimlad i'ch helpu i ddatblygu'r cyd-destun ehangach ac i blannu atgofion a gwybodaeth aeddfed yn y cyd-destun hwn.

- Lluniwch eich coeden deuluol.
- Beth yw eich atgofion o'ch bywyd teuluol cynnar? Efallai y gallwch chi nodi rhai pethau. Er enghraifft, sut oedd eich teulu'n delio â'r canlynol?
    - perthnasau
    - adegau bwyd/dathliadau

- ysgol/ffrindiau
- crefydd/pobl mewn awdurdod
- arian/talentau/doniau
- salwch/colledion
- Ysgrifennwch hanes eich bywyd. Oes unrhyw bwyntiau fan hyn yn rhoi proc i'ch cof? O'ch safbwynt erbyn hyn fel oedolyn, ydych chi'n gallu gweld y darlun mawr a deall yn well y digwyddiadau sy'n siapio ymateb pobl o'ch cwmpas? Ewch yn ôl i feddwl amdanoch eich hun fel plentyn â dealltwriaeth plentyn. Sut oeddech chi'n gwneud synnwyr o beth ddigwyddodd bryd hynny? Beth ddysgoch chi am emosiynau, amdanoch chi eich hun, am eraill ac am berthnasoedd? Rhannwch eich stori â'ch arweinydd adferiad.

Cam-drin rhywiol

Mae cam-drin rhywiol yn ystod plentyndod yn fath o drawma sy'n gallu bod yn eithriadol o anodd dod i delerau ag ef oherwydd y synnwyr o gyfrinach, cywilydd a stigma sydd iddo.

Beth yw cam-drin rhywiol?

Cam-drin plant yn rhywiol yw oedolyn neu berson hŷn yn cyffwrdd â phlentyn neu yn ei ddefnyddio mewn ffordd rywiol. Gall hyn gynnwys llawer o fathau gwahanol o ymddygiad ond y prif beth yw y gall yr oedolyn ddal, denu, gorfodi neu lwgrwobrwyo plant i wneud gweithgaredd rhywiol, oherwydd ei fod yn fwy, yn gryfach neu â grym neu awdurdod ym mywyd y plentyn.

Sut ydw i'n gwybod a ydw i wedi cael fy ngham-drin yn rhywiol?

Mae'r canlynol yn enghreifftiau o gam-drin plentyn yn rhywiol:

- eich cwtsio neu'ch cusanu mewn ffordd a oedd yn gwneud i chi deimlo'n anghysurus
- eich golchi mewn ffordd a oedd yn gwneud i chi deimlo'n anesmwyth
- eich gorfodi chi i wylio gweithredoedd rhywiol neu i edrych ar rannau rhywiol cyrff pobl eraill
- gwneud i chi wylio ffilmiau neu fideos rhywiol neu'ch gorfodi i wrando ar sôn am ryw
- gwneud i chi fodelu ar gyfer ffotograffau 'rhywiol'
- cyffwrdd â'ch bronnau neu'ch organau rhywiol
- eich gorfodi i gyffwrdd ag organau rhywiol oedolyn neu berson hŷn
- eich gorfodi i gael rhyw geneuol

- treiddio (bod oedolyn wedi gwthio bys, ei bidyn neu wrthrych i mewn i'ch fagina neu'ch anws)
- treisio (eich treiddio drwy ddefnyddio grym neu drais).

Efallai y bydd pethau eraill llai amlwg wedi cael eu gwneud neu eu dweud wrthych chi sydd wedi effeithio arnoch chi'n fawr a'u bod yn fath o gam-drin yn eich barn chi.

Pam mae hyn yn ddrwg?

Mae'r math yma o weithgaredd rhywiol cynnar yn ddrwg oherwydd ei fod yn brifo'r dioddefwr, weithiau'n gorfforol, ond yn amlach na pheidio yn seicolegol. Rydyn ni'n gwybod ei fod yn gallu achosi dryswch, ofn, dicter, cywilydd, hunanfeio a gadael y dioddefwr â barn isel iawn amdano'i hun. Heb help, gall y dioddefwr weithiau brofi problemau difrifol yn ei fywyd fel oedolyn.

Mae'r fath weithgaredd rhywiol mor gynnar yn hynod o ddrwg gan y dylai pawb fod â'r hawl i benderfynu beth sy'n digwydd i'w corff. Dylai oedolion fel arfer warchod yr hawl hwnnw ar ran plant a phobl ifanc, felly gellir galw unrhyw sefyllfa yn ymosodiad rhywiol pan fydd grym corfforol yn cael ei ddefnyddio neu ei fygwth neu pan fydd rhywun yn teimlo nad yw'n gallu dweud 'na'. Mae plant a phobl ifanc, am nifer o resymau, yn methu dweud 'na' go iawn wrth oedolion a does ganddyn nhw mo'r nerth i'w hatal nhw. Dydy plant ifanc ddim hyd yn oed yn deall beth sy'n digwydd. Mae'r oedolyn yn y sefyllfa yma bob amser yn troseddu. Mae tua 10% o fenywod yn y gymuned a 30 i 40% o fenywod sydd ag anhwylder bwyta wedi cael eu cam-drin yn rhywiol yn eu plentyndod neu eu treisio yn ddiweddarach. Mae sbectrwm cam-drin yn amrywio o un profiad ohono i gam-drin parhaus dros gyfnod o flynyddoedd. Mae unrhyw fath neu ddigwyddiad o gam-drin rhywiol yn camddefnyddio perthynas o rym yn ddifrifol. Yn aml, mae'r camdriniwr yn aelod o'r teulu neu'n rhywun y mae'r teulu'n ei adnabod.

Ceisio gwneud synnwyr o'r cyfan

Mae'n gyffredin i ddioddefwyr cam-drin rhywiol deimlo eu bod nhw ar fai am beth ddigwyddodd, eu bod nhw wedi caniatáu i'r cam-drin ddigwydd neu eu bod nhw rywsut wedi ei bryfocio, ei annog neu ei haeddu. Mae grym corfforol neu fygythiadau seicolegol yn aml yn cael eu defnyddio i dawelu'r dioddefwr. Eu bwriad yw eich drysu drwy wneud i chi deimlo mai arnoch chi mae'r bai neu fel pe baech chi wedi gwahodd y sylw yma. Os ydych chi'n ddigon dewr i drafod y cam-drin ag oedolyn rydych chi'n ymddiried ynddo, yn aml anghrediniaeth yw'r ymateb cyntaf, rhywun yn dweud 'paid â bod yn wirion', a'r holl beth yn cael ei gadw'n dawel o fewn y teulu. Yn aml, mae'r un sy'n gyfrifol yn dal i fyw ymhlith y teulu neu'n dal i gael ei groesawu fel ymwelydd rheolaidd.

Ffion

Roedd brawd ei thad yn cam-drin Ffion yn rhywiol am nifer o flynyddoedd pan oedd hi'n blentyn ifanc. Roedd hi'n aml yn aros gyda'r ewythr yma a'i wraig dros wyliau'r haf.

Pan fyddai fy modryb yn mynd allan i siopa, byddai fy ewythr yn aml yn gofyn i mi a oeddwn i am iddo ddarllen stori i mi. Byddai'n fy rhoi i eistedd ar ei lin ac yn dechrau cyffwrdd â 'mronnau a'r lle preifat rhwng fy nghoesau. Roeddwn i'n gallu teimlo bod ganddo godiad. Roedd gen i'r teimlad nad oedd hyn yn iawn. Wnes i ddim gofyn iddo stopio. Ddwedes i ddim wrth fy rhieni ar y pryd.

Yn y pen draw, magodd Ffion ddigon o ddewrder i ddweud wrth ei rhieni am hyn pan oedd hi'n 16 oed. *Roedd fy mam yn dda iawn am y peth, ond dwi ddim yn meddwl bod fy nhad yn fy nghredu hyd y dydd heddiw. Fe gyhuddodd fi o ddweud celwydd ac aeth yn ddig iawn tuag ata i. Dwi'n credu ei fod mewn sioc lwyr y gallai rhywbeth fel hyn ddigwydd yn ei deulu e. Dydw i byth yn ymweld â fy ewythr erbyn hyn. Mae fy rhieni'n dal i fynd oherwydd dydyn nhw ddim eisiau gwrthdaro agored yn y teulu. Oherwydd bod fy ewythr wedi fy ngham-drin i, mae ofn arna i y gallai gam-drin plentyn arall hefyd.*

Mae nifer o bobl sydd wedi'u cam-drin yn rhywiol yn teimlo bod y cam-drin wedi newid yn llwyr y ffordd maen nhw'n teimlo amdanyn nhw eu hunain a'i fod wedi gadael anaf, fel twll yn eu henaid, na fydd byth yn gwella. Roedd tad Kathy wedi ei threisio drosodd a throsodd pan oedd hi yn ei harddegau. Dyma ddywedodd hi: *'Mae'n teimlo fel gwenwyn yn tyfu y tu mewn i mi.'*

- Os ydych chi wedi cael eich cam-drin yn rhywiol a heb gael unrhyw gefnogaeth, gall siarad amdano ar hyn o bryd deimlo'n rhy anodd – neu efallai y byddwch yn penderfynu eich bod eisiau gwneud rhywbeth amdano yr eiliad hon.

- I ddechrau, rydyn ni'n eich annog i ddarllen profiadau dioddefwyr eraill o gam-drin. Fyddwch chi ddim yn teimlo mor unig, llawn cywilydd a gwahanol i bawb arall. Dydych chi ddim wedi gwneud dim o'i le ac rydych chi'n haeddu cael eich trin â pharch.

Ar ddiwedd y llyfr hwn mae rhestr ddarllen a allai fod o ddiddordeb i chi. Archebwch y llyfrau sydd o ddiddordeb i chi o'ch llyfrgell leol neu lawrlwythwch nhw.

- Efallai y byddwch yn dymuno siarad â rhywun yn ddienw am eich profiad o gam-drin rhywiol (a fydd yn aml wedi'i fygu ers blynyddoedd). Mae llinellau ffôn hunangymorth ar gael (ond yn anffodus maen nhw'n aml yn brysur).
- Awgrymwn eich bod yn ysgrifennu beth ddigwyddodd i chi, fel pe baech chi'n disgrifio golygfa mewn llys, fel petai'r profiad erchyll yma wedi digwydd i rywun arall. Ysgrifennwch beth fyddai'r cyfreithiwr sy'n erlyn ar ran y dioddefwr yn ei ddweud. Efallai y byddai'n paratoi ei achos drwy fynd i'r afael â'r pwyntiau canlynol:
  - Sut ddechreuodd y cam-drin?
  - Beth wnaeth y camdriniwr i sicrhau eich bod yn cadw'r cam-drin yn gyfrinach?
  - Faint barhaodd y cam-drin?
  - Beth oedd y pethau gwaethaf amdano?
  - Beth wnaeth y camdriniwr?
- Ysgrifennwch beth rydych chi'n rhagweld y byddai'r cyfreithiwr sy'n amddiffyn y camdriniwr yn ei ddweud.
- Ysgrifennwch ymateb y rheithgor, ac yn olaf, ysgrifennwch araith y barnwr.
- Ydych chi'n teimlo y gallwch chi rannu eich stori â rhywun? Eich arweinydd adferiad efallai? Efallai y bydd eich arweinydd yn gallu helpu i gwblhau achos y cyfreithiwr, ychwanegu at ddyfarniad y rheithgor, a sicrhau bod y barnwr yn ddoeth. Os mai'ch plentyn chi'ch hun fyddai'r dioddefwr yn y stori, a fyddai eich dadleuon yn wahanol?

Gall ceisio deall beth ddigwyddodd i chi a gwneud synnwyr ohono arwain at deimladau dryslyd sy'n gallu crynhoi dros nifer o flynyddoedd. Ceisiwch ateb y cwestiynau hyn:

- Ydych chi'n eich beio chi'ch hun am y cam-drin? Pwy arall sydd ar fai?
- Ydych chi'n ofni'ch hun yn gyfrinachol? Neu bobl eraill?
- Os ydych chi'n ddig, pam ydych chi'n ddig? Wrth bwy ydych chi'n teimlo'n ddig?
- Os ydych chi'n teimlo'n ofnus, beth sy'n eich gwneud chi'n ofnus?
- Mae'r sefyllfa'n mynd yn arbennig o ddryslyd os oes gennych chi rai atgofion a theimladau da am y camdriniwr, ar wahân i'r cam-drin. Dydy hyn ddim yn golygu eich bod yn fwystfil. Mae plant yn naturiol yn ceisio gweld daioni mewn pethau a phobl. Beth oedd yr atgofion da? Oes gennych chi atgofion da yr hoffech chi eu cadw?
- Yn yr un modd, mae llawer o ddioddefwyr yn cael eu gadael â theimladau

cymysg am eu rhieni. Beth yw eich teimladau da a'ch teimladau drwg tuag at eich rhieni?
- Nodwch gryfder eich teimladau ar raddfa o 1 i 10.
- Tynnwch luniau ohonoch chi'ch hun ac o aelodau eraill o'r teulu. Sylwch sut rydych chi'n tynnu'r lluniau a nodwch y teimladau mae'r lluniau'n eu deffro ynoch chi.
- Cofnodwch eich teimladau yn eich dyddiadur a gwnewch y gwaith ditectif ABC sy'n cael ei amlinellu ym Mhennod 2.

Yr hawl i fod yn ddig

Mae dicter yn ymateb naturiol i gam-drin ond efallai y byddwch wedi dysgu bod dicter yn arwain at fwy o gam-drin neu nad oes gennych hawl i deimlo dicter na'i fynegi. Efallai y byddwch wedi bod yn dyst i drais ofnadwy yn digwydd mewn dicter ac felly yn meddwl bod rhaid ffrwyno'r emosiwn hwn.

Mae'r camdriniwr yn aml yn mygu dicter y dioddefwr neu'n ei ddargyfeirio ac mae'n cael ei droi tuag i mewn i'r dioddefwr. Felly rydych chi'n teimlo'n ddrwg neu'n mynegi eich dicter tuag atoch eich hun drwy eich anafu eich hun neu ladd y dicter â bwyd. Ydy hi'n deg parhau i ychwanegu at faich dolur a phoen y plentyn sydd wedi ei gam-drin?

Beth allwch chi ei wneud â theimladau o ddicter?

Prosiect y dylid ei ddechrau gyda sgiliau a chefnogaeth yw adnabod eich dicter a deall sut i ymdopi ag ef, ynghyd â deall y goblygiadau sydd i hyn o ran eich anghenion, eich gwerthoedd a chynlluniau eich bywyd.

I ddechrau, er mwyn gwneud hyn, efallai y bydd angen i chi feithrin sgiliau i droi'r hyn y mae eich meddwl yn canolbwyntio arno at rywbeth arall. Mae hyn oherwydd pan fydd emosiynau'n rhy gryf, mae'r ymennydd yn newid o'r modd myfyriol i'r modd awtomatig. Dim ond drwy'r modd myfyriol y gallwch chi ddysgu a ffurfio dealltwriaeth aeddfed. Felly mae angen y gallu arnoch i ganolbwyntio ar y dicter ac yna i droi eich sylw a gwreiddio'ch hun mewn presennol tawel.

Yn aml, mae dicter yn gysylltiedig â thristwch ac felly mae angen i chi hefyd fod â'r gallu i droi at ffordd bleserus a gofalgar o feddwl. Mae hwn yn sgìl bywyd pwysig sy'n cymryd amser, ymarfer ac amynedd i'w ddysgu. Mae llawer o ffyrdd i ddysgu'r sgiliau hyn, sy'n ffurfio hanfod myfyrio, ioga ac ymwybyddiaeth ofalgar. Efallai y bydd y sgiliau hyn yn cael eu dysgu yn eich cymuned, fel rhan o wasanaethau iechyd meddwl, neu maen nhw ar gael fel apiau neu raglenni e-ddysgu.

Unwaith y byddwch yn gallu troi eich sylw, dechreuwch drwy dreulio 15 munud yn myfyrio'n dawel, yn gwreiddio'ch hun drwy ganolbwyntio ar eich anadlu. Dechreuwch drwy ymarfer meddwl am ddelwedd dosturiol, ddiogel. Nesaf, trowch at sefyllfaoedd sy'n gysylltiedig â dicter. Gwrandewch ar eich corff a'i deimladau. Rhowch amser i hyn, ac efallai y byddwch yn gallu ateb pob un o'r cwestiynau isod.

- Pwy sy'n achosi eich dicter? Y camdriniwr? Eich rhieni? Chi eich hun? Y byd?
- Ydych chi'n teimlo ychydig yn ddig neu ydych chi'n teimlo'n gynddeiriog?
- Gadewch i ni weld sut rydych chi'n delio fel arfer â theimladau o ddicter:
  - Ydych chi'n gweiddi ar bobl?
  - Ydych chi'n pryfocio ac yn beirniadu?
  - Ydych chi'n gwylltio?
  - Ydych chi'n torri pethau?
  - Ydych chi'n anafu eich hun?
  - Ydych chi'n beio rhywun arall?
  - Ydych chi'n ffrwyno'ch teimladau neu'n ceisio'u hanwybyddu?
  - Ydych chi'n dweud wrth bobl amdanyn nhw?
  - Ydych chi'n gwneud rhywbeth i newid beth sy'n achosi'ch dicter?
  - Ydych chi'n aros yn oddefol?
  - Beth ydych chi wedi'i wneud i fynegi eich dicter yn y gorffennol?
  - Beth fyddech chi'n hoffi ei wneud i ddangos i bobl eich bod chi'n ddig?
  - Ydych chi'n meddwl yn dawel bach am y pethau yr hoffech chi eu gwneud i ddangos eich dicter?

Dyma rai ffyrdd sydd wedi helpu pobl eraill i ryddhau a rhannu eu teimladau o ddicter am gael eu cam-drin. Efallai y byddwch yn teimlo braidd yn swil neu'n lletchwith ar y dechrau wrth i chi eu gwneud, ond yn aml maen nhw'n gweithio.

- Dychmygwch blentyn rydych chi'n ei adnabod neu'n ei garu yn cael ei drin yn yr un ffordd ag y cawsoch chi eich trin.
- Darllenwch straeon dioddefwyr eraill (gweler y rhestr ddarllen) – efallai y gallwch chi deimlo'n ddig drostyn nhw.
- Ewch i rywle diogel, a rhowch eich hun mewn osgo o ddicter – gwnewch wynebau dig, gwaeddwch a rhegwch a sgrechiwch. Gwahoddwch eich arweinydd adferiad neu ffrind i sgrechian gyda chi.
- Gofynnwch i'ch arweinydd adferiad eistedd o'ch blaen chi a rhoi ei ddwylo i fyny â'r cledrau'n eich wynebu chi. Nawr gwthiwch yn eu herbyn gyda'ch cledrau chi. Gwthiwch yn galed. Gofynnwch i'ch arweinydd adferiad wthio'n ôl. Collwch eich limpin yn llwyr.
- Pwniwch glustogau. Mae bwrw'r gwely drosodd a throsodd â raced tennis neu bapur newydd wedi'i rolio yr un mor therapiwtig ac mae'n gwneud sŵn gwych.
- Gyda'ch arweinydd adferiad, actiwch sefyllfaoedd sy'n gwneud i chi deimlo'n ddig iawn.

Gwnewch reolau i chi'ch hun am hyn – yr un sylfaenol yw na fyddwch chi'n anafu neb arall, ac yn bendant fyddwch chi ddim yn anafu eich hun.

- Siaradwch â'ch clustog/eich dol/eich tegan meddal/eich anifail anwes ac esboniwch pam rydych chi'n teimlo'n ddig. Weithiau gall colli'ch limpin eich gwneud yn ymwybodol o fathau eraill o deimladau a ddaw fel sgileffaith pwerus i hyn – unigrwydd, tristwch a galar. Felly, awgrymwn eich bod yn trefnu bod eich arweinydd adferiad, neu rywun arall sy'n deall beth rydych chi'n ceisio'i wneud a fydd yn gallu eich cysuro, gerllaw.

Dyma rai syniadau ar gyfer targedu eich dicter yn uniongyrchol:

- Tynnwch luniau o'r camdriniwr. Dywedwch wrtho beth fyddech chi'n hoffi ei wneud iddo. Torrwch y lluniau'n ddarnau mân. Gollyngwch nhw ar y llawr a sathrwch nhw. Rhowch nhw ar y wal a thaflwch bethau atyn nhw.
- Gwnewch eich modelau eich hun o'r camdriniwr mewn clai. Rhowch binnau miniog ynddyn nhw. Gwasgwch nhw. Torrwch nhw'n ddarnau bach. Taflwch nhw yn y bin.
- Dychmygwch y camdriniwr yn 'y gadair wag'. Os nad ydych chi'n gallu dweud pethau dig wrtho, gadewch i'ch arweinydd adferiad siarad ar eich rhan.
- Gwrandewch ar aelodau'r teulu, ffrindiau neu'ch cynorthwyydd yn bod yn ddig ar eich rhan.
- Gwnewch restr o effeithiau'r cam-drin arnoch chi. Rydych yn siŵr o feddwl am bethau i fod yn ddig amdanyn nhw.
- Ysgrifennwch lythyr at y person a fu'n eich cam-drin chi (does dim ots os nad yw'r person o gwmpas bellach neu efallai ei fod wedi marw). Awgrymwn nad ydych chi'n anfon y llythyr hwn. Mae'n breifat – i chi yn unig. Ysgrifennwch eich holl feddyliau dig yn y llythyr. Peidiwch â dal yn ôl. Galwch y camdriniwr yn bob enw dan haul. Disgrifiwch faint mae wedi anafu'ch teimladau a pham. Darllenwch y llythyr eto pan fyddwch chi'n teimlo'n isel.
- Recordiwch y llythyr ar recordydd llais.
- Darllenwch eich llythyr eto neu gwrandewch ar eich recordiad bob tro y bydd teimladau'n codi mewn perthynas â'r cam-drin. Golygwch, ychwanegwch fwy o eiriau, a ffeiliwch y llythyr yn rhywle diogel.
- Neu argraffwch y llythyr a'i rwygo'n ddarnau mân. Rhwygwch y llythyr yn ddarnau mor fân â phosib.

Weithiau gall dicter gronni gymaint nes bod siarad yn mynd yn anodd heb golli rheolaeth. Ewch i wneud ychydig o ymarfer corff. Ewch i redeg neu i loncian neu ewch â'r ci am dro. Gwnewch ymarferion aerobeg. Neidiwch i fyny ac i lawr.

Ar ryw bwynt, efallai y byddwch yn cael teimladau cryf o fod eisiau dial ar eich camdriniwr. Rydych chi'n breuddwydio am ddial – neu hyd yn oed am lofruddiaeth. Mae dymuno dial yn ymateb naturiol a chall. Wrth gwrs, fedrwch chi ddim gweithredu ar hyn ond gadewch i'ch hun ddychmygu i'r eithaf. Dyma un ffordd o gael y teimladau allan o'ch system, o gael gwared ar y boen a chaniatáu i'ch enaid wella.

Cofiwch, dydy bod yn ddig tuag at rywun ddim yn dileu'r teimladau da y gallech chi fod yn eu teimlo amdano. Mae gennych chi hawl i'ch dicter. Mae mynegi'r dicter yn paratoi'r ffordd i chi deimlo'n gyfan unwaith eto.

Ymgodymu ag euogrwydd a beio'ch hun

Mae llawer o ddioddefwyr cam-drin yn cael eu plagio gan y syniad mai arnyn nhw roedd y bai am yr hyn a ddigwyddodd. Efallai y byddwch yn teimlo bod rhan ohonoch chi wedi mwynhau'r hyn a ddigwyddodd, eich bod ar fai oherwydd eich bod wedi derbyn llwgrwobrwyon, neu eich bod rywsut yn gyfrifol am y cam-drin ddim ond oherwydd eich bod wedi ildio iddo.

NA, BYTH. Does gan neb yr hawl i'ch cam-drin chi'n rhywiol naill ai drwy drais neu drwy gam-drin eu statws. Nid bai'r dioddefwr yw cam-drin rhywiol, *byth*. Cyfrifoldeb y camdriniwr yn llwyr yw ei ymddygiad. Does dim byd mae'r dioddefwr yn ei wneud na'i ddweud yn achosi'r cam-drin. Yn yr un modd, dydy'r dioddefwr ddim yn gyfrifol am beth sy'n digwydd i'r teulu a'r camdriniwr ar ôl siarad am y peth.

Ydych chi'n poenydio eich hun drwy ddweud eich bod:

- wedi 'gwahodd' y cam-drin, am ryw reswm?
- y math o berson a oedd yn ei 'haeddu'?
- wedi mwynhau'r sylw arbennig oedd ynghlwm wrtho... neu'r manteision... neu eich bod wedi derbyn arian?
- wedi 'ddefnyddio'r' gyfrinach i ennill rhyw fath o fantais dros y camdriniwr?
- wedi cael profiad o deimladau corfforol pleserus drwy'r cam-drin?
- heb ddweud wrth neb?
- heb wneud digon i stopio'r cam-drin?
- heb wneud digon i rwystro eich brodyr a'r chwiorydd rhag cael eu cam-drin?
- wedi ypsetio eich teulu drwy ddweud wrthyn nhw am y cam-drin, wedi gwneud bywyd yn anodd iddyn nhw, neu wedi tynnu sylw digroeso atyn nhw?
- yn gyfrifol am chwalu'r teulu?
- wedi achosi i'r camdriniwr gael ei gosbi?
- wedi ymddwyn mewn ffyrdd dinistriol neu hunanddinistriol?

Cymerwch arnoch fod eich rhestr yn perthyn i rywun arall sydd wedi cael ei gam-drin ac mai chi yw ffrind yr un dan sylw. Beth fyddwch chi'n ei ddweud wrtho?

Yn aml, mae'r cam-drin yn dechrau pan fydd y plentyn mor ifanc, mae'n methu deall beth sy'n digwydd. Er eich bod efallai'n amau nad yw hyn yn iawn, erbyn i chi fod yn ddigon hen i wybod bod yr ymddygiad yma'n bendant yn ddrwg, byddwch yn teimlo nad ydych chi'n gallu gwrthwynebu na dweud wrth neb oherwydd iddo ddigwydd ers cymaint o amser.

Cofiwch fod rhaid i blant ymddiried mewn oedolion a'u bod yn hawdd eu drysu; mae eisiau sylw ac anwyldeb arnyn nhw bob amser ac felly byddan nhw'n ymuno ag unrhyw ryngweithio gydag oedolyn. Mae ymatebion rhywiol yn reddfol ac yn gallu datblygu yn ifanc iawn.

Ôl-effeithiau cam-drin

Mae cam-drin yn effeithio ar bobl wahanol mewn ffyrdd gwahanol a dydy ei ôl-effeithiau ddim yn dibynnu'n unig ar beth ddigwyddodd ond hefyd ar ba gymorth a chefnogaeth sy'n cael eu rhoi i'r dioddefwr. Yn aml, mae cam-drin yn arwain at anawsterau sy'n parhau gydol oes yr oedolyn ac yn ei berthynas ag eraill. Unwaith y byddwch yn sylweddoli sut mae'ch cam-drin yn effeithio arnoch chi, fe allwch chi ei oresgyn.

> **COFIWCH: MAE POB DIODDEFWR YN GALLU GOROESI**

Dechrau ymddiried

Yn dilyn cam-drin o unrhyw fath, mae diffyg ymddiried yn rhan hanfodol o'ch personoliaeth. Pan fyddwch chi'n methu ymddiried, mae cylch cythreulig yn dechrau. Lleia yn y byd fyddwch chi'n ymddiried, lleia yn y byd o ffrindiau fydd gennych chi a mwyaf unig y byddwch. Heb y cyfle i ailddysgu bod modd ymddiried mewn pobl, rydych chi'n teimlo'n unig ac yn fregus ac yn gwarchod eich hun fwy.

Mae mynd trwy eich bywyd heb fedru ymddiried yn beth unig iawn, felly pan fyddwch yn ddigon dewr, ara deg piau hi. Efallai y byddwch chi'n cymryd cam yn ôl o dro i dro ond peidiwch â rhoi'r gorau iddi oherwydd bydd hyn yn talu ar ei ganfed i chi. Efallai y bydd darllen *Y Tywysog Bach* gan Antoine de Saint-Exupéry yn ddefnyddiol i chi. Fe sylweddolodd hwn fod cariad yn cynnwys y perygl o gael eich brifo ond nad yw bywyd heb unrhyw gyfeillgarwch yn fywyd o gwbl. Bydd hi'n cymryd amser i ddatblygu'r gallu i ymddiried – byddwch yn amyneddgar. Yn y pen draw, byddwch yn profi ei elfennau – gonestrwydd, derbyniad a pharch. Byddwch yn wyliadwrus o fythau rhamantaidd, fel y rhai sydd i'w gweld mewn nofelau Mills & Boon, a Chyfres y Fodrwy gynt, sy'n awgrymu mai un dyn yn unig sydd i chi yn eich oes, neu y bydd 'Tywysog Swynol' (cryf a chadarn) yn eich swyno'n lân (mewn bywyd go iawn, gall fod yn fwystfil gormesol mewn gwirionedd).

Mae cael y cydbwysedd iawn rhwng gofalu a dibyniaeth yn anodd pan nad ydych wedi profi cydbwysedd o'r fath yn eich plentyndod. Efallai y bydd angen i chi ymestyn y cam o feithrin cyfeillgarwch gyda rhai o'r un rhyw â chi cyn i chi ddechrau ar berthynas gyda'r rhyw arall. Rydyn ni'n eich annog i gymryd cyn hired ag y teimlwch sydd ei angen arnoch i deimlo'n ddiogel ac yn saff ynoch chi'ch hun, yn hytrach na pheryglu dechrau perthynas lle byddwch chi'n ddioddefwr sy'n cael ei gam-drin gan rywun arall.

> **Bydd y cwestiynau canlynol yn eich helpu i weld pa mor barod rydych chi i gael perthynas:**
>
> - Ydych chi'n teimlo, os ydych chi'n dibynnu ar rywun, mai fe neu hi sy'n rheoli a bod rhaid i chi ildio iddo/iddi?
> - Ydych chi'n ofni y bydd closio at rywun yn arwain at gael eich brifo, ac felly eich bod yn dewis y ffordd 'unig ond yn rheoli'?
> - Ydych chi'n pendilio rhwng teimlo dirmyg tuag at eraill a'r syniad y byddan nhw'n eich gwawdio neu yn eich bychanu chi?
> - Ydych chi'n pendilio rhwng teimlo'n fwystfil neu'n fabi?
> - Os ydych chi'n uniaethu ag unrhyw rai o'r patrymau hyn, ewch yn ôl at eich coeden deuluol a'ch diagram o'r teulu.
> - Beth yw credoau neu arwyddeiriau eich teulu? O ble mae'r mythau hyn yn dod?
> - Ysgrifennwch eich stori eto yn arddull Roald Dahl â'i straeon tylwyth teg (*Revolting Rhymes*). Sut allwch chi newid y diwedd? Fedrwch chi wneud i bobl ymddwyn yn wahanol i'w cymeriad a thorri'r myth? Fedrwch chi ysgrifennu diweddglo buddugoliaethus neu ychwanegu ychydig o hiwmor? Dechreuwch gydag *'Un tro roedd yna blentyn bach...'* Paratowch i ddangos eich straeon i'ch arweinydd adferiad.

Dod i delerau

Yn anffodus, fedrwch chi ddim ailysgrifennu'r gorffennol, waeth pa mor boenus oedd e, waeth faint rydych chi'n dal i deimlo wedi'ch brifo a'ch niweidio. Fedrwch chi ddim dad-wneud y difrod. Rhaid i chi ddysgu dweud ffarwél wrth y 'dymuniad' am well rhieni a pharhau â gweddill eich bywyd. Bydd cael gwared ar yr hiraethu am yr hyn a allasai fod yn eich galluogi i wneud lle i'r hyn sy'n gallu bod ac i'r bobl 'go iawn' yn eich bywyd, hyd yn oed os nad ydyn nhw'n berffaith.

Er mwyn eich helpu i ddod i delerau â'r gorffennol a deall sut mae hyn yn effeithio ar berthnasoedd y presennol ac yn dylanwadu arnyn nhw, efallai y byddwch yn penderfynu bod angen cwnsela arnoch chi. Mae rhai manylion cyswllt ar gyfer cymorth i'w gweld ar ddiwedd y llyfr hwn ynghyd ag awgrymiadau ar gyfer rhagor o ddeunydd darllen.

10. Rhywbeth i gnoi cil drosto

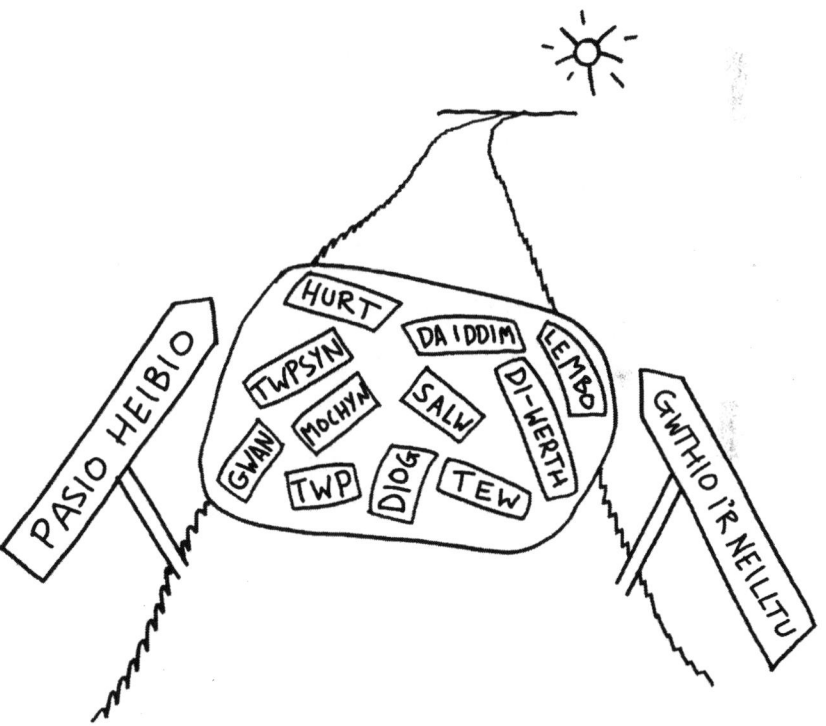

Mae gan bob un ohonon ni ein canfyddiadau ein hunain, y rhan fwyaf ohonyn nhw yn ein hisymwybod, o sut mae'r byd a'r bobl sy'n byw ynddo yn gweithio. Mae llawer o'r canfyddiadau hyn yn deillio o'n plentyndod (hynny yw, os oedd eich rhieni bob amser yn dweud wrthych chi eich bod yn berson hyfryd a gwerth chweil, rydych chi'n debygol o feddwl eich bod yn berson hyfryd a gwerth chweil, ond os oedden nhw'n dweud wrthych chi eich bod yn dew ac yn hunanol, rydych chi'n debygol o dyfu i fyny yn credu eich bod yn dew ac yn hunanol).

Ar sail y syniadau hyn, rydyn ni'n ceisio deall beth sy'n digwydd o'n cwmpas ni:

Er i mi wneud ambell gamgymeriad, bydd fy ffrindiau'n dal i fy hoffi i oherwydd eu bod yn fy hoffi am yr hyn ydw i

neu

Fydd pobl ddim yn fy hoffi i oni bai 'mod i'n berffaith

neu

Oni bai 'mod i'n plesio pobl, byddan nhw'n dyfalu pa mor hunanol ydw i.

Rydyn ni hefyd yn defnyddio ein canfyddiadau i ragweld canlyniad tebygol digwyddiadau:

Fydd y bachgen neis yna ofynnodd i mi fynd allan gydag e ddim yn debygol o wneud hynny eto gan 'mod i mor dwp a hyll.

Mae problemau'n codi pan nad ydyn ni'n diweddaru ein canfyddiadau'n gyson yng ngoleuni profiadau newydd. Byddwn yn mynd yn sownd mewn nifer o gredoau a ffyrdd o ymdopi a gafodd eu dysgu pan oedden ni'n blant, rhai sy'n anghywir neu'n amhriodol. Fel arfer bydd gan bobl ag anhwylderau bwyta nifer o gredoau hunandrechol amdanyn nhw eu hunain ac am y byd yn gyffredinol. Yn aml, mae'r rhain yn deillio o brofiadau anodd yn eu plentyndod. Mewn achosion eraill, gall yr anhwylderau bwyta eu hunain wneud i chi deimlo'n anobeithiol, yn ffiaidd, yn llanast, yn dwp ac yn ddi-werth.

Mae llawer o'r meddyliau di-fudd (neu hyd yn oed afresymol) hyn yn canolbwyntio ar y symptomau bwyta ac yn cael eu cryfhau ganddyn nhw, er enghraifft:

Dwi wedi cael pwl o orfwyta eto/dwi wedi methu bwyta digon eto. Dwi'n hollol ddi-werth.

Mae meddyliau di-fudd eraill yn canolbwyntio ar fywyd yn gyffredinol, er enghraifft:

Mae fy nghariad wedi fy ngadael i. Dwi mor anneniadol; fydda i byth yn ffeindio dyn arall.

Teimlo nad ydych chi'n ffitio i mewn

Yn aml, mae pobl ag anhwylderau bwyta wedi cael eu cyflyru ers eu plentyndod i gredu nad ydyn nhw'n hollol iawn, ac nad ydyn nhw'n bodloni'r disgwyliadau.

Lona

Roedd Lona yn teimlo'n isel amdani hi'i hun ers blynyddoedd ac yn ei harddegau roedd hi wedi cymryd sawl gorddos ac wedi'i thorri ei hun. Cyfaddefodd ei bod hi'n teimlo nad oedd neb wedi'i hoffi nac wedi gofalu amdani pan oedd hi'n blentyn. Sylwodd fod nifer o luniau o'i brawd a'i chwaer o gwmpas y tŷ ond dim un ohoni hi. Jôc deuluol oedd ei bod wedi bod yn fabi ac yn blentyn hyll. Roedd gan ffrind ei mam ferch a oedd ddeufis yn hŷn na Lona. Drwy gydol ei phlentyndod cafodd Lona'n ei chymharu'n negyddol â'r ferch hon. Roedd Lona yn cael ei gwatwar a'i bychanu oherwydd mai hi oedd yr un blaen, dew. Roedd y ddau deulu'n treulio'u holl amser gyda'i gilydd a doedd Lona byth yn gallu dianc rhag cael ei bychanu.

Fel yn achos Lona, efallai fod mythau teuluol pwerus wedi'u creu o'ch cwmpas chi hefyd (ddim yn ddigon clyfar, ddim yn ddigon prydferth, ddim yn...). Gall bod yn hwyaden fach hyll eich teulu adael creithiau sy'n para'n hir iawn.

Jameela

Roedd tad Jameela yn dod o India a'i mam o Iwerddon. Tyfodd i fyny mewn pentref bach yn ne-ddwyrain Lloegr.

Fe ges i lawer o drafferth yn yr ysgol. Byddwn yn cael fy mhryfocio oherwydd fy ngolwg ecsotig. Rywsut fe dyfais i fyny yn meddwl 'mod i'n ddiffygiol mewn rhyw ffordd oherwydd 'mod i'n wahanol. Hyd yn oed nawr, pan fydd y peth lleiaf yn mynd o'i le, dwi'n dweud wrtha i fy hun drosodd a throsodd pa mor ddi-werth ydw i.

Oherwydd y diffyg hunan-werth yma, ceisiodd Jameela beidio â chymdeithasu. Doedd hi ddim yn gwybod sut i siarad â phobl nac ymateb iddyn nhw gan ei bod hi'n teimlo'n ddiffygiol, nad oedd hi'n ddigonol mewn rhyw ffordd. Roedd hi'n gwneud i bobl eraill, fodd bynnag, feddwl ei bod hi'n anghyfeillgar, yn oeraidd ac yn ffroenuchel a bydden nhw'n cadw draw oddi wrthi.

Ydych chi'n uniaethu â rhai o'r meddyliau hyn?

- Dydw i ddim yn gwybod beth i'w ddweud pan fydda i gyda phobl eraill, felly dwi'n osgoi pob math o achlysur cymdeithasol.
- Does gen i ddim llawer o hyder, a dwi'n meddwl na fydd pobl yn fy hoffi i, y byddan nhw'n fy meirniadu, neu'n penderfynu 'mod i'n dwp.
- Dwi'n ofni os bydda i'n siarad y bydd y geiriau'n dod allan yn anghywir ac y bydd pobl yn chwerthin.

Mae meddyliau hunandrechol fel hyn yn mynd o gwmpas eich pen yn barhaus, yn cecru ac yn tanseilio, yn eich llethu, yn gwaethygu hyd yn oed os yw'r peth lleiaf yn mynd o'i le. Yn waeth na hyn, maen nhw'n gwneud i bethau fynd o'u lle. Dywedwch, er enghraifft, eich bod yn disgwyl i bobl eraill beidio â'ch hoffi chi. Rydych chi felly'n ymddwyn fel tasen nhw ddim yn eich hoffi drwy fod yn amddiffynnol ac yn fewnblyg. Mae'n debygol iawn y bydd y bobl yma'n ymateb drwy eich trin chi fel pe bai rhywbeth yn bod arnoch chi. Mae hyn, yn ei dro, yn cryfhau eich cred nad yw pobl yn eich hoffi chi. Gelwir hyn yn broffwydoliaeth hunangyflawnol (*self-fulfilling prophecy*).

Meddyliau hunandrechol sydd wrth wraidd iselder a hunan-werth isel, ac maen nhw'n gwaethygu problemau bwyta. Felly mae dod yn ymwybodol o'r meddyliau/y credoau hyn a'u hamau nhw yn bwysig iawn.

Senario gofid a gwae

Mae teimladau o ddiymadferthedd, anobaith a natur anochel pethau yn aml yn codi o ganlyniad i feddyliau afresymol sy'n cyfuno tair elfen pan fyddwch chi'n: (1) cymryd y cyfrifoldeb pan fydd pethau'n mynd o chwith (*'Fe wnes i ei siomi hi'*); (2) meddwl y bydd pethau'r un fath am byth (*'Dwi BOB AMSER yn ei siomi hi'*); a (3) meddwl y bydd pethau'r un fath ble bynnag yr ewch chi (*'Dwi bob amser yn siomi PAWB'*).

Hynny yw, rydych chi'n teimlo mai chi eich hun neu'ch personoliaeth sy'n gyfrifol am fethiannau a bydd hyn wastad yn wir ym mhob sefyllfa. Mae hon yn agwedd sy'n eich parlysu gan ei bod yn gwneud i chi feddwl nad ydych yn gallu rheoli digwyddiadau o gwbl ac na allwch chi newid dim byd. Felly bydd unrhyw ddigwyddiadau y mae gennych chi rywfaint o reolaeth drostyn nhw yn anorfod yn wael. Yn y pen draw, mae hyn yn arwain at iselder.

Pan mae bywyd yn ofnadwy

Ydych chi'n un o'r bobl hynny sydd â bywyd ofnadwy? Sy'n profi un trychineb, chwalfa, methiant mawr ar ôl y llall? Efallai eich bod chi wir yn anlwcus – mae fel petai rhai pobl yn denu anawsterau, ond os yw popeth i'w weld yn mynd o'i le, yn enwedig i chi, efallai fod hyn oherwydd eich agwedd yn hytrach na sut mae pethau mewn gwirionedd.

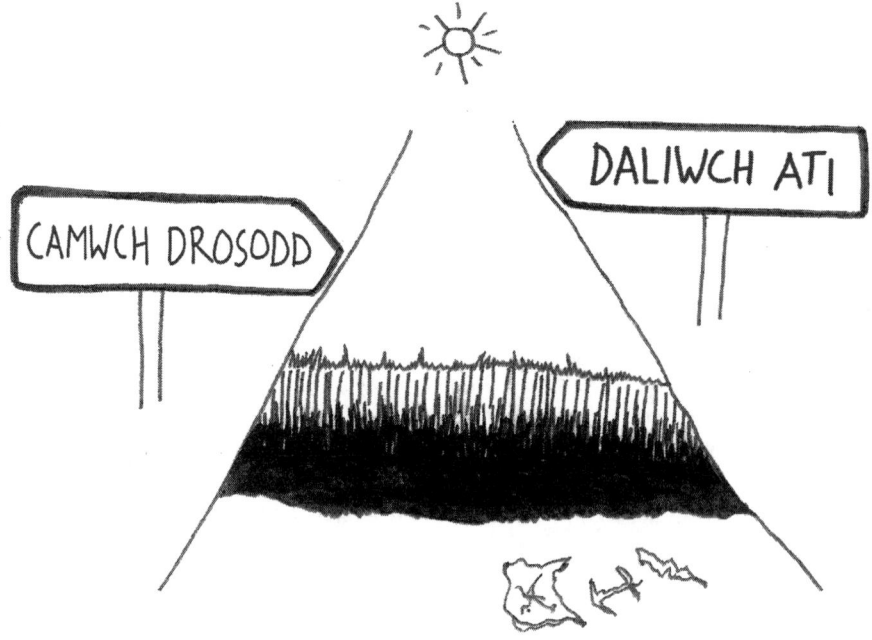

Efa

Byddai Efa bob amser yn meddwl mai dim ond iddi hi roedd y pethau gwaethaf yn digwydd. Roedd ei mam yn chwerw oherwydd bod tad Efa wedi'i gadael pan oedd Efa'n fach a byddai hi'n siarad o hyd am ba mor galed ac annheg oedd ei bywyd hi. Meddai Efa:

Mae'n debyg 'mod i wedi dysgu gweld pethau drwy lygaid fy mam a chanolbwyntio bob amser ar ochr negyddol popeth. Roedd popeth yn rhwystr anorchfygol a oedd yn cael ei osod ar fy llwybr i 'maglu i. A byddwn i'n gadael iddo fy maglu. Mewn rhai ffyrdd, roeddwn i'n cael rhyw fodlonrwydd rhyfedd o'r ffaith fod pethau'n anodd i mi. Mae fy ngŵr yn hollol wahanol i mi – mae anawsterau yno i'w goresgyn.

Mae gan bobl ag anhwylderau bwyta duedd i sylwi ar y negyddol. Er enghraifft, maen nhw'n fwy tebygol o sylwi ar bobl ag wynebau dig, awdurdodol yn hytrach nag ar wynebau caredig, llawn cydymdeimlad. Mae ganddyn nhw hefyd ragfarn sy'n golygu eu bod nhw'n disgwyl y gwaethaf. I gael cydbwysedd ac i reoli hwyliau, rhaid hyfforddi'r ymennydd i weld y cadarnhaol. Fel gyda phob hyfforddiant, rhaid wrth ymarfer a dyfalbarhad.

Mae llawer o apiau a llyfrau ar gael ar seicoleg gadarnhaol sy'n disgrifio sut allwch chi ailhyfforddi'ch ymennydd i ganolbwyntio'ch sylw ar y cadarnhaol.

I gymryd camau i newid arferion negyddol, defnyddiwch y fframwaith Ymwybyddiaeth, Cynllunio a Rhowch Gynnig Arni (APT: *Awareness, Planning and Try it*).

I ddechrau, byddwch yn YMWYBODOL o'r cydbwysedd rhwng eich tueddiadau negyddol a chadarnhaol. Nodwch pa mor aml y byddwch chi'n meddwl yn negyddol am rywbeth (bwriadwch drafod pa mor ddilys yw hyn â ffrind yn ddiweddarach). Yn bwysicach, nodwch pan fydd pethau cadarnhaol yn digwydd, neu tynnwch 'hunlun' i gofnodi digwyddiadau da. Gwnewch nodiadau os a phan fyddwch chi'n sylwi bod eraill yn fframio digwyddiadau mewn ffyrdd cadarnhaol a thrugarog.

CYNLLUNIWCH. Gwnewch hyn drwy adeiladu senarios 'os... yna' pan fyddwch chi'n torri ar draws arferiad negyddol drwy ganolbwyntio ar rywbeth cadarnhaol neu ar ddull o weithredu. Er enghraifft, os na fydd fy ffrind yn fy ffonio pan ddywedodd hi y byddai, yna:

- Bydda i'n ei ffonio hi fy hun.
- Bydda i'n ffonio ffrind arall.
- Bydda i'n mynd at fy mocs cysur i nôl fideo doniol.
- Bydda i'n mynd at fy llyfr ffotograffau sy'n tynnu sylw at ddigwyddiadau a oedd wrth fy modd, digwyddiadau dwi'n ddiolchgar amdanyn nhw, ac ati.

> Delweddwch rai o'ch cynlluniau meddwl a gweithredu a'u mynegi mewn geiriau er mwyn eu gwreiddio'n awtomatig. Rhowch wybod i bobl eraill am eich cynlluniau er mwyn iddyn nhw allu eich procio chi.
> **RHOWCH GYNNIG ARNI.** Yn olaf, rhowch beth o hyn ar waith. **RHOWCH GYNNIG ARNI** drosodd a throsodd. Mae angen rhoi cynnig arni o leiaf 10 gwaith i roi cyfle i chi'ch hun a bydd angen hyd yn oed rhagor o oriau i sefydlu'r arferiad. Wedyn ewch yn ôl i'r dechrau eto.
> Byddwch yn **YMWYBODOL** o'r hyn rydych chi'n ei ddysgu ac o ffyrdd eraill i addasu eich cynlluniau i dorri arferion meddwl niweidiol.

Wedi'ch llethu gan euogrwydd

Mae teimlad pwerus o fod wedi gwneud rhywbeth o'i le yn rhan o fywyd dyddiol llawer o'r rhai sydd ag anhwylderau bwyta. Gall meddyliau euog fod yn arbennig o gryf ar ôl bwyta:

> *Yn y diwedd byddwn i'n teimlo'n gwbl euog, hyd yn oed ar ôl bwyta swp o rawnwin, fel pe bawn i wedi cyflawni trosedd fawr. Roeddwn i'n gwybod bod hyn yn nonsens llwyr ac eto byddwn i'n teimlo'n euog ofnadwy.*

Mae euogrwydd yn broblem anodd mynd i'r afael â hi.

- Ceisiwch ddychmygu golygfa mewn llys, a'r barnwr yn gweiddi: *Mae'r cyhuddedig wedi ei gael yn euog o fwyta swp o rawnwin* (neu beth bynnag rydych chi'n teimlo'n euog yn ei gylch – *bwyta pum bynsen hufen... peidio â dangos cydymdeimlad tuag at broblemau ei ffrind bob amser... peidio ag ymweld â'i rhieni yn ddigon aml). Bydd yn cael ei dedfrydu i bum mlynedd o lafur caled.*

- Sut fyddai cyfreithiwr amddiffyn gwych yn mynd i'r afael â'r cyhuddiad yn eich erbyn a throi'r rheithgor o'ch plaid chi? Gallai ddweud: *Beth mae'r cyhuddedig wedi ei wneud o'i le mewn gwirionedd? Ers pryd mae bwyta swp o rawnwin yn drosedd yn y wlad yma? Dwi'n cyfaddef 'mod i wedi bwyta swp o rawnwin y bore 'ma. A oes unrhyw un yn y llys yma sydd heb fwyta grawnwin erioed?*

Plesio pawb

Efallai eich bod yn teimlo dan rwymedigaeth barhaus i bobl eraill. Efallai fod gennych chi deimlad canolog na fyddwch yn cael eich caru ond ar yr amod eich bod yn ddigon teilwng, clyfar, swynol neu ddeniadol.

Mae hunanderbyniad a hunangariad yn gysyniadau dieithr, felly mae bodlonrwydd a theimlad o sefydlogrwydd ac o deimlo'n ddiogel ynoch chi'ch hun yn dod i ddibynnu ar ddylanwadau 'allanol'. Mae'r anhwylder bwyta yn ffynnu ar y diffyg sylfaen cadarn hwn i'r hunan, yr anhrefn a'r ansicrwydd parhaus.

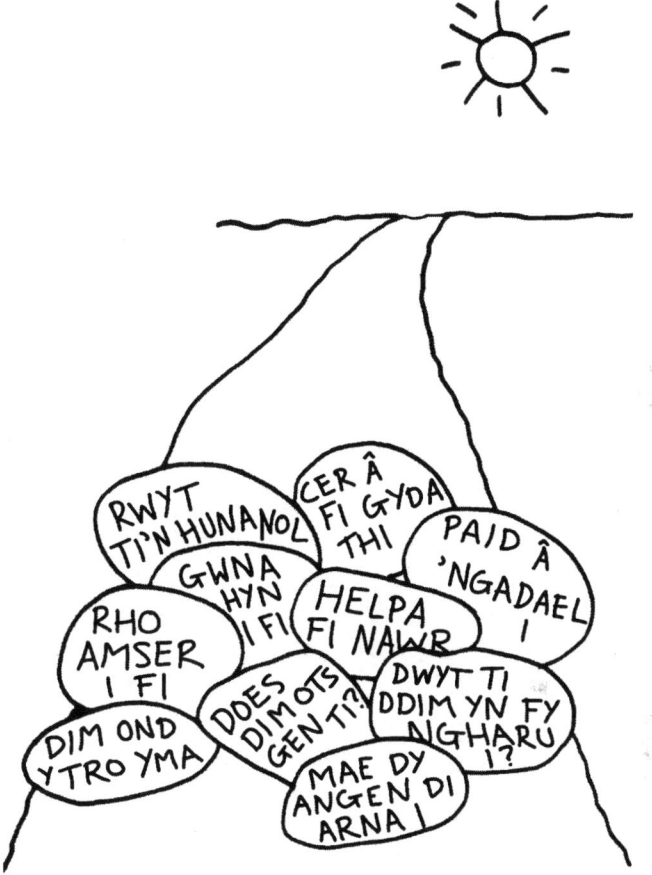

Person plesio pawb

John

Roedd John yn blentyn sensitif; roedd yn ymwybodol o ofid ei fam pan fyddai ef a'i frodyr yn gwneud llanast yn y tŷ roedd hi'n gweithio mor galed i'w gadw'n lân. Doedd e ddim yn gallu dioddef ei thawelwch oeraidd a oedd yn mynd law yn llaw â'i dicter. Roedd John yn hiraethus mewn ysgol breswyl, ac yn teimlo ei bod hi'n ddyletswydd arno i ymdopi. Roedd hi'n anodd cael hyd i lwybr diogel, rhwng cael ei gosbi gan athrawon oedd yn ei guro'n ddidrugaredd am fethu â chyrraedd y safon a chael ei fwlio gan fechgyn eraill am fod yn wlanen neu'n fachgen bach da. Daeth yn arbenigwr ar geisio plesio pawb.

Fel John:

- Ydych chi'n ofni peidio â phlesio pobl eraill rhag ofn i chi gael eich beirniadu neu'ch cam-drin neu fethu cael cariad neu gymeradwyaeth?
- Ydych chi'n plesio pobl eraill waeth sut rydych chi'n teimlo, yn ffrwyno eich teimladau eich hun, ac yn ceisio deall sut mae meddyliau pobl eraill yn gweithio er mwyn cadw eu hewyllys da?
- Ydych chi'n methu dweud 'na' ac felly'n ysgwyddo gormod er mwyn peidio â siomi eraill, neu'n gohirio gwneud pethau gan nad ydych chi'n gallu dioddef methu eu gwneud yn hollol iawn?
- Ydych chi'n anwybyddu neu'n ffrwyno eich teimladau oherwydd eu bod yn arwydd o anghenion mewnol?
- Ydych chi'n pryderu y byddwch yn mynd i feichio crio neu'n ffrwydro mewn dicter os ydych chi'n hepgor unrhyw beth?
- Ydych chi'n ofni cael eich gwatwar neu gael eich ystyried yn wan, yn llywaeth?

Os ydych chi wedi ateb 'ydw' i unrhyw un o'r cwestiynau yma, fedrwch chi feddwl am sefyllfaoedd o'r gorffennol a allai esbonio hyn?

> Pan fyddwch chi'n sylweddoli eich bod yn syrthio i mewn i'r 'pydew plesio', rydyn ni'n eich annog i rwystro'ch hun a cheisio darlunio sut mae'ch ymddygiad chi'n effeithio ar bobl eraill:
>
> - Os nad ydych chi'n dweud wrth bobl beth yw'ch teimladau neu'ch dymuniadau go iawn, maen nhw'n gorfod ceisio darllen eich meddwl a dyfalu beth yw'ch dymuniadau. Wrth gwrs, fe fyddan nhw'n dehongli eich meddyliau, eich dymuniadau neu'ch anghenion ar adegau, sy'n rhoi teimlad o fethiant dwys iddyn nhw ac yn eu rhwystro rhag teimlo'r pleser o'ch plesio chi. Efallai y byddan nhw'n eich gweld chi fel rhywun ffroenuchel a phell.
> - Os ydych chi bob amser yn ceisio dweud a gwneud popeth i ildio i bobl eraill, byddan nhw'n eich ystyried yn ddiflas, yn ddigymeriad, heb unigoliaeth; byddan nhw'n siŵr o feddwl eich bod yn berson anniddorol iawn.
> - Os ydych chi bob amser yn ceisio plesio, byddwch yn mynd yn ddig ac yn rhwystredig os nad yw'ch ymdrechion yn cael eu gweld ac mae'n amhosib peidio â dangos y dicter yma, hyd yn oed mewn ffyrdd cynnil.
> - Gall bod yn ferthyr tawel fod yn hynod ddiflas i bobl eraill, gan fod hyn yn rhoi'r argraff eich bod chi'n iawn ac nid yw'n rhoi unrhyw gyfle i chi weld safbwynt y person arall.
> - Efallai fod bwriadu plesio yn ddymuniad hunanol, gan y gall olygu bod ar dir uchel moesol, ond mae hefyd yn amddifadu pawb arall o'r cyfle i roi ac i fod yn ffein.

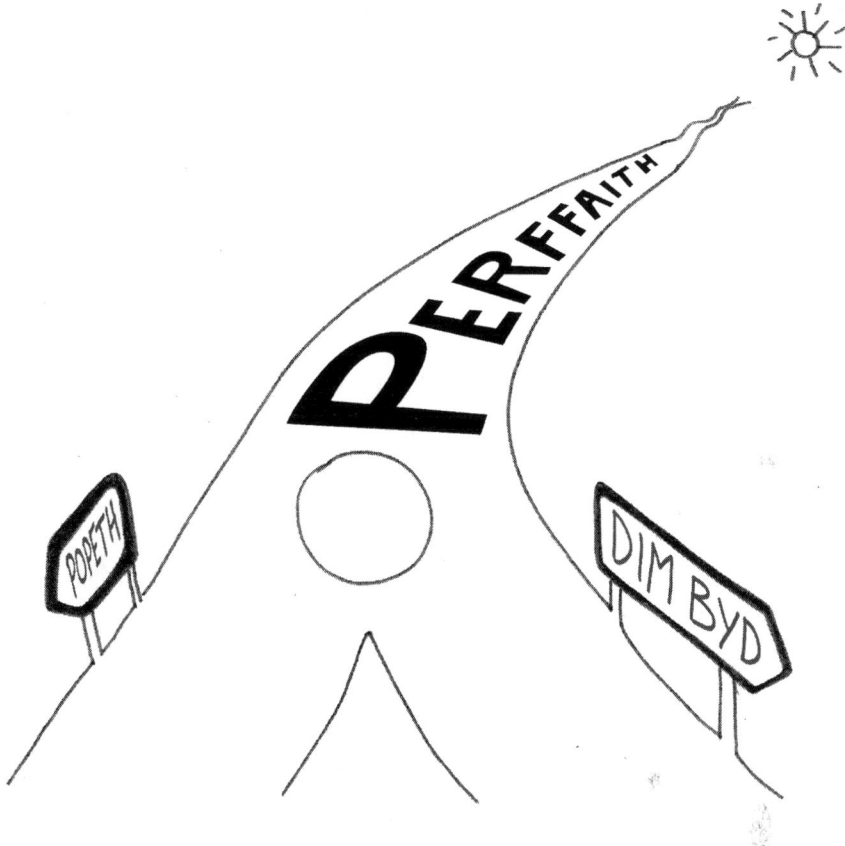

Rhyddhau'r bwystfil

Efallai eich bod yn mynd yn groes i blesio/cymodi fel eich ffordd o ymdopi ac yn gwrthod bodloni galwadau pobl eraill. *'Os oes raid i mi – wna i ddim'.*

Efallai, fel llawer o bobl eraill ag anhwylder bwyta, y gwelwch eich bod yn defnyddio'r ddau ddull ymdopi – er enghraifft, ymddwyn yn llawn hynawsedd a charedigrwydd tuag at ffrindiau ac eto'n ymddangos yn ystyfnig ac yn ddi-ildio i aelodau'r teulu.

- Ydych chi'n teimlo wedi eich cau i mewn ac wedi'ch cyfyngu os oes rhaid i chi wneud pethau?
- Sut deimlad ydy hyn? Cynddeiriog, ofnus neu herfeiddiol?
- Ydy'r agwedd yma'n golygu nad ydych chi'n gallu cyrraedd eich potensial llawn?

Roedd John yn symud rhwng y ddau begwn yma. Yn bennaf, roedd yn gwneud beth roedd eraill eisiau iddo'i wneud, ond â chlogyn ei fwlimia nerfosa yn arf, gallai wrthod gwneud pethau ac ymddangos yn ystyfnig.

Sut i ddianc rhag y pydew plesio

Eich nod gyda phob un o'r dulliau ymdopi hyn yw cael cydbwysedd rhwng gofalu am eich anghenion chi – hynny yw, ceisio sicrhau bod pethau'n ddigon da i chi – a gwneud yr hyn a fydd yn plesio pobl eraill. Ar y dechrau, efallai y bydd yn anodd i chi benderfynu beth sydd ei eisiau arnoch chi a gall dull datrys problemau ffurfiol fod yn ddefnyddiol (gweler Pennod 2). Wrth i chi feddwl am ffyrdd eraill o ymddwyn, ysgrifennwch fantolen i'ch helpu i ddiffinio pa ffordd o ymdopi sydd orau i chi. Unwaith y byddwch wedi sefydlu eich nodau, ewch yn ôl at eich strategaeth APT i roi arferion newydd ar waith. Efallai y bydd angen i chi gynllunio i ddefnyddio sgiliau pendantrwydd (gweler Pennod 11).

> **Llafarganwch y rhain i roi nerth i chi'ch hun:**
>
> - Fedra i ddim plesio pawb drwy'r amser.
> - Fedra i ddim caru pawb na chael fy ngharu gan bawb.
> - Dydy achub fy ngham fy hun ddim yn hunanol.

Pan fydd rheolaeth yn colli rheolaeth

Mae pobl ag anhwylderau bwyta yn aml yn trefnu eu meddyliau drwy geisio rheolaeth lwyr. Mae hyn yn ganlyniad i ofn sylfaenol o anhrefn. Mae gan bobl ag anhwylderau bwyta duedd gynhenid a thuedd a ddysgwyd i or-reoli. Yn aml mae'r rheolaeth ormodol yma'n treiddio i'r ffordd rydych chi'n cyfleu emosiynau i eraill (dydych chi ddim yn gadael i'ch gwir deimladau ymddangos; rydych chi'n eu cuddio gydag wyneb dymunol neu wyneb difynegiant sy'n gwneud i chi ymddangos yn ffals). Mae'r duedd i reoli'n golygu bod y chi go iawn yn cael ei guddio a gallech chi ymddangos yn oeraidd a ffroenuchel i eraill.

Yn yr hanes nesaf, sylwch sut all gormod o reolaeth fod yn niweidiol:

Linda

> Roedd Linda'n cadw'r fflat lle'r oedd hi'n byw fel pìn mewn papur. Bob min nos, byddai'n treulio awr yn glanhau'r ystafell ymolchi a'r gegin. Doedd ei chyd-letywyr ddim yn gweld hyn fel neges anuniongyrchol iddyn nhw fod yn fwy taclus a gwneud mwy i helpu i gadw'r fflat yn lân. Yn hytrach, roedden nhw'n gweld yr ymddygiad hwn fel rhywbeth a oedd yn amharu'n annymunol ar eu bywydau. Bydden nhw'n osgoi Linda gymaint â phosib ac yn gwneud jôc am eu cyd-denant, 'y wraig tŷ fach', y tu ôl i'w chefn. Mor fuan â phosib, rhoddodd ei chyd-letywyr rybudd a symud allan. Yn y gwaith, roedd angen Linda i reoli a gorchymyn yn gwneud iddi gadw golwg drwy'r amser ar y bobl roedd hi'n gweithio gyda nhw i sicrhau eu bod nhw'n cyflawni'r tasgau roedd hi wedi'u rhoi iddyn nhw. Byddai'n ceisio dirprwyo ambell dasg a oedd yn ymwneud â threfnu ond wedyn yn gwneud

y gwaith ei hun, gan anfon negeseuon i ddad-wneud penderfyniadau ei chyd-weithwyr. Roedd hyn yn annioddefol i'w chyd-weithwyr; bydden nhw'n ei hanwybyddu mewn digwyddiadau cymdeithasol ac yn chwerthin ar ei phen ar ôl iddi adael yr ystafell. Roedd obsesiwn Linda â rheoli'n ymestyn y tu hwnt i'r gweithle at y bwyd roedd hi'n ei fwyta a'i harferion ymarfer corff.

- Ydych chi, fel Linda, yn gorfod glanhau neu wirio pethau'n obsesiynol neu gadw pethau mewn trefn berffaith bob amser?
- Eisteddwch a cheisiwch ddychmygu'n fanwl beth rydych chi'n ofni allai ddigwydd petaech chi'n methu cwrdd â'ch safonau. Caewch eich llygaid a dychmygwch y sefyllfa. Gwyliwch hi'n araf. Beth fyddech chi'n ei wneud, sut fyddech chi'n ymdopi? Meddyliwch am ffrind rydych chi'n edmygu ei g/chryfder. Sut fyddai ef/hi'n ymdopi, beth fyddai'n ei feddwl ac yn ei wneud? Oes yna lais beirniadol mewnol yn ceisio tanseilio'ch bwriadau chi? Dywedwch wrth y llais beirniadol yma waeth beth sy'n digwydd, y byddwch naill ai'n dod o hyd i ffordd o ymdopi neu'n gofyn am gymorth.

Dyma rai dadleuon a allai eich helpu i dorri'n rhydd oddi wrth y maglau meddwl a'u hosgoi:

- Dydy bywyd ddim yn deg. Fedra i ddim rheoli ffawd – gall pethau ddigwydd mewn bywyd heb unrhyw gyfiawnder.
- Gallaf wneud llawer i wella fy ngobeithion, ond mae lwc hefyd yn chwarae ei rhan.
- Mae dysgu goddef ychydig o lanast ac anhrefn yn sgìl goroesi pwysig.

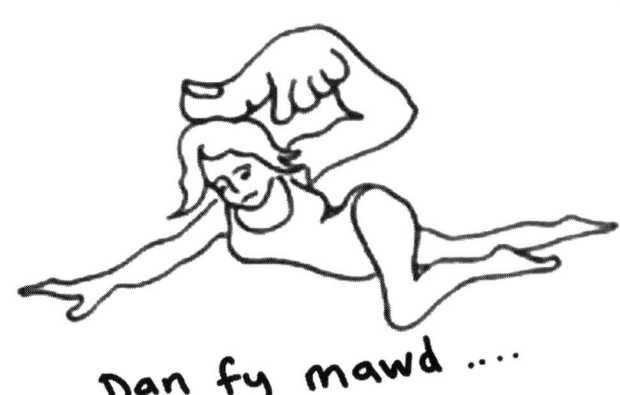

Dan fy mawd ....

Os yw'r arferion gor-reoli hyn yn gyfarwydd i chi, awgrymwn eich bod yn defnyddio'r dull **APT** i ailhyfforddi'r arfer niweidiol yma o ormodedd.

YMWYBYDDIAETH

Sylwch pryd mae'ch arfer o reoli'n dechrau. Beth yw'r sbardunau? Dechreuwch drwy ddyfnhau eich ymwybyddiaeth o beth sy'n digwydd a phryd a sut mae'n digwydd; cyn gynted â phosib, gwnewch nodiadau, cofnodwch eich meddyliau ar eich ffôn symudol, ysgrifennwch yn eich dyddiadur ac ati. Beth yw'r canlyniadau? I chi? I bobl eraill? I'ch perthnasoedd?

CYNLLUNIO

Gwnewch gynlluniau manwl i arbrofi'n raddol drwy ildio un agwedd ar reolaeth. Gallai hyn olygu llacio ychydig ar reolau eich deiet. Neu efallai y byddwch yn gadael peth o'r gwaith tŷ heb ei wneud yn fwriadol, er enghraifft, gadael y llestri heb eu golchi am ryw 10 munud. Gwnewch rai cynlluniau 'os... yna' i ymddwyn mewn ffordd fwy agored, ddigymell drwy gydol y dydd. Er enghraifft:

- *Os bydd cyd-weithwyr yn awgrymu cael diod ar ôl y gwaith, mi fydda i'n dweud 'iawn'.*
- *Os yw'r haul yn tywynnu pan dwi'n deffro yn y bore, bydda i'n rhoi'r gwaith tŷ o'r neilltu ac yn mynd am dro, ac ati.*

Meddyliwch am y rhwystrau a fyddai'n gallu eich bwrw oddi ar eich echel pan fyddwch chi'n TRIO anwybyddu'r awydd cryf i reoli, fel gorbryder ac euogrwydd llethol. Gwnewch gynlluniau i ymdopi â'r rhwystrau hyn, er enghraifft:

- *Os bydd gorbryder yn fy llethu – bydda i'n cofnodi am faint mae'r teimladau hynny'n para; neu*
- *Bydda i'n ymarfer anadlu (cyfrif 10 allan, 12 i mewn) wrth i mi fynd am dro byr, ac ati.*

Cofiwch leisio, delweddu a/neu sgriptio'r cynlluniau hyn er mwyn iddyn nhw ddod yn awtomatig.

RHOI CYNNIG ARNI

Unwaith y byddwch wedi rhoi cynllun yn ei le, holwch eich hun, *'Beth ydw i wedi'i ddysgu?'* Mae'r ymennydd yn dysgu yn sgil pethau newydd a phethau annisgwyl. *Rhowch gynnig arni* – dro ar ôl tro. Os bydd eich arbrawf bach yn llwyddiannus efallai y byddwch chi'n barod i ildio rheolaeth ormodol yn y maes nesaf.

> Rhaid i chi barhau i herio eich safonau llym, er mwyn i chi ddatgymalu'n raddol ddiffyg hyblygrwydd eich ymddygiad hunandrechol mewn ffyrdd bach, bob dydd.
> **Ewch yn ôl at YMWYBYDDIAETH i roi'r hyblygrwydd newydd yma ar waith.**

Hunanwadu

Gall yr ysfa am reolaeth ei hamlygu ei hun hefyd drwy gyfyngu ar ein hysfeydd greddfol ein hunain. Gall hyn arwain at y teimlad nad yw hi'n iawn i ni ddiwallu ein dymuniadau neu'n anghenion ni'n hunain. Os ydyn ni'n cydnabod ein hangen am gysur, rydyn ni'n teimlo'n euog neu heb ruddin. Os ydyn ni'n digwydd cael ein dymuniad, rydyn ni'n teimlo wedi'n diflasu gan ein hunanoldeb neu'n natur blentynnaidd.

Victoria

> Merch ieuengaf dyn busnes o Kenya oedd Victoria. Roedd ei thad yn llwyddiannus iawn ac roedd hyn yn golygu ei fod ef a'i mam yn brysur ac allan fin nos yn aml gyda'u gwaith. Roedd Victoria'n teimlo y byddai gofyn iddyn nhw am help gyda'i gwaith cartref neu sgwrsio am yr ysgol yn dreth arnyn nhw. Roedd fel petai ei rhieni'n rhy brysur i fod â diddordeb ynddi hi, felly roedd rhaid iddi hi ymdopi ar ei phen ei hun. Teimlai'n wahanol i'r merched eraill yn yr ysgol ac wedi ei hynysu oddi wrthyn nhw gan mai hi oedd yr unig un o Affrica yn ei dosbarth. Doedd dim eisiau dim byd materol arni. Prynodd ei thad fflat iddi hi pan oedd hi'n 15 oed a threfnu ei osod ar rent. O'r flwyddyn honno ymlaen, aeth materion busnes ei thad ag ef a'i wraig yn ôl i Kenya am bum mis y flwyddyn. Roedd Victoria'n cael ei gadael i ofalu am ei chwaer a oedd flwyddyn yn hŷn na hi ond a oedd â pherthynas agos â'i chariad. Pan ddaeth Victoria i chwilio am help gyda'i hanhwylder bwyta roedd hi'n llefain y glaw ac roedd ganddi deimlad ingol o unigrwydd.

- Fel Victoria, efallai y byddwch yn disgrifio'ch rhieni'n ganmoliaethus, gan y gallen nhw fod wedi darparu pob cysur materol i chi, ond efallai eu bod nhw wedi esgeuluso eich datblygiad emosiynol a'r angen i roi digon o amser, cefnogaeth a sylw i chi.

- Os yw eich rhieni'n eich trin chi fel oedolyn breintiedig yn ifanc iawn, efallai y byddwch yn teimlo fel Victoria. Fel hithau, efallai eich bod yn meddwl ei bod hi'n hurt teimlo fel babi wedi'i amddifadu ac mewn gwewyr. Rywsut, fodd bynnag, er gwaethaf eich ymdrechion gorau, mae gennych chi angen mewnol sydd heb ei fodloni a dydych chi ddim yn gwybod sut i'w fodloni.

- Ar y llaw arall, efallai y bydd eich rhieni'n gwneud y gwrthwyneb ac yn eich amddifadu'n faterol er mwyn eich 'cryfhau' chi. Rydych chi'n teimlo'n gynddeiriog ond yn methu esbonio na chyfaddef hyn pan fyddan nhw'n talu mwy i'r milfeddyg am eu cath nag y maen nhw'n ei roi i chi i'ch helpu i ddechrau yn y brifysgol.
- Fel arall, gall yr angen mawr y tu mewn i chi eich gyrru chi, eich gwneud chi'n fregus, neu wneud i chi ddefnyddio neu freuddwydio am fathau eraill o gysur – bwyta, cymryd cyffuriau, gwario arian, neu gael perthnasoedd rhywiol. Gan nad ydych chi'n deall beth sydd wrth wraidd yr angen yma am gysur a gofal, mae'n ymddangos fel trachwant.

Rhyw lun ar rym

Gall yr un prosesau sylfaenol arwain at yr ysfa i greu uwcharwres sy'n gallu mynd i'r afael ag unrhyw beth a hynny'n well na neb. Mae'r perffeithydd gorfodol yn ymdrechu am fwy a gwell heb feddwl am yr angen nac am briodoldeb y nod. Mae ceisio rhoi o'ch gorau, os gallwch chi, yn beth da a bydd yn gymorth i chi mewn sawl agwedd ar eich bywyd. Fodd bynnag, yn aml mae gan bobl ag anhwylderau bwyta ddisgwyliadau afrealistig o uchel ohonyn nhw eu hunain ac o'r byd – nid dim ond gwneud eu gorau maen nhw, mae'n rhaid iddyn nhw lwyddo i fod y gorau bob amser; rhaid i bopeth fod yn ddi-fai ac yn berffaith. Gall hyn gynnwys eu golwg, eu gwaith a'u perthynas â phobl eraill.

Holwch eich hun:
- Pam mae'n rhaid i mi lwyddo fel hyn?
- Pam mae'n rhaid i mi wneud yn well na phawb arall?
- Pam mae'n rhaid i mi gystadlu mor galed?

Efallai fod eich ysfa am berffeithrwydd o ganlyniad i ofn sylfaenol na fydd neb yn eich hoffi chi oni bai eich bod yn uwcharwres a bod gwallau, camgymeriadau, blerwch, amryfusedd a diofalwch yn anfaddeuol. Neu efallai fod ofn anhrefn arnoch chi neu'ch bod chi'n teimlo'n unig ac ar goll heb nod. Yn aml, mae perfformiad llai na pherffaith yn gwneud i chi feddwl eich bod chi'n gwbl anobeithiol, ond mae ceisio bod yn berffaith yn llafurus. Does dim ots pa mor galed rydych chi'n ymdrechu, dydy hynny byth yn ddigon da. Nid hynny'n unig – mae perffeithrwydd yn mygu ochr anniben, fywiog, ddigymell, greadigol eich personoliaeth.

Gall cymeradwyaeth cymdeithas o'ch ymdrech i gael sicrwydd ariannol neu i fod y gorau am wneud eich swydd eich denu i gredu nad oes rhaid i chi amau pam rydych chi mor anghenus.

Emily

Daeth Emily yn gynorthwyydd personol i olygydd gwleidyddol papur newydd cenedlaethol:
Roedd yr amgylchedd yn y gwaith yn anhygoel o uchelgeisiol a phwerus.
Byddai Emily'n gwneud oriau lawer o waith goramser bob dydd heb dâl

i brofi i'w bòs ei bod hi'n rhagorol:
> *Roeddwn i'n trio darllen ei feddwl a gwneud pethau y gallai eu gofyn i mi cyn iddo yntau eu gofyn hyd yn oed. Roeddwn i eisiau iddo feddwl mai fi oedd y cynorthwyydd personol gorau iddo ei chael erioed.*

Fodd bynnag, anaml y byddai'n cael ei chanmol ac un diwrnod fe glywodd ei bòs yn sôn amdani wrth rywun arall:
> *O ie, Emily, fy nghynorthwyydd newydd, mae hi'n trio'n galed iawn; mae ei gwaith hi'n iawn, ond mae hi mor nerfus, mae'n effeithio ar bawb arall yn y swyddfa.*

Roedd Emily wedi'i dryllio. Gallwch weld mai ei hangen i blesio oedd yn ysgogi ymdrechion Emily i fod yn berffaith.

Diffodd meddyliau hunandrechol

Bob tro y byddwch yn teimlo'n amhriodol o ypsét neu'n gweithredu yn erbyn eich lles eich hun, chwiliwch am eich meddyliau cyfeiliornus – meddyliau sydd wedi sbarduno ysgytwad rydych chi wedi'i gael a'i hybu – a nodwch unrhyw arferion niweidiol yn eich ymddygiad a'ch meddyliau. Un ffordd o sefydlu a yw cred yn rhesymol neu'n afresymol yw holi eich hun:

- Beth yw'r dystiolaeth ar gyfer y syniad/y teimlad yma a ble mae hi?
- Beth yw'r esboniadau eraill?
- Beth fyddwn i'n ei feddwl am y gred yma pe bawn i'n edrych arna i o'r tu allan?
- Ydw i'n ceisio plesio, bod yn berffaith neu fod mewn rheolaeth?
- Pa syniad niwtral, neu'n well fyth, pa syniad cadarnhaol alla i ei roi yn ei le?

Mae angen i chi adnabod y patrymau ymddygiad sydd mor wael i chi. Gall 'dal' meddyliau hunandrechol ar waith fod yn her fawr gan eu bod nhw'n digwydd ar amrant a heb feddwl. Efallai y byddwch yn deall bod eich meddyliau hunandrechol yn dod o un neu nifer o'r meysydd rydyn ni wedi eu hamlinellu, neu efallai nad ydyn nhw'n ffitio'n daclus i unrhyw un o'r categorïau hyn.

Pan fyddwch chi'n adnabod magl meddwl yn eich bywyd eich hun – a hwyrach fod nifer ohonyn nhw – dechreuwch geisio sylwi bob tro y mae'n digwydd a chofnodwch y manylion yn eich dyddiadur.

- Yn eich dyddiadur, nodwch y rhagflaenwyr – y meddyliau neu'r teimladau a ddigwyddodd yn union cyn i chi deimlo aflonyddwch emosiynol neu cyn i chi ymddwyn mewn ffordd hunandrechol – a chwiliwch am y canlyniadau – teimladau cythryblus neu ymddygiad hunandrechol o ganlyniad i hyn.

- Gwnewch ddwy golofn:
Yn y gyntaf, nodwch eich cred afresymol, hunandrechol – er enghraifft:
Rhaid i mi wneud yn dda neu dwi'n hollol anobeithiol.

Yn yr ail, rhowch syniad rhesymol, er enghraifft:

Byddai'n well gen i wneud yn dda ond efallai nad ydw i bob amser yn gallu gwneud hynny.

Mae Tabl 10.1 yn cyflwyno enghreifftiau o feddyliau di-fudd oedd yn mynd drwy feddwl Emily (a gyflwynwyd eisoes) a'r meddyliau mwy rhesymol i'w disodli a ddysgodd yn ei thriniaeth.

Tabl 10.1 Meddyliau hunandrechol Emily a gwrthddadleuon

Meddyliau afresymol	Meddyliau rhesymol
Os nad ydw i'n eithriadol yn fy ngwaith, bydd pobl yn fy ngweld i fel merch gwbl ddi-nod nad yw'n werth ei hadnabod.	Dydy hynny ddim yn dilyn o gwbl. Mae llawer mwy o arwyddocâd yn perthyn i berson na'i berfformiad yn y gwaith. A beth bynnag, hyd yn oed os nad ydw i'n eithriadol, gallaf wneud gwaith medrus o hyd.
I fod yn werthfawr fel person, rhaid i mi gael fy ngharu a fy nghymeradwyo gan bawb.	Fedrwch chi ddim mesur person yn ôl pwy sy'n ei garu neu yn ei gasáu.

- I ychwanegu at y dull hwn o herio eich meddyliau hunandrechol, mae'n ddefnyddiol cael strategaethau lle rydych chi'n newid canlyniadau'r meddyliau hyn, nid dim ond drwy eu disodli â meddyliau mwy priodol, ond drwy'r hyn rydych chi'n ei wneud. Defnyddiwch y strategaeth APT i ddatblygu cynlluniau ar gyfer gweithredu gyda chynlluniau 'beth os...' da, yn barod i'w defnyddio y tro nesaf y bydd patrwm hunandrechol yn ymddangos. Er enghraifft, ffoniwch ffrind, ewch i ymweld â rhywun, ewch drwy'r fantolen.

Nesaf, fe restrwn ni rai o'r ymatebion i'r gwahanol feddyliau hunandrechol a rannwyd gan ddioddefwyr anhwylderau bwyta. Mae rhai'n ymwneud â bwyta, ac eraill yn perthyn i feysydd eraill mewn bywyd.

Lili

Mae hi'n afresymol i mi deimlo wedi fy llethu gan euogrwydd am gael ychydig mwy o fwyd nag sy'n iawn i mi, yn fy marn i.

Mae'n anodd i mi fwyta'n normal ond dydy hynny ddim yn golygu ei fod yn amhosib.

Pan fydd pobl yn gwrthod fy ngwahoddiadau dydy hynny ddim yn golygu 'mod i wedi gwneud rhywbeth o'i le.

Mae gwneud rhywbeth ffôl yn fy ngwneud yn berson sydd wedi ymddwyn yn ffôl ac nid yn ffŵl llwyr.

Jane

> Dwi'n teimlo'n dda iawn os galla i gadw fy mhwysau i lawr. Dydy hynny ddim yn profi ei bod hi'n dda i mi wneud hyn.

Falmai

> Hyd yn oed pan dwi'n cael awydd cryf i fwyta, does dim rhaid i mi wneud.

Angharad

> Dydy cael eich anghymeradwyo ddim yn ofnadwy, ddim ond yn annifyr.
>
> Gallaf ddewis fy nerbyn fy hun, hyd yn oed pan fydda i'n ymddwyn mewn ffordd ffôl.
>
> Pan fydda i'n gwneud camgymeriad, fel bwyta mwy nag y dylwn i, neu'n camgymryd rhywbeth, mae hyn yn profi 'mod i'n ffaeledig a dynol.

Gwenllian

> Gyda gwaith caled, dwi'n siŵr y galla i lwyddo i fwyta mwy dros y dyddiau nesaf. Bydd hi'n wych i beidio â theimlo wedi ymlâdd.
>
> Mae peidio â gwybod beth fydd pen draw'r prosiect (pwysig) yma yn fy ngwneud i'n orbryderus ac yn ofidus ond fe wna i drio ei ddefnyddio hefyd i ddod yn fwy chwilfrydig a mentrus am bethau.

Tracey

> Mae cwympo'n ôl sawl gwaith a cholli pwysau yn her all fy ngalluogi i ddysgu sut i dderbyn fy hun yn llawn, gyda fy holl feiau a fy ymddygiad ffôl.
>
> Hwyrach y gall colli nifer o swyddi y naill ar ôl y llall ddarparu'r her a'r penderfyniad i mi ddod o hyd i swydd addas a'i chadw.

Cael gwared ar gywilydd

Mae teimladau o gywilydd, embaras a sarhad yn gysylltiedig iawn â'r gred ei bod yn rhaid i chi fod yn berffaith neu fydd neb yn eich hoffi chi. I liniaru'r teimladau hynny, meddyliwch am rywbeth y gallwch chi ei wneud sy'n fwriadol 'amherffaith'. Heriwch y dynfa o fod yn berffaith a mwynhewch y rhyddid y mae hyn yn ei gynnig.

Bwriadwch wneud o leiaf un weithred 'meiddio bod yn wahanol' bob wythnos, gartref a phan fyddwch chi allan. Bydd derbyn mwy o 'lwyd' yn eich bywyd fel byffer rhwng y du a'r gwyn (allan o reolaeth neu dan reolaeth) yn lliniaru gorbryder ac yn helpu i gael gwared ar gywilydd. Gwnewch restr o syniadau llwyd i'w defnyddio unrhyw bryd. Teimlwch yn hapus am beidio â bod yn 'berffaith' ac os ydych chi'n teimlo braidd yn nerfus, dywedwch hyn wrthych chi'ch hun drosodd a throsodd: *'Berffeithrwydd, dwyt ti ddim yn fy rheoli i.'*

Er enghraifft:

- Weithiau, cyrraedd yn fwriadol hwyr i gyfarfod neu drefniant arall.
- Gwisgo clipiau gwallt Peppa Pinc eich merch/eich wyres yn eich gwallt i fynd i'r llyfrgell neu i siopa.
- Gwisgo trywsus tracwisg i fynd i'r archfarchnad.
- Anfon cerdyn pen-blwydd plentyn at oedolyn.
- Prynu dillad yn eich hoff liwiau llachar a rhoi pwyntiau ychwanegol i chi'ch hun am gyfuniadau cryf sy'n gwrthdaro.
- Cael bwyd tecawê fel eich prif gwrs pan fydd y teulu'n dod am ginio dydd Sul.
- Codi a dawnsio i'r gerddoriaeth pan fyddwch chi'n mynd i theatr neu sioe fyw.
- Mynd allan am swper heb wisgo colur.
- Wrth fynd allan i gerdded yn gwrando ar gerddoriaeth drwy glustffonau, anghofio am bawb arall a sgipio a dawnsio ar hyd y stryd, drwy'r parc.

Pan fydd pobl yn edrych ac yn gwenu, rydych chi'n gwybod beth i'w wneud: gwenu'n ôl, teimlo'n dda a dim ond 'bod'!

11. Dod o hyd i'ch llais

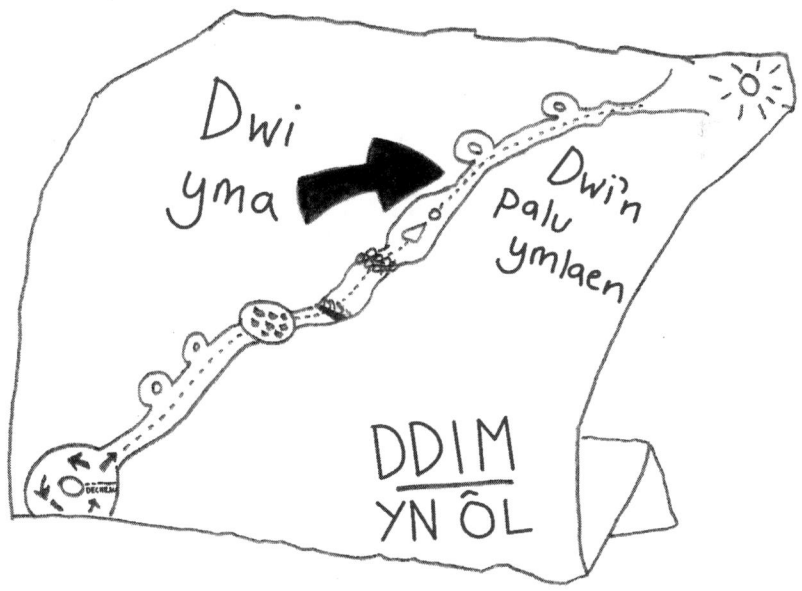

Wnaethoch chi eich adnabod eich hun ym Mhennod 10 fel rhywun sy'n hoffi plesio neu fod mewn rheolaeth? Ydy 'dylwn i' yn rheoli ac yn andwyo eich bywyd? Ydych chi'n teimlo'n wan drwy roi a rhoi a rhoi, nes eich bod wedi blino'n llwyr?

Ydy pobl eraill yn cymryd mantais ohonoch chi gan eich bod chi'n dweud 'iawn' i beth bynnag maen nhw'n ei ofyn, er eich bod chi wir eisiau gweiddi 'na, na, na'? Ydych chi'n methu gwrthod unrhyw ffafrau rhag ofn i chi frifo teimladau'r person arall am byth ac na fydd yn maddau i chi? Ydych chi'n pryderu, os byddwch chi'n dweud beth rydych chi eisiau ei ddweud, y byddwch yn cael eich ystyried yn gwbl hunanol?

Os ydych chi'n ateb 'ydw' i unrhyw rai o'r cwestiynau hyn, darllenwch ymlaen. Rydych chi'n dioddef o ddiffyg pendantrwydd.

Mae sawl rheswm posib pam mae gennych chi lais bach:

- Efallai eich bod ar ben mewnblyg y sbectrwm personoliaeth ac felly bod tuedd ynoch i fod yn dawel ac yn swil.
- Efallai nad ydych yn dangos i eraill yn eich wyneb beth sydd ei angen neu ei eisiau arnoch chi oherwydd yr arfer o or-reoli y buon ni'n ei drafod ym Mhennod 10. (Mae hyn hefyd yn gysylltiedig â pheidio â gallu gwybod eich hun beth rydych chi'n ei deimlo a'i eisiau – nes byddwch chi wedi penderfynu!)
- Efallai fod eich hunan-werth yn eithriadol o isel, a'ch bod yn argyhoeddedig eich bod yn ddi-nod ac yn amhosib eich caru.

Alis

Mae Alis yn enghraifft o hyn. Mae hi'n ysgrifenyddes 20 oed mewn cwmni bach, llwyddiannus.

Dwi'n teimlo nad oes neb â diddordeb ynof i, dydw i ddim yn un hoffus na chyfeillgar iawn.

Pan ddaeth Alis i ddechrau cael triniaeth, roedd hi'n gyson yn ceisio goresgyn teimladau o euogrwydd, cywilydd neu hunanffieiddio a phrofi ei gwerth a'i defnyddioldeb drwy fod yn bopeth i bawb, gan ofalu am eraill yn ymarferol ac yn emosiynol.

Mae pedair merch yn ein swyddfa. Os bydd ein bòs yn dod rownd y gornel ac yn dweud, 'Pwy sydd am wneud paned o goffi?' rydw i bob amser yn neidio ar fy nhraed. Does dim angen dweud 'mod i hefyd yn gorfod golchi'r llestri. Fydd y lleill ddim yn ei wneud e. Dwi'n aml yn aros i glirio ar ôl i bawb arall fynd adref.

Roedd Alis hefyd yn rheolaidd yn gwneud dwywaith cymaint o waith â phawb arall. Unwaith neu ddwy fe geisiodd ei bòs fod yn gefnogol iddi drwy ofyn i un o'r merched eraill yn y swyddfa gymryd peth o faich Alis oddi arni.

Doeddwn i ddim yn hoffi hynny o gwbl; Dwi'n gwybod mai dim ond trio helpu oedd e ond roeddwn i'n teimlo'n gwbl euog wedyn.

Ydy Alis yn fasochydd neu'n ferthyr? Dim un o'r ddau mae'n debyg. Fodd bynnag, roedd hi wedi ei haddasu ei hun i gael ei defnyddio fel clwtyn llawr ac yn teimlo dan fygythiad fel arall. Roedd hi'n ofni pe bai'n rhoi'r gorau i'r rôl o 'deimlo ei bod yn cael ei defnyddio', y byddai eraill yn ei gwrthod hi.

Weithiau gall ofni mynegi llawer o ddicter cronedig neu rwystredigaeth atal rhywun rhag dweud beth sydd ar ei feddwl.

Cindy

Roedd Cindy'n fyfyrwraig 20 oed ac yn rhannu fflat â merch arall.

Er ein bod ni i fod yn gydradd yn y fflat, mae'n ymddangos nad oes gen i hawl i fynegi fy marn. Mae Alison, sy'n rhannu fflat â fi, yn uchel ei chloch ac yn aml yn ddifeddwl. Mae hyn wedi bod yn mynd ar fy nerfau ers tro. Y diwrnod o'r blaen, o flaen ffrindiau roedd hi wedi eu gwahodd i'w chinio pen-blwydd, dywedodd na fyddai hi'n talu am bryd o fwyd i mi gan y byddwn i'n 'chwydu ar ei ôl' beth bynnag. Roeddwn i'n gandryll. Byddwn wedi hoffi ei chicio neu ei tharo neu weiddi arni. Ond ddywedais i ddim byd, dim ond rhoi gwên fach wan.

Dysgu dal eich tir

Gallwn gyfleu ein dymuniadau/ein hanghenion a'n teimladau mewn tair ffordd wahanol, trwy fod yn:

1. *Ymosodol*
   Yn ystyried ein hanghenion, ein dymuniadau a'n teimladau ni ein hunain yn unig. Rydyn ni'n yngan dicter neu elyniaeth amhriodol yn uchel neu'n ffrwydrol. Rydyn ni'n defnyddio bygythiadau: '*well i ti*', neu eiriau bychanu: '*dere mlaen, ti'n jocan*', neu sylwadau gwerthuso: '*dylai*', '*O'n i'n meddwl y byddet ti'n gwybod yn well*'.

2. *Pendant*
   Yn mynegi ein hanghenion, ein dymuniadau a'n teimladau ein hunain, ond hefyd yn ystyried teimladau'r person rydyn ni'n siarad ag ef/hi.

3. *Goddefol*
1. Yn rhoi taw ar ein dymuniadau/ein hanghenion/ein teimladau ni ein hunain. Gellir cyfleu'r math yma o gyfathrebu â chorff llipa, y llygaid yn edrych i lawr a llais petrusgar, chwerthin nerfus neu lais cwynfanllyd. Mae'n defnyddio: '*efallai*', '*tybed fedri di, ddim ond, hynny yw*', '*Mae'n iawn, paid â phoeni*'.

Rydyn ni i gyd yn delio â sefyllfaoedd gwahanol yn y tair ffordd hyn. Mae pobl ag anhwylderau bwyta yn aml yn pendilio rhwng y pegynau goddefol ac ymosodol ac mae hi'n anodd iddyn nhw gyrraedd tir canol.

Meddyliwch am y tro diwethaf i chi ymddwyn yn oddefgar, gan ffrwyno eich teimladau eich hun. Ewch ati i ail-greu cadwyn ymddygiad y digwyddiad hwn (gweler Pennod 2).

A. *Ble, Beth, Gyda Phwy a Phryd?*
   - Beth oedd eich meddyliau?
   - Beth oedd y teimladau (y dewisoch chi eu ffrwyno)?

   Y meddyliau sy'n arwain at y patrwm hwn fel arfer yw:
   - 'Os bydda i'n dweud rhywbeth, fydd e/hi ddim yn fy hoffi i.'
   - 'Mae'n wirion fy mod i'n ypsét.'

B. *Ymddygiad Goddefol*
   - Sut, ym mha ffordd, wnaethoch chi adael i rywun gerdded drosoch chi?

C. Beth oedd canlyniadau cadarnhaol a negyddol hyn?

Mae ymddygiad pendant yn sgìl y mae angen i chi ei ddysgu a'i ddefnyddio yn lle ymddygiad goddefol, fel ffordd o ganfod y tir canol.

Unrhyw beth i gael llonydd

'*Pam ddylwn i ddysgu bod yn bendant? Onid yw hynny'n beryglus iawn?*' gallech chi ofyn. Beth bynnag yw'ch rhesymau, gall peidio â mynegi eich anghenion, eich dymuniadau a'ch teimladau deimlo fel y peth hawsaf yn y tymor byr. Ond yn y tymor hir, gall tawelwch fel hyn niweidio eich iechyd corfforol a'ch iechyd meddwl yn ddifrifol.

- Mae peidio â bod yn bendant yn raddol yn arwain at rwystredigaethau'n cronni. Bydd hyn yn cynnal eich bwlimia a gall arwain at broblemau iechyd eraill fel cur pen a phoen cefn.
- Efallai y bydd pobl eraill yn cydymdeimlo â'r chi truenus sy'n cael eich sathru dan draed ac mae'n bosib y bydd hi'n ymddangos eu bod yn 'hoffi' eich diffyg pendantrwydd. Fodd bynnag, byddan nhw'n fuan yn colli amynedd gyda chi, yn enwedig os ydych chi'n cwyno am ba mor annheg yw bywyd neu'ch bod yn edrych yn sâl oherwydd eich bwlimia ac eto yn gwrthod derbyn eu cyngor i wneud rhywbeth amdano.
- Gall anwybyddu gwrthdaro wneud iddo ddiflannu yn y tymor byr ond yn y tymor hir bydd tensiwn a rhwystredigaeth o gwmpas y gwrthdaro a ffrwynwyd yn cynyddu. Mae delio â sefyllfaoedd wrth iddyn nhw godi yn ddull iachach o lawer.

Efallai y byddwch yn dal i ddweud: '*Mae hyn i gyd i'w weld yn llawer o ymdrech ac mae perygl y byddwn i'n dieithrio pobl o 'nghwmpas i. Dwi'n rhy ofnus i roi cynnig arni.*'

Does neb yn dweud bod rhaid i chi newid dros nos i fod yn bendant bob amser ac ym mhob sefyllfa, ond mae angen i chi fod â'r dewis i ymddwyn yn bendant mewn amgylchiadau penodol, o leiaf.

Rheolau sylfaenol ar gyfer ymddygiad pendant

Fel pawb arall, mae gennych chi hawliau dynol sylfaenol:

- yr hawl i goleddu eich barn eich hun a'i mynegi;
- yr hawl i wneud camgymeriadau;
- yr hawl i wrthod ceisiadau heb deimlo'n euog;
- yr hawl i newid eich meddwl;
- yr hawl i osod eich blaenoriaethau a'ch nodau eich hun;
- yr hawl i farnu eich ymddygiad, eich meddyliau a'ch emosiynau eich hun ac i dderbyn cyfrifoldeb am y canlyniadau.

Mae cynllunio a pharatoi ymlaen llaw yn helpu:

- Meddyliwch ymlaen – cyn trafod, gofalwch fod eich nod yn gwbl glir a'ch bod yn gwybod beth yw eich hawliau (a hawliau pobl eraill). Ceisiwch ragweld pob gwrthwynebiad posib, a pharatowch eich ymatebion – bydd bod wedi paratoi yn hwb i'ch hyder.
- Ceisiwch ddewis yr amser iawn os gallwch chi. Dydy gofyn i'ch bòs am godiad cyflog wrth iddi ruthro heibio eich desg ar ei ffordd i gyfarfod ddim yn gynllunio doeth. Gwnewch apwyntiad gyda hi i drafod y mater yn breifat.
- Pan fyddwch chi'n gwneud cais, byddwch yn benodol ac yn uniongyrchol. Peidiwch â defnyddio geiriau amhendant fel *'dim ond'*, *'braidd'* ac *'efallai'*. Peidiwch â dweud, *'Roeddwn i'n meddwl tybed allwn i gael fy nghynnig am ddyrchafiad.'* Dywedwch, *'Fedra i gael fy nghynnig am ddyrchafiad?'*
- Beirniadwch ymddygiad ac nid y person. Cadwch at y ffeithiau ac nid at farn rhywun. Cofiwch osgoi geiriau fel *'bob amser'*, *'byth'* ac *'amhosib'*. Dywedwch rywbeth cadarnhaol am y person neu'r sefyllfa. Ar ôl i chi ddweud beth oedd gennych i'w ddweud, peidiwch â phetruso. Peidiwch â dad-wneud beth ddywedoch chi drwy ymddiheuro.
- Pan mae'n rhaid i chi ddweud 'na', awgrymwch ddewisiadau eraill. 'Mae gen i ofn na fedra i warchod i ti heno, ond dwi'n rhydd nos yfory os ydy hynny'n helpu.'
- Defnyddiwch y dechneg 'tiwn gron' gyda phobl sy'n ceisio newid y pwnc neu eich perswadio i newid eich meddwl. Ailadroddwch y pwynt yn dawel, waeth beth mae'r person arall yn ei ddweud.
- Edrychwch i fyw llygaid yr un rydych chi'n siarad ag e. Ymlaciwch a'ch osgo'n syth – cadwch eich ysgwyddau i lawr a'ch breichiau wrth eich ochr, nid wedi eu croesi'n amddiffynnol.

Defnyddiwch dechnegau eraill os yw beirniadaeth yn eich plagio:

- Derbyniwch yn dawel efallai fod ychydig o wirionedd yn yr hyn y mae'ch beirniad yn ei ddweud ond daliwch ati i farnu beth rydych chi'n ei wneud eich hun.
- Pendantrwydd negyddol: derbyniwch eich camsyniadau neu'ch beiau heb orfod ymddiheuro.
- Gwahoddwch feirniadaeth er mwyn defnyddio'r wybodaeth os yw'n fuddiol neu ei disbyddu os yw'n ystrywgar.

Bod yn bendant

Efallai eich bod wedi darllen am bwysigrwydd pendantrwydd o'r blaen ond eich bod yn dal i feddwl tybed sut i ddefnyddio'r sgìl cyfathrebu pwysig hwn yn eich bywyd bob dydd.

Ar gyfer sefyllfaoedd pan mae'n bosib i chi gynllunio ymlaen llaw, gwnewch y canlynol:

- Ymarfer beth rydych chi eisiau ei ddweud o flaen y drych.
- Recordio beth hoffech chi ei ddweud.
- Chwarae rôl y sefyllfa gyda'ch arweinydd adferiad neu gyda ffrind arall; cyfnewidiwch eich rolau, cymerwch ran y person rydych chi'n gwneud y cais iddo.

Mae yna, wrth gwrs, sefyllfaoedd pan mae'n rhaid i chi fod yn ddigymell a meddwl ar eich traed. Efallai eich bod wedi arfer dweud 'iawn' i bob cais, i'r fath raddau fel mai dim ond ar ôl cytuno y byddwch yn sylwi nad ydych chi wir yn dymuno ymgymryd â'r ymrwymiad ychwanegol hwnnw. Cofiwch, mae gennych chi'r hawl i newid eich meddwl. Ffoniwch yr un y gwnaethoch chi ddweud 'iawn' wrtho/i a dweud: 'Mae'n ddrwg gen i, ond fydda i ddim yn gallu gwneud y jobyn ychwanegol wedi'r cyfan'.

Efallai ei bod hefyd yn anodd i chi ymateb yn hyderus pan fydd rhywun yn eich cornelu. Does dim rhaid i chi. Gallwch ddweud wrth y person yn ddiweddarach sut roeddech chi'n teimlo am yr hyn a gafodd ei ddweud. Dywedwch, 'Dwi eisiau siarad â ti am beth ddywedaist ti ddoe. Roeddwn i wedi fy mrifo pan ddywedaist ti...'

Y tro cyntaf y byddwch chi'n bendant, fe fydd yn frawychus, ond daliwch ati a bydd yn gwella wrth ymarfer. Fe welwch chi fod ymddwyn yn bendant yn arwain at ragor o hunanhyder ac y bydd hynny, yn ei dro, yn arwain at ymddygiad mwy pendant. Yn raddol, bydd eich bywyd yn dod yn fwy cytbwys.

Dyma enghraifft o sefyllfa heriol a wynebodd un o'n cleifion:

Ursula

Mae Ursula yn berson addfwyn a hoffus sy'n chwarae mewn cerddorfa yn ei hamser hamdden. Roedd un o aelodau eraill y gerddorfa, merch o'r enw Lynne, yn gwneud ei gorau glas i fod yn ffrind i iddi. Byddai Lynne yn ffonio Ursula bob dydd i siarad am oriau am yr holl broblemau yn ei bywyd ond doedd hi byth yn holi Ursula o gwbl nac yn dangos diddordeb yn ei bywyd hi. Byddai'n gofyn yn gyson i Ursula fynd allan gyda hi mewn ffordd anodd ei gwrthod:

Dwyt ti ddim yn gwneud dim byd heno. Mae hynny'n grêt. Mae gen i ddau docyn i'r theatr, fyddet ti'n hoffi dod gyda fi? Fe ddo i i dy nôl di yn y car.

Roedd Ursula'n teimlo wedi ei llethu ar y dechrau ond yna daeth Lynne yn dân ar ei chroen. Byddai'n ei hosgoi cymaint â phosib. Fe ddywedodd wrth ei rhieni i ddweud wrth Lynne nad oedd hi yno pan fyddai'n ffonio.

Meddyliodd am beidio â mynd i'r gerddorfa eto er ei bod yn ei mwynhau'n fawr iawn. Roedd rhan ohoni hefyd yn teimlo trueni dros Lynne oherwydd doedd hi ddim yn debyg bod ganddi lawer o ffrindiau eraill. Meddyliodd pe bai hi'n gwrthod unrhyw gynigion gan Lynne y byddai'n brifo ei theimladau, a thrwy dderbyn tocynnau theatr a ffafrau bach eraill, y byddai wedi colli'r hawl i sefyll yn gadarn a gosod terfynau ar y berthynas. Yn amlwg, roedd angen gwneud rhywbeth. Roedd hi'n debygol bod Ursula'n bwydo dyfalbarhad Lynne drwy ei hosgoi'n rhannol. Yr unig ffordd o'i rhyddhau ei hun oedd drwy wrthod ildio i Lynne. Dyma sut ddangosodd Ursula bendantrwydd yn y pen draw, drwy ddefnyddio'r dechneg 'tiwn gron':

Sgwrs ar y ffôn

Ursula Helô, Ursula sy 'ma.

Lynne *(gan edliw braidd)* Haia. Dwi wedi bod yn trio cael gafael arnat ti drwy'r dydd, ble wyt ti wedi bod?

Ursula *(braidd yn amddiffynnol)* Wel, roedd rhaid i mi fynd allan a gwneud ambell beth.

Lynne Wyt ti gartre heno?

Ursula Ydw.

Lynne Wyt ti'n gwneud unrhyw beth penodol?

Ursula Na, dim byd wir, dim ond gwylio'r teledu.

Lynne *(yn swnio'n frwdfrydig):* O, da iawn, o'n i'n meddwl y byddwn i'n dod draw i dy weld di. Fe wna i nôl *pizza* ar y ffordd. Fydd 8 o'r gloch yn iawn?

Ursula A dweud y gwir, dydw i ddim yn meddwl 'mod i'n teimlo fel gweld neb heno. Mae angen ychydig o amser i fi fy hun arna i.

Lynne *(mewn peth syndod)* O, paid â bod mor ddiflas. Dydy'r holl eistedd ar dy ben dy hun yn gwneud dim lles i ti o gwbl.

Ursula Mae'n ddrwg gen i dy fod ti'n teimlo 'mod i'n ddiflas, ond dwi wir ddim yn teimlo mewn hwyl i dy weld ti heno. Efallai y gallen ni gyfarfod dros y penwythnos.

Lynne *(mewn syndod braidd):* Roeddwn i jest yn meddwl y byddai'n braf cwrdd heno; mae 'na bethau newydd wedi digwydd gydag Alan a dwi eisiau dweud wrthyt ti amdanyn nhw.

Ursula Fyddwn i wrth fy modd yn clywed dy hanes, ond dwi wir ddim yn teimlo fel gwneud hynny heno.

Lynne *(yn fwy a mwy ypsét):* Dwi ddim yn deall beth sy'n digwydd. Rwyt ti'n dweud wrtha i nad wyt ti'n gwneud dim byd ac eto fedra i ddim dod draw. Dwi'n meddwl dy fod ti'n hunanol iawn. Dwyt ti ddim yn gwneud hynny gyda hen ffrind.

Ursula Mae'n ddrwg gen i, ond dwi wir eisiau bod ar fy mhen fy hun heno.

Wrth i'r sgwrs fynd yn ei blaen, roedd hi'n amlwg bod Lynne yn ceisio gwneud i Ursula deimlo'n anghysurus ac yn euog iawn. Fe ymdopodd Ursula yn dda drwy beidio ag ymateb i'r abwyd a thrwy beidio â dadlau a oedd hi'n hunanol ai peidio.

Sylwer

1. Efallai y bydd *Quiet* gan Susan Cain, llyfr sy'n trafod sut i fod yn berson mewnblyg llwyddiannus, o ddiddordeb i chi: http://www.thepowerofintroverts.com/about-the-book. Mae'r ddolen hefyd yn cynnwys sgwrs TED gan Susan a allai eich ysbrydoli a'ch herio chi.

12. Swyn hunanddinistrio

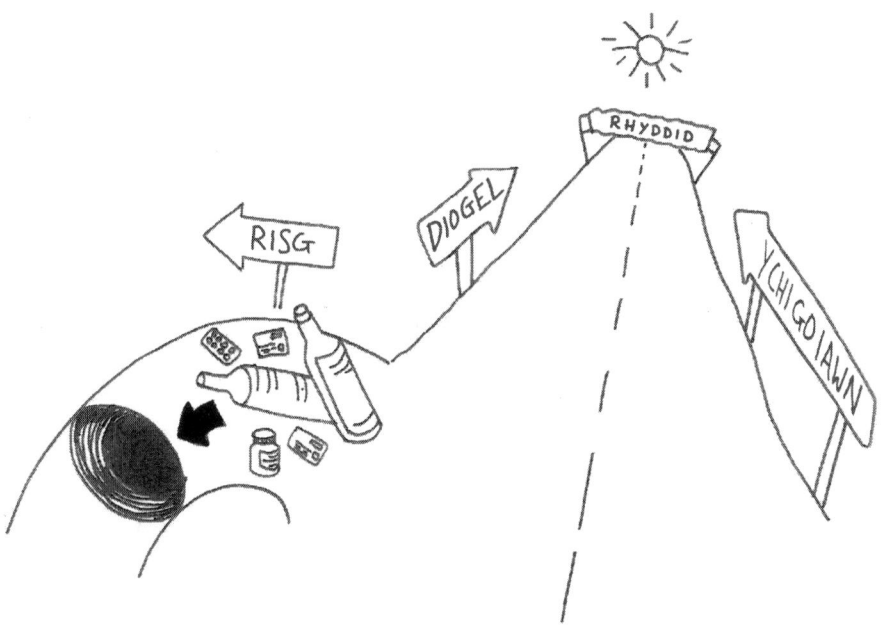

Mae gan rai pobl sydd ag anhwylder bwyta hefyd broblemau gyda cham-drin alcohol a chyffuriau, dwyn o siopau a/neu orwario. Gallai'r ymddygiadau hyn fod yn ganlyniad syml i'r 'rhaglennu' o eisiau/blysu am wahanol sylweddau sy'n codi yng nghyd-destun bwlimia (gweler Pennod 4 ar sut mae llwgu a bwyta mewn pyliau bob yn ail yn creu caethiwed i fwyd ac yn gwneud bod yn gaeth i sylweddau eraill yn haws). I rai, gall defnyddio sylweddau a gorwario hefyd fod yn ffordd o ymdopi â theimladau a meddyliau anodd sy'n cyd-fynd â'r rhai sy'n cael eu disgrifio ym Mhennod 10 fel pethau gwaelodol i'ch bwyta mewn pyliau.

Ar adegau, gallech fod yn defnyddio'r ymddygiadau hyn i ddianc rhag effeithiau amhleserus yr anhwylder bwyta drwy ladd y teimladau o euogrwydd am fwyta mewn pyliau neu wrthsefyll y teimladau o fod yn llwglyd. Neu fe allech chi fod yn eu defnyddio fel ateb ar gyfer problem arall – er enghraifft, defnyddio alcohol neu gyffuriau i'ch helpu i gysgu neu ymlacio. Efallai y gallech eu defnyddio i geisio 'gwella' neu gael rhyddhad o gyflwr meddwl amhleserus, megis ing, iselder neu orbryder. O ddechreuadau ysbeidiol, diniwed, gall patrymau hunan-niweidiol parhaus ymddangos, fel y byddwch yn gweld o'r achosion sy'n cael eu disgrifio yn y bennod hon.

Llwybr llithrig alcohol a chyffuriau

Mae gorbryderon cymdeithasol cryf yn arwain yn aml at yfed/cymryd cyffuriau. Mae mynd allan yn gallu bod yn anodd os nad ydych chi wedi yfed rhywbeth, yn enwedig os ydych chi'n 'teimlo'n dew'.

Chelsea

Dwi wastad wedi bod yn swil iawn. Dwi'n mynd yn gwbl fud ac yn mynd i 'nghragen, yn enwedig pan fydda i'n ffansïo rhywun. Dwi'n dechrau chwysu chwartiau a dwi'n methu meddwl am ddim byd i'w ddweud. Mae'n rhaid bod pobl eraill yn meddwl 'mod i'n 'turn-off' llwyr pan fydda i fel yna. Mae fy mwlimia wedi ei gwneud hi'n anoddach nag erioed i allu ymlacio gyda phobl eraill. Yr unig ffordd y galla i fynd allan a chael amser da yw os bydda i'n yfed rhywbeth gyntaf. Dwi fel arfer yn yfed hanner potel o win cyn gadael y tŷ. Wedyn mi fydda i'n dal i yfed drwy'r nos. Yn aml, fydda i ddim yn gallu cofio llawer y diwrnod wedyn, ond mae ffrindiau'n dweud 'mod i'n ymddwyn dros ben llestri pan fydda i fel yna.

Wrth gwrs, os ydych chi wastad yn feddw neu ar gyffuriau pan fyddwch chi allan yn cymdeithasu, bydd pobl eraill yn sylwi ac yn dod i gasgliadau anffafriol a dyma ddigwyddodd i Chelsea.

Mae rhai ffrindiau da wedi dweud nad ydw i'n gwmni da pan dwi'n feddw. Dwi'n sigledig ar fy nhraed, yn gwneud jôcs nerth fy mhen does neb arall yn meddwl eu bod nhw'n ddoniol, ac yn fflyrtio gyda dynion. Dwi wedi mynd i'r gwely sawl gwaith gyda dynion dwi erioed wedi eu cyfarfod o'r blaen ac na fyddwn i eisiau bod yn agos atyn nhw petawn i'n sobor.

Weithiau mae diodydd/cyffuriau yn ganlyniad i'r syndrom 'Fedra i ddim ei ddioddef e, mae bywyd yn rhy ofnadwy'. Mae alcohol yn cael ei ddefnyddio i liniaru poen byw, fel mae enghreifftiau Julie a Beth yn ei ddangos. Ond wrth gwrs, unwaith mae patrwm wedi cael ei sefydlu lle mae'ch bywyd cyfan yn troi o amgylch alcohol/cyffuriau, mae bywyd yn debyg o barhau i fod yn ofnadwy ac i waethygu.

Julie

Roedd Julie wedi bod yn ddawnswraig addawol, ond cafodd ei gwahardd o'r ysgol ddawns oherwydd ei bwlimia.

Cafodd fy holl obeithion eu chwalu. Doeddwn i ddim wedi dysgu dim ym meysydd eraill bywyd. A bod yn onest, doeddwn i ddim eisiau gwneud dim byd ond dawnsio. Roeddwn i wedi treulio blynyddoedd yn dawnsio, yn meddwl am fod yn ddawnswraig. Roeddwn i mor ddig – yn ddig wrth yr ysgol am fy nhaflu i allan, yn ddig wrtha i fi fy hun nad oeddwn i wedi cuddio fy mwlimia yn well oddi wrthyn nhw, yn ddig wrth fy rhieni, yn ddig wrth y byd i gyd. Yna fe gwrddais i â Kevin, ac fe ddechreuon ni berthynas. Mae Kevin yn hoff o'i beint a chyn bo hir roedden ni allan yn y dafarn noson ar ôl noson. Doedd gan yr un ohonon ni swydd. Doedd fy mam ddim yn ei hoffi ond doedd dim ots gen i. Byddwn i'n yfed ac yn yfed ac yn yfed, noson ar ôl noson. Doeddwn i ddim yn gallu stopio. Un tro, fe driais i adael Kevin. Doedd o ddim yn gadael i mi fynd. Fe wylltiodd a 'nghuro i.

Beth

Dwi'n smygu dôp bob dydd. Sut un ydw i hebddo fo? Llawn tensiwn, gorbryderus, yn pryderu'n ofnadwy am bethau dibwys. Dwi'r math o berson sydd bob amser yn ffeindio rhywbeth i bryderu yn ei gylch. Dwi'n mynd dros bethau yn fy meddwl yn ddiddiwedd – ac yn dadansoddi fy ymddygiad mewn sefyllfaoedd penodol, beth ddylwn i fod wedi'i ddweud a beth ddylwn i fod wedi peidio â'i ddweud mewn rhai amgylchiadau. Mae dôp yn cau hyn i gyd allan. Dwi'n pryderu am y dôp hefyd, gan ei fod yn sugno fy egni a does gen i ddim awydd na chymhelliad i wneud dim.

Mae rhai cyffuriau adfywiol, fel amffetaminau, yn helpu i golli pwysau ond mae pris uchel i'w dalu:

Pan o'n i ar amffetaminau, roeddwn i wedi cynhyrfu gymaint, doeddwn i byth yn gallu cysgu. Fe newidiodd fy mhersonoliaeth ac fe es i'n ddrwgdybus iawn.

Mae llawer o gyffuriau colli pwysau fel hyn. Mae llawer o wasanaethau iechyd gwladol yn anghymeradwyo cyffuriau o'r fath oherwydd bod y sgileffeithiau yn gorbwyso unrhyw fanteision yn fawr.

Cyffuriau labordy

Mae nifer di-ben-draw o gyffuriau labordy ar gael ym mhob dosbarth o sylweddau anghyfreithlon sy'n effeithio ar feddwl rhywun. Mae datblygiad y cyffuriau newydd hyn bob amser un cam ar y blaen i unrhyw gyfreithiau sy'n ceisio'u gwahardd. Mae llawer ar gael ar y rhyngrwyd. Fel arfer dydy diogelwch y cyffuriau newydd hyn ddim wedi cael ei brofi ac mae llawer yn gallu cael sgileffeithiau annisgwyl a difrifol. Felly mae cymryd y rhain ychydig fel chwarae rwlét y Rwsiaid.

Caffein a melysyddion artiffisial

Arhoswch! Peidiwch â neidio dros y darn yma dim ond oherwydd nad ydych chi'n cymryd unrhyw gyffuriau stryd. Rydych chi'n smygu. Rydych chi'n defnyddio caffein a melysyddion artiffisial. Rydyn ni'n aml yn anghofio bod caffein yn 'gyffur' pwerus sy'n gallu arwain at orbryder, panig a chrynu. Mewn gormodedd, bydd yn tarfu ar eich cwsg ac ar eich meddyliau. Gall fod yn anodd rhoi trefn ar eich meddyliau; gallwch fynd yn ddrwgdybus o bobl eraill. Awgrymwn eich bod yn gofyn yr un cwestiynau i chi'ch hun â'r rhai sy'n cael eu hamlinellu yn yr adran isod ar alcohol, gan roi'r 'cyffur' penodol rydych chi'n ei gymryd yn lle'r gair 'alcohol'. Unwaith eto, os byddwch chi'n ateb mwy na thri chwestiwn yn gadarnhaol, mae'n bosib eich bod yn symud at fod yn ddibynnol ar y cyffur adfywiol rydych chi'n ei gymryd.

Pryd ddylech chi bryderu am faint o alcohol rydych chi'n ei yfed?

Os oes gennych chi anhwylder bwyta, mae gennych chi fwy o risg o fynd yn gaeth i alcohol a chyffuriau am nifer o resymau. Mae ymchwil yn canfod yn gyson fod problemau alcohol a chyffuriau yn llawer mwy cyffredin ymysg teuluoedd menywod sydd ag anhwylderau bwyta. Dydyn ni ddim yn gwybod yn union beth sy'n achosi i'r un math o broblem ddigwydd ar draws y cenedlaethau. Efallai fod rhyw wendid genetig yn cael ei drosglwyddo neu efallai eich bod yn tyfu i fyny i fabwysiadu'r un dull o ymddwyn os mai yfed yn drwm yw dull eich teulu o ymateb i broblemau. Mae yna resymau corfforol pwysig hefyd – fel cyfyngu ar fwyd – sy'n eich gwneud yn agored i bwerau deniadol alcohol. Mae'ch corff yn dysgu'n fuan mai dyma'r unig ffynhonnell caloriau rydych chi'n ei chaniatáu i chi'ch hun. Mae hyn yn hybu'r blys am alcohol.

Mae gan ddiodydd alcohol galoriau 'gwag'; dydyn nhw ddim yn cynnwys dim o'r sylweddau ychwanegol fel mwynau a fitaminau sy'n ofynnol i iechyd. Ar ben hyn, mae dulliau'r corff o ddadwenwyno alcohol yn defnyddio cronfeydd fitaminau'r corff. Rydych chi felly mewn perygl cynyddol o ddiffyg fitaminau os byddwch chi'n yfed alcohol. Mae'r diffygion hyn yn arwain at niwed i'r ymennydd – mae eich cof yn benodol mewn perygl.

Beth sy'n ddiogel

I gyfrifo faint rydych yn ei yfed bob wythnos, y peth gorau i'w wneud yw cyfrif faint o unedau rydych chi'n eu hyfed:

1 uned o alcohol = hanner peint o gwrw

    = un mesur o wirodydd
    = gwydraid bach iawn o win (100 ml)*
    = gwydraid bach o sieri
    = mesur o *vermouth* neu *aperitif*

*Mae llawer o dafarnau neu fwytai'n cynnig 250ml (traean o botel) fel 'gwydraid mawr' o win. Mae hyn o gwmpas 3 uned. Mae gwydrau bach o win mewn tafarnau a bwytai'n amrywio o ran maint, o 125ml i 175ml. Gan ddibynnu ar gryfder y gwin, mae hyn yn golygu 1.4–1.8 neu 1.9–2.4 uned.

Mae diodydd sy'n cael eu tywallt gartref fel arfer yn fwy hael na mesurau tafarn neu fwyty. Felly wrth gyfrif eich unedau, mae angen i chi ystyried hyn. Nodwch faint rydych chi'n ei yfed bob dydd yn eich dyddiadur am yr wythnos.

Efallai y byddwch wedi darllen nad yw hyd at 14 uned yr wythnos i fenywod, wedi eu gwasgaru ar draws yr wythnos, yn achosi risgiau iechyd hirdymor (hyd at 21 uned i ddynion). Serch hynny, fel sy'n cael ei esbonio fan hyn, dydyn ni ddim yn gallu bod yn siŵr pa lefel sy'n ddiogel i fenywod sydd ag anhwylderau bwyta oherwydd cyflwr bregus cydbwysedd eu maetholion. Os byddwch chi'n crynhoi eich yfed i ryw ddau achlysur ac yn meddwi, rydych chi'n cynyddu'r risgiau i chi'ch hun hyd yn oed heb anhwylder bwyta. Os ydych chi'n yfed mwy na 22 uned yr wythnos (mwy na 36 i ddynion), mae niwed i'ch iechyd yn debygol. Gall eich iau a'ch stumog gael eu heffeithio. Gall eich gallu i ganolbwyntio fod yn wael, a gall pob math o broblemau personol a chymdeithasol gronni. Efallai fod problemau ariannol a chyfreithiol, problemau yn y gwaith a gartref, a phroblemau rhywiol hefyd.

Atebwch y cwestiynau yn y tabl isod mor onest â phosib[1]:

Bod yn ddigon dewr i roi'r gorau i yfed neu i yfed llai

Os ydych chi wedi penderfynu o'r hyn rydych wedi'i ddarllen hyd yn hyn fod gennych chi broblem gydag alcohol, dylech fynd ati i yfed llai neu hyd yn oed roi'r gorau i yfed alcohol yn llwyr. Mae peidio ag yfed wedi dod yn fwy derbyniol yn gymdeithasol. Mewn rhai gwledydd, mae pobl yn hoffi'r syniad o 'Ionawr sych' neu beidio ag yfed yn ystod y Grawys. Meddyliwch am smygu yn yr un modd.

Prawf adnabod anhwylderau defnyddio alcohol – defnydd (AWDIT-C)

Cwestiwn	Sgôr				
	0	1	2	3	4
Pa mor aml ydych chi'n cael diod sy'n cynnwys alcohol?	Byth	Bob mis neu lai	2–4 gwaith y mis	2–3 gwaith yr wythnos	4+ gwaith yr wythnos
Sawl uned o alcohol ydych chi'n ei chael ar ddiwrnod nodweddiadol pan fyddwch chi'n yfed?	1–2	3–4	5–6	7–9	10+

Swyn hunanddinistrio

Pa mor aml ydych chi wedi cael 6 uned neu ragor (menyw), neu 8 neu ragor (dyn), ar un achlysur yn y flwyddyn ddiwethaf?	Byth	Llai nag unwaith y mis	Bob mis	Bob wythnos	Bob dydd neu bron bob dydd
Pa mor aml yn y flwyddyn ddiwethaf ydych chi wedi methu stopio yfed unwaith roeddech chi wedi dechrau?	Byth	Llai nag unwaith y mis	Bob mis	Bob wythnos	Bob dydd neu bron bob dydd

Sgorio: Mae cyfanswm o 5+ yn dynodi **yfed cynyddol neu risg uwch**. Mae cyfanswm sgôr cyffredinol o 5 neu fwy yn AWDIT-C positif. Os yw eich sgôr yn 5 neu'n uwch, ewch ymlaen i'r cwestiynau canlynol:

Cwestiwn	Sgôr				
	0	1	2	3	4
Pa mor aml, yn ystod y flwyddyn ddiwethaf, ydych chi wedi methu gwneud beth oedd yn ddisgwyliedig gennych chi'n arferol oherwydd eich yfed?	Byth	Llai nag unwaith y mis	Bob mis	Bob wythnos	Bob dydd neu bron bob dydd
Pa mor aml yn ystod y flwyddyn ddiwethaf ydych chi wedi bod angen diod alcohol yn y bore i roi hwb i chi ar ôl sesiwn o yfed trwm?	Byth	Llai nag unwaith y mis	Bob mis	Bob wythnos	Bob dydd neu bron bob dydd
Pa mor aml, yn y flwyddyn ddiwethaf, ydych chi wedi teimlo'n euog neu'n edifar ar ôl bod yn yfed?	Byth	Llai nag unwaith y mis	Bob mis	Bob wythnos	Bob dydd neu bron bob dydd
Pa mor aml yn ystod y flwyddyn ddiwethaf ydych chi wedi methu cofio beth ddigwyddodd y noson gynt oherwydd eich bod wedi bod yn yfed?	Byth	Llai nag unwaith y mis	Bob mis	Bob wythnos	Bob dydd neu bron bob dydd
Ydych chi neu a oes rhywun arall wedi cael anaf o ganlyniad i'ch yfed?	Nac ydw/ Nac oes		Ydw/oes, ond nid yn ystod y flwyddyn ddiwethaf		Do, yn ystod y flwyddyn ddiwethaf

| Oes perthynas neu ffrind, meddyg neu weithiwr iechyd arall wedi bod yn bryderus am faint rydych chi'n ei yfed neu wedi awgrymu eich bod yn yfed llai? | Nac oes | Oes, ond nid yn ystod y flwyddyn ddiwethaf | Oes, yn ystod y flwyddyn ddiwethaf |

Sgorio: Adiwch gyfanswm eich sgôr o ddwy adran yr holiadur. 0–7 Risg is, 8–15 Risg cynyddol, 16–19 Risg uwch, 20+ Dibyniaeth bosib.

Ugain mlynedd yn ôl, roedd pobl a oedd yn gwrthwynebu eraill yn smygu yn eu presenoldeb yn cael eu hystyried yn hen ffasiwn, yn wirion neu'n druenus. Os oedden nhw'n cwyno, roedd yn rhaid iddyn nhw ddioddef sylwadau dychanol a sarhad. Erbyn hyn, gan ein bod yn gwybod rhagor am beryglon smygu i'n hiechyd, y rhai sy'n smygu sy'n cael eu beirniadu. Mae hyn wedi digwydd oherwydd ymgyrchoedd cyhoeddus ac oherwydd bod nifer o bobl wedi dal eu tir yn erbyn ymddygiad anystyriol rhai sy'n smygu.

> **Ydych chi'n gallu dangos dewrder personol os yw eraill yn eich bwlio chi i yfed?**
>
> *O, tyrd yn dy flaen, paid â sbwylio popeth, pam na chei di un ddiod fach? Fydd un ddim yn gwneud drwg.*
>   Gall gwrthsefyll rhywun sy'n benderfynol o'ch cael chi i yfed alw am gryn dipyn o ddewrder a hunan-gred. Os mai dim ond os byddwch chi'n yfed gyda nhw y bydd eich ffrindiau'n eich derbyn a'ch bod yn yfed llawer iawn hefyd, ydyn nhw'n ffrindiau gwerth chweil?

Sut i yfed llai o alcohol

- Cymerwch lymeidiau bach yn unig. Cyfrifwch sawl llymaid rydych chi'n ei gymryd i wagio gwydr, yna ceisiwch gynyddu nifer y llymeidiau rydych chi'n eu cymryd o'r gwydr nesaf, ac yn y blaen.
- Gwnewch rywbeth pleserus wrth yfed i helpu i dynnu eich sylw oddi ar y gwydr – er enghraifft, gwrando ar gerddoriaeth, siarad, gwneud pos croesair ac ati.
- Yn lle yfed eich diod arferol, rhowch gynnig ar rywbeth newydd. Gall newid y math o ddiod helpu i dorri hen arferion a lleihau faint rydych chi'n ei yfed.
- Yfwch yn arafach a chanolbwyntiwch ar y blas.
- Copïwch yfwr araf. Sylwch ar rywun sy'n yfed yn araf a gwnewch yr un fath ag ef neu hi; peidiwch â chodi eich gwydr nes iddo ef/hi wneud.
- Rhowch y gwydr i lawr ar ôl pob llymaid. Os byddwch chi'n dal y gwydr, byddwch yn yfed yn fwy aml. Gwnewch rywbeth arall â'ch llaw yn lle codi'r gwydr i'ch ceg.

- Ychwanegwch ddiodydd dialcohol at wirodydd.
- Prynwch eich diodydd eich hun gymaint ag y gallwch chi. Os oes rhaid i chi fod mewn rownd, peidiwch â phrynu diod i chi'ch hun pan fyddwch chi'n cael y rownd, neu archebwch ddiod ddialcohol.
- Neilltuwch ddyddiau pan na fyddwch chi'n yfed alcohol, o leiaf un diwrnod yr wythnos, dau, dri neu bedwar diwrnod os yw'n bosib. Dechreuwch ddilyn mathau eraill o adloniant neu ymlacio.
- Dechreuwch yfed yn hwyrach nag arfer. Er enghraifft, ewch i'r dafarn yn hwyrach neu gartref, dechreuwch awr yn hwyrach.
- Dysgwch wrthod diodydd. Chwaraewch rôl ffyrdd o wrthod diodydd. Efallai mai dyma'r sgìl pwysicaf y mae angen i chi ei ddysgu o ran eich hyder. Dywedwch, er enghraifft, '*Na, dim diolch. Dwi'n trio yfed llai*', neu '*Dydw i ddim yn yfed heno, mae gen i stumog dost*'.

Cofiwch hefyd fod alcohol yn cael gwared ar ataliadau ac felly mae'n cynyddu'r tebygolrwydd o fwyta mewn pyliau.

Byw'n beryglus

Y ffaith sy'n sobri rhywun yw bod y rhan fwyaf o bobl sy'n dwyn o siopau'n cael eu dal ar ryw bwynt. Felly pam mae cymaint o bobl ddisglair sydd ag anhwylderau bwyta ac sydd fel arall yn byw yn ôl y gyfraith yn eu rhoi eu hunain mewn perygl o gael eu gwaradwyddo'n gyhoeddus, ymddangos o flaen llys, cael cofnod troseddol ac mewn rhai achosion, cael eu hanfon i'r carchar?

Mae llu o resymau dros yr ymddygiad hwn. Mae rhai pobl yn dwyn bwyd pan fyddan nhw'n cael awydd cryf i gael pwl o orfwyta, neu oherwydd bod eu harian wedi mynd yn brin a bod angen prynu bwyd i gael pwl o orfwyta. Mae rhai'n dwyn nwyddau, fel dillad neu emwaith, nad oes eu hangen arnyn nhw neu nad ydyn nhw'n eu hoffi. Yn aml, dydyn nhw ddim yn gallu esbonio pam maen nhw'n gwneud hyn. Dydy union achos yr ymddygiad yma sy'n ymddangos yn afresymol ddim yn ddealladwy. Gall bod yn llwglyd gyfrannu ato. Er enghraifft, mae ymchwil wedi dangos bod pobl neu anifeiliaid sy'n llwgu yn dechrau cronni pethau. Yn yr arbrawf gwyddonol enwocaf erioed ar lwgu a gafodd ei gynnal yn yr Unol Daleithiau yn y 1950au, dechreuodd y dynion a oedd yn cymryd rhan – a oedd yn cael eu llwgu'n fwriadol – gasglu a chronni pob math o wrthrychau.

Gall dwyn parhaus o siopau hefyd fod yn ffordd o ddelio â diflastod ac iselder drwy roi gwefr. Gall y teimlad yma o gyffro fod yn gaethiwus a gall arwain at fwy a mwy o gymryd risg.

Louise

Rydw i wedi dwyn o siopau'n rheolaidd am dros bum mlynedd ers i'r bwlimia ddechrau. Fel plentyn, roeddwn i'n anhapus iawn ac weithiau byddwn i'n dwyn melysion. Nawr dwi'n dwyn colur neu glustdlysau yn bennaf. Dwi'n tueddu i wneud hyn pan fydda i yn un o 'nghyfnodau o orfwyta mewn pyliau. Dwi ddim yn tueddu i'w wneud pan dwi ar ddeiet ac yn teimlo bod popeth dan reolaeth. Mae dwyn o siopau'n rhoi gwefr i mi sy'n gyffrous ac yn ddychrynllyd ar yr un pryd.

Gydag amser, gallwch chi ddod yn fwy caeth iddo ac yn fwy argyhoeddedig na fyddwch chi'n cael eich dal, ond wrth gwrs, mae'r rhan fwyaf o bobl yn cael eu dal yn y pen draw.

Claire

Dechreuodd Claire ddwyn pethau o siopau ychydig flynyddoedd cyn i'w bwlimia ddatblygu. Byddai'n dwyn dillad, bwyd, colur a chylchgronau ac yn cadw rhestrau hir a manwl o bopeth roedd hi wedi'i ddwyn:

Dwi'n dal ddim yn gwybod pam wnes i hynny. Roedd rhaid i mi wneud. Roedd dwyn o siopau fel obsesiwn. Roedd yn gwneud i mi deimlo 'mod i mewn rheolaeth. Roeddwn i'n gwybod 'mod i'n cymryd gormod o risgiau, hyd yn oed yn mynd i mewn i siopau oedd â CCTV. Efallai yn fy isymwybod 'mod i eisiau cael fy nal.

Cafodd Claire ei dal ar ôl nifer o flynyddoedd o ddwyn yn rheolaidd. Wnaeth hi ddim ymdrech i guddio beth roedd hi wedi ei wneud; fe ffeindiodd yr heddlu ei rhestrau o'r eitemau roedd hi wedi eu dwyn ac roedd rhaid iddi fynd i'r carchar am fisoedd.

Nid carchar oedd y peth gwaethaf. Beth oedd yn waeth o lawer oedd bod y cyfan wedi cael ei gyhoeddi yn y papurau lleol, gyda fy enw a 'nghyfeiriad. Tan hynny doeddwn i ddim wedi dweud wrth neb am fy mwlimia a'r peth gwaethaf i mi oedd i hynny gael ei lusgo i'r amlwg.

Gwario'r arian does gennych chi mohono

Mae gorwario yn ddull hunanddinistriol arall o geisio ymdopi ag iselder, gwacter a diflastod. Dydy'r ymddygiad hwn ddim fel arfer yn cael pobl i drafferth gyda'r gyfraith, ond mae'n achosi ei broblemau ei hun. Mae llawer o fenywod sydd â bwlimia'n mynd i sefyllfaoedd ariannol mor anobeithiol gyda'u hysfa i wario nes eu bod mewn dyled o filoedd o bunnoedd i gredydwyr gwahanol. Unwaith y gwelwch chi nad oes gobaith i chi ad-dalu eich dyledion, gallech feddwl waeth i chi barhau ddim ac felly mynd i fwy a mwy o helynt.

Sharon

Mae Sharon yn fam sengl sy'n byw ar fudd-daliadau:

Roeddwn i wedi bod yn teimlo'n isel ac yn ddiflas dros ben, doedd dim byd yn rhoi pleser i mi, doedd dim yn fy niddori i. Roeddwn i mewn rhigol. Wedyn, yn sydyn, fe ges i'r catalog yma a dechreuais i archebu pethau ar-lein, yn cynnwys llawer o declynnau trydan ac eitemau llai ar gyfer y gegin. Am gyfnod byr, roeddwn i'n teimlo'n well, fel petawn i wedi cyflawni rhywbeth. Ond wnaeth y teimlad hwnnw ddim para'n hir. Yn ystod y sbri gwario yma fe wariais i £1200. Pan gyrhaeddodd y nwyddau, wnes i ddim hyd yn oed agor y bocsys i weld beth oedd ynddyn nhw. Mae'r stwff wedi bod yn fy nghwpwrdd ers tair wythnos erbyn hyn, heb i mi gyffwrdd â nhw.

Yn aml mae'r fagl o orwario'n rhwystro rhywun rhag cyflawni ei wir ddymuniad, fel mynd ar wyliau, symud tŷ, gwneud cwrs coleg, ac ati.

Lisa

Mae Lisa, sy'n deipydd, yn byw gyda'i rhieni. Mae arni £4000 i'r banc a £3000 arall i'w rhieni.

Fedra i ddim fforddio prynu dim byd ar hyn o bryd. Bydd hi'n cymryd blynyddoedd i mi dalu fy holl ddyledion. Byddwn wrth fy modd yn symud allan o 'nghartre ond dwi'n sownd. Does dim modd y gallwn i fforddio talu rhent, gyda fy sefyllfa ariannol bresennol. Mae'r rhan fwyaf o fy arian yn mynd ar ddillad – dillad dydw i'n aml ddim yn eu gwisgo, ddim hyd yn oed unwaith. Mae fel pe bawn i'n chwilio'n orffwyll am y peth iawn gan wanychu fy hun ar yr un pryd.

Gorwario neu ddwyn o siopau – torri'r arferiad

- Beth yw'ch patrwm chi?
- Nodwch amgylchiadau'r gorwario/dwyn yn eich dyddiadur (Pennod 2 – y dechneg ABC).
- Sut ydych chi'n teimlo ar y pryd?
- Sut ydych chi'n teimlo wedyn?
- Beth fyddai'n digwydd petaech chi'n stopio?
- Tybed ydych chi'n caniatáu unrhyw wobr, pleser neu gyffro arall i chi'ch hun?
- Fedrwch chi ddod o hyd i bethau eraill cyffrous neu bleserus i'w gwneud?
- Os mai dwyn o siopau yw'ch problem chi, mae rhai pobl yn gweld bod y dechneg o ddychmygu'r peth gwaethaf y gallan nhw feddwl amdano yn eu helpu i beidio â mynd ar sbri dwyn arall a throseddu eto. Yn achos Claire, daeth senario hunllefus yn wir. Ysgrifennwch eich senario hunllefus eich hun, a cheisiwch ei ddychmygu bob tro y byddwch yn teimlo ysfa i ddwyn rhywbeth.
- Os mai gorwario yw'ch problem chi, rhaid i chi ddechrau talu eich dyledion, waeth pa mor araf y byddwch yn gwneud hynny. Lluniwch graff a gwyliwch eich dyled yn lleihau. Mae llawer o fenywod sydd ag anhwylder bwyta yn ceisio cuddio'r holl alwadau am daliadau yng nghefn y drôr ond fydd gwadu fel hyn ddim yn helpu. Mae rheolwr banc wedi arfer delio â'r broblem yma a bydd yn eich helpu i ddod o hyd i atebion ymarferol. Ymddiriedwch yn eich arweinydd adferiad a gofynnwch iddo am ei arweiniad. Oes yna ffrind neu aelod o'r teulu y gallwch chi siarad ag e am y broblem yma? Fedrwch chi ei gael

i'ch helpu chi drwy ofalu am eich cardiau credyd a chadw golwg ar fantolen eich cyfrif banc? Fedran nhw eich helpu i greu cyllideb a chadw ati?

Cyfeiriadau

1. www.gov.uk/government/publications/alcohol-use-screening-tests
2. Thomas F. Babor, John C. Higgins-Biddle, John B. Saunders a Maristela G. Monteiro. *AUDIT: The Alcohol Use Disorders Identification Test Guidelines for Use in Primary Care*. Ail argraffiad. Sefydliad Iechyd y Byd WHO/MSD/MSB/01.6a.

13. Gwe bywyd
Rhieni, partneriaid, plant a ffrindiau

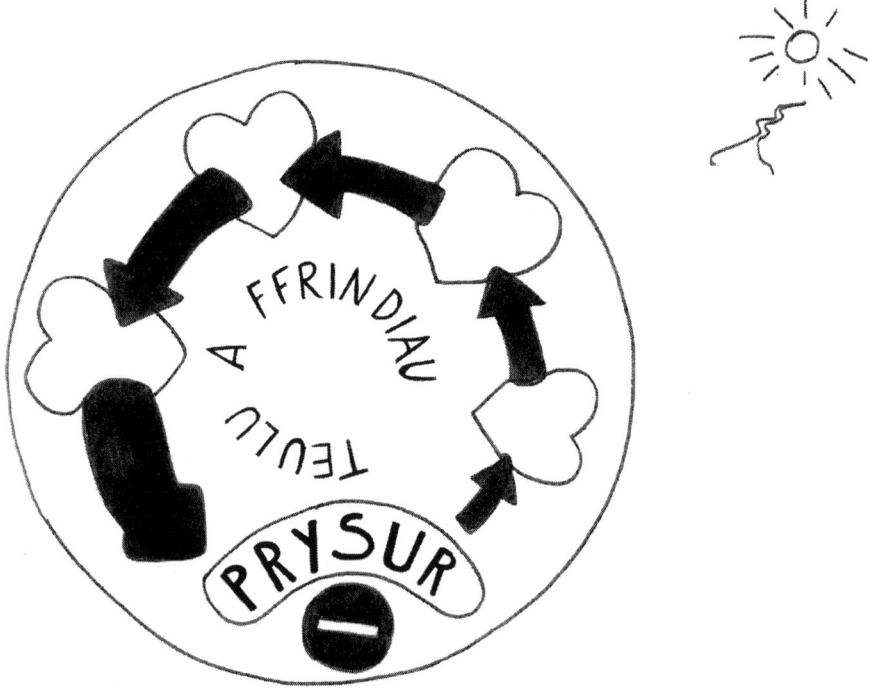

Gartref gyda'r teulu

Gall eich anhwylder bwyta achosi trallod yn eich teulu, yn enwedig os ydych chi'n dal i fyw gartref. Efallai y byddwch yn gwylltio eich rhieni oherwydd eich bod yn ysbeilio eu cypyrddau neu'n gwrthod eu prydau bwyd. Efallai y byddan nhw'n teimlo'n euog ac yn beio eu hunain am eich anhwylder bwyta. Efallai y byddan nhw'n pendilio rhwng ceisio eich helpu drwy goginio i chi a phrynu bwydydd deiet arbennig a dweud wrthych chi'n grac i *'roi'r gorau i'r hen broblem bwyta wirion yma'*.

Efallai y byddwch yn teimlo bod pobl yn eich camddeall, yn rhwystredig eich bod yn cael eich trin fel plentyn, a'ch bod yn fwch dihangol am bopeth sy'n mynd o'i le yn eich teulu. Neu efallai eich bod yn pryderu am y trallod rydych chi'n ei achosi. Mae byw gyda phobl eraill pan ydych chi'n dioddef o anhwylder bwyta yn anodd, ond mae byw gyda rhywun sydd ag anhwylder bwyta yr un mor anodd.

Elizabeth

Roedd Elizabeth yn brwydro yn erbyn bwlimia nerfosa ers blynyddoedd. Roedd ei rhieni'n gwybod am hyn, yn enwedig ei mam a oedd wedi darllen pob llyfr dan haul am anhwylderau bwyta. Ar ôl cyfnod yn byw ar ei phen ei hun, symudodd Elizabeth yn ôl gartref oherwydd problemau ariannol:

Roedd fy mam yn fy ngwylio bob munud. Ac eto, fyddai hi byth yn sôn am fy anhwylder bwyta. Roedd hi'n fy nhrin i mor ofalus. Fe ges i wybod drwy fy nghariad ei bod wedi siarad ag e y tu ôl i 'nghefn i, yn dweud wrtho y gallai bob amser ddod ati hi pe bai ganddo unrhyw broblem gyda fi. Pan ddywedodd e hyn wrtha i, roeddwn i'n grac iawn. Ydw i'n rhyw fath o glaf, yn rhy fregus i aelodau fy nheulu fy hun siarad â fi? Dwi'n meddwl bod gan Mam gymaint o gywilydd o 'mhroblem i nes ei bod hi'n methu siarad amdani yn uniongyrchol â fi.

Gwella eich perthynas â'ch rhieni

- Os nad ydych chi wedi dweud wrth eich rhieni am eich problem bwyta, meddyliwch yn galed am fanteision ac anfanteision gwneud hynny. Yn aml bydd rhieni'n amau bod rhywbeth o'i le ar eich arferion bwyta beth bynnag ac mae dweud wrthyn nhw'n gallu bod yn rhyddhad enfawr iddyn nhw ac i chi. Mae rhannu'n gallu agor y drws at gefnogaeth emosiynol ac ymarferol y mae mawr ei hangen. Defnyddiwch yr Holiadur Cymorth o Bennod 1 i'ch helpu i feddwl am fanteision ac anfanteision rhoi gwybod i'ch rhieni am eich anhwylder bwyta.

- Os ydych chi eisoes wedi dweud wrth eich rhieni am eich problem bwyta a bod eu hymateb yn ddi-fudd, yn ddibrisiol, yn moesoli neu'n feirniadol, efallai fod angen mwy o wybodaeth arnyn nhw am anhwylderau bwyta i allu deall a'ch helpu chi. Efallai y gallech chi awgrymu eu bod yn darllen y llyfr yma, neu'n defnyddio'r llyfr[1] neu'r DVDs a ddatblygwyd i helpu teuluoedd i ddysgu sut i gefnogi rhywun ag anhwylder bwyta yn fwy effeithiol, neu'n ymuno â grŵp gofalwyr (gweler yr awgrymiadau ar ddiwedd y llyfr hwn).

- Esboniwch i'ch rhieni sut allan nhw eich helpu chi. Cofiwch y dull CAMPUS a ddysgon ni i chi ym Mhennod 1. Defnyddiwch hwn yma. Byddwch yn benodol, yn uniongyrchol, yn barod i ganolbwyntio ar atebion ac yn realistig. Blaenoriaethwch, cynlluniwch ymlaen, ystyriwch y rhwystrau ac adolygwch. Awgrymiadau cadarnhaol sy'n gweithio orau. Peidiwch â dweud:

Dydych chi ddim yn fy neall i. Rydych chi'n cyfeiliorni.
Dywedwch:
Os galla i fwyta fy mhryd min nos gyda chi, bydd hynny'n help. Bydd bwyta un pryd o fwyd y dydd gyda phobl eraill yn gam enfawr ymlaen i mi.

- Peidiwch â pharatoi eich hun a'ch rhieni i fethu drwy eu cael i'ch 'plismona' chi neu i'ch gwarchod chi 24/7, e.e. drwy ofyn iddyn nhw gloi'r gegin (neu â beidio â gadael eich ochr). Mae hyn fel arfer yn arwain at anawsterau a chwerwder i chi ac iddyn nhw. Rydych chi'n debygol o fynd i deimlo bod pobl yn tarfu arnoch chi a byddwch yn chwilio am ffyrdd eraill o gael gafael ar fwydydd ar gyfer pyliau o orfwyta. Mae hyn yn debygol o wneud i chi deimlo eich bod yn twyllo a dydy hyn ddim yn helpu neb.

- Cofiwch fod eich rhieni, fel chi, yn siŵr o gamddehongli a chamddeall ar adegau. Does neb yn berffaith. (Dywedwch hynny eto.) Peidiwch â disgwyl iddyn nhw holi am eich problem bwyta ddim ond pan fyddwch chi eisiau iddyn nhw ofyn. Dydyn nhw ddim yn gallu darllen eich meddwl. Weithiau mae'n strategaeth ddefnyddiol i neilltuo amser ar gyfer adolygiadau rheolaidd lle gallwch chi a'ch rhieni siarad am sut mae pethau'n mynd a thrafod, ac ailasesu, beth sy'n gweithio'n dda mewn perthynas â'u cefnogaeth nhw.

- Os oes llawer o straen yn y cartref, ystyriwch opsiynau i ddatrys hyn. Efallai mai symud allan yw'r ateb. Os ydych chi'n teimlo'n ypsét am fyw gartref, gwnewch rywbeth am hynny. Cofiwch, mae gweithredu'n trechu gorbryder.

Bethan

Roedd Bethan yn fyfyrwraig 18 oed, yr ieuengaf mewn teulu o bedwar. Roedd ei thad yn ficer. Hi oedd ffefryn ei rhieni, oherwydd ei bod hi'n gwneud yn dda iawn yn yr ysgol ac roedd hi'n ddawnus iawn yn canu'r piano. Pan ddatblygodd hi anorecsia nerfosa yn 16 oed a bron â marw, roedd ei rhieni'n teimlo'n ofnadwy – yn teimlo mai arnyn nhw, yn bersonol, roedd y bai. Fodd bynnag, roedd hi'n amhosib iddyn nhw ddeall symptomau bwlimig Bethan, a ddatblygodd ar ôl yr anorecsia, na'u goddef. Roedd ysbeilio'r cwpwrdd bwyd yn y nos yn cael ei ystyried yn arwydd o drachwant a drygioni moesol. Meddai Bethan:

Byddai Mam a fi'n gweiddi ar ein gilydd bob dydd. Roedden ni wedi bod yn deulu tawel a chytûn erioed, lle'r oedd pobl wedi ceisio siarad er mwyn datrys problemau.

Sylweddolodd Bethan fod ei phroblem bwyta yn dinistrio ei pherthynas â'i rhieni. Symudodd i mewn i fflat bach ar ei phen ei hun.

Unwaith roeddwn i yno, dechreuodd y cyfathrebu rhyngof fi a'm rhieni wella yn raddol. Daeth fy nhad i'm helpu i addurno'r fflat hyd yn oed. Cytunodd fy mam i siopa gyda fi unwaith yr wythnos, gan 'mod i wedi colli'r syniad o faint o fwyd sydd ei angen arna i. Dwi'n galw i weld fy rhieni bob dydd Sul. Dwi'n teimlo'n drist pan fydda i'n dod yn ôl i fy fflat gwag ar nos Sul ond dwi'n dal i feddwl mai'r sefyllfa yma yw'r ateb gorau i ni.

Ysgrifennwch fantolen o fanteision ac anfanteision byw gartref.

- Os byddwch chi, wedi ystyried, yn teimlo mai symud allan yw'r dewis gorau i chi, meddyliwch yn ofalus am atebion posib eraill. Gall byw ar eich pen eich hun mewn un ystafell mewn ardal lle nad ydych chi'n adnabod neb wneud pethau'n waeth. Efallai y gallech chi rannu llety gyda ffrind.

Ffrindiau

Mae gallu ymddiried mewn unrhyw un yn anodd pan mae gennych chi anhwylder bwyta, yn enwedig os ydych chi wedi cael eich siomi o'r blaen. Gall bod yn ffrind dibynadwy a chadarn eich hun fod yn her. Efallai y byddwch yn tynnu'n ôl o drefniadau rydych chi wedi eu gwneud gyda ffrindiau oherwydd bod bwyd yn rhan o'r trefniant. Efallai y byddwch yn osgoi mynd allan am brydau bwyd neu i bartïon oherwydd bod hynny'n teimlo'n rhy ddychrynllyd. Efallai eich bod yn teimlo cyn lleied o gysylltiad â gweddill y byd nes eich bod yn methu gweld y pwynt o gwrdd â ffrindiau nad ydyn nhw'n deall beth sy'n eich pryderu chi. Ar ôl tynnu'n ôl o bethau nifer o weithiau, efallai y byddwch yn encilio fwy a mwy oherwydd dydych chi ddim eisiau wynebu ymateb eich ffrindiau. Yn amlwg, os nad yw eich ffrindiau'n gwybod am eich anhwylder bwyta, byddan nhw'n blino arnoch chi ac yn gweld eich ymddygiad yn anodd ei ddeall.

Un ffordd o wella'r sefyllfa efallai fyddai dweud wrth eich ffrindiau am eich problem bwyta.

Gydag ychydig o help gan fy ffrindiau

Yn aml mae'n haws siarad â ffrindiau nag â rhieni. Cyn datgelu manylion eich salwch iddyn nhw, meddyliwch sut fyddan nhw'n ymateb:

- Os ydych chi'n meddwl: '*Fyddan nhw ddim eisiau gwybod, fyddan nhw ddim yn fy hoffi i os bydda i'n dweud wrthyn nhw*', holwch eich hun a yw hyn yn wir mewn gwirionedd. Neu a yw'r canfyddiad hwn yn fwy tebygol o fod yn ofn sydd gennych CHI? Os ydych chi'n eithaf pendant na fydd eich ffrindiau'n ymateb yn gadarnhaol, efallai fod angen i chi ailystyried a ydyn nhw'n haeddu bod yn ffrindiau i chi.
- Os ydych chi'n meddwl: '*Fe fyddan nhw'n cydymdeimlo, ond fyddan nhw ddim yn deall*', efallai y bydd angen i chi eu haddysgu nhw am eich problem. Gallwch roi'r llyfr yma iddyn nhw, er enghraifft.
- Os ydych chi'n meddwl: '*Wrth gwrs, fyddai fy ffrind gorau ddim yn meddwl yn wael amdana i oherwydd fy mhroblem bwyta, ond fedra i ddim dweud wrthi hi...*', meddyliwch tybed pam rydych chi'n ei chael hi mor anodd ymddiried yn eich ffrind gorau. Beth sydd gennych chi i'w golli? Mae

gwella yn golygu gollwng gafael ychydig ar eich problem, rhannu'r baich a gadael eraill i mewn i wrando, i arwain ac i gefnogi. Os mai'ch dymuniad yw cadw eich problem yn gwbl gyfrinachol, efallai fod hyn yn dweud rhywbeth am eich symbyliad i newid. Efallai nad yw eich dymuniad i wella mor gryf ag yr oeddech chi'n ei feddwl.

Efallai eich bod wedi dweud wrth eich ffrindiau am eich anhwylder bwyta ers tro ond eich bod yn dal i bryderu am yr effaith mae hyn yn ei chael ar eich perthynas. Atebwch y cwestiynau hyn:

- Ydych chi'n gwneud ymdrech i ofalu am eich cyfeillgarwch â phobl, neu a ydych chi bob amser yn aros i rywun arall gysylltu â chi? Gall gwneud y symudiad cyntaf mewn perthynas fod yn frawychus. Efallai eich bod yn teimlo: 'Dydw i ddim eisiau rhoi'r argraff bod angen rhywun arna i'. Efallai eich bod yn ofni bod pobl yn ffrindiau gyda chi ddim ond oherwydd eu bod yn teimlo trueni drosoch chi. Cofiwch, mae pob un ohonon ni'n dibynnu ar eraill. Nid arwydd o wendid yw bod angen pobl eraill a chydnabod bod eisiau eu cwmni arnon ni, ond arwydd o gryfder.
- Sut ydych CHI'N teimlo pan fydd rhywun yn cysylltu â CHI? Ydych chi'n meddwl ar unwaith ei fod yntau'n wan oherwydd ei fod yn dymuno bod gyda chi? Nac ydych siŵr!

Gwneud ffrindiau

> Mae arwahanrwydd, unigrwydd ac ofn cael ein gwrthod yn rhan o'r cyflwr dynol ond maen nhw'n themâu cyffredin dros ben i bobl sydd â bwlimia. Mae'n ganlyniad anfwriadol i'r anhwylder bwyta gan fod pobl yn aml yn mynd ar y deiet cyntaf yna (sydd mor aml yn rhagflaenu bwlimia) â'r union fwriad o ddod yn fwy poblogaidd gydag eraill. Ond unwaith mae bwlimia'n dechrau, mae perthnasoedd fel arfer yn dirywio. Efallai eich bod eisoes wedi colli cysylltiad â rhai o'ch ffrindiau neu bob un ohonyn nhw, neu wedi ymbellhau oddi wrthyn nhw'n raddol. Os nad yw hi'n bosib adnewyddu cyfeillgarwch, dechreuwch o'r newydd.

Dyma rai awgrymiadau i'ch helpu i gymryd camau tuag at gwrdd â phobl newydd:

- Byddwch yn amyneddgar. Fyddwch chi ddim yn ffurfio cyfeillgarwch clòs o fewn ychydig wythnosau. Serch hynny, efallai y byddwch yn gallu cymdeithasu'n rheolaidd â phobl rydych chi'n teimlo eu bod nhw'n eithaf hoffus. Mae hyn yn bendant yn well na phendrymu ar eich pen eich hun gartref.
- Peidiwch â bod yn rhy anodd eich plesio. Ewch allan gyda phobl hyd yn oed os ydych chi'n credu nad ydyn nhw'n debygol o ddod yn ffrindiau gorau i chi. I ddechrau, gall eich greddfau cyntaf gael eu profi'n anghywir. Ac yn

ail, efallai y bydd y bobl hyn yn eich cyflwyno chi i'w ffrindiau nhw. Mae bywyd yn llawn o'r annisgwyl pan fyddwn yn dechrau estyn allan.

- Rhaid disgwyl profi siom a chael eich gwrthod. Efallai y gwelwch chi y bydd angen i chi estyn nifer o wahoddiadau cyn i chi gael ymateb cadarnhaol. Mae ymatebion negyddol yn ddigalon a gallech gael eich temtio i feddwl *'does neb yn fy hoffi i'*. Cofiwch, fodd bynnag, fod llawer o resymau pam y byddai rhywun yn methu mynd allan gyda chi. Fydd gan y rhan fwyaf o'r rhesymau hyn ddim byd i'w wneud â chi. Ceisiwch feddwl am enghreifftiau lle bu'n rhaid i chi wrthod rhywun oherwydd eich bod yn brysur, wedi blino, yn mynd allan gyda rhywun arall, yn gorfod mynd â'r ci at y milfeddyg, neu oherwydd bod arholiad gennych drannoeth. Mae'r rhan fwyaf o bobl yn hoffi cael gwahoddiad i fynd allan ac yn teimlo'n hapus eich bod wedi meddwl amdanyn nhw ac wedi gofyn, hyd yn oed os nad ydyn nhw'n gallu dod.

- Os byddwch yn ymuno â dosbarth nos i gwrdd â phobl yn ogystal ag i ddysgu rhywbeth newydd, gallwch ddisgwyl y bydd rhai dosbarthiadau'n cynnig mwy o gyfle i gymdeithasu nag eraill. Er enghraifft, bydd sgwrsio â chyd-fyfyriwr yn haws wrth wneud crochenwaith nag yn ystod cwrs mathemateg.

- Gall y cyfryngau cymdeithasol fod yn ddefnyddiol i gwrdd ag eneidiau hoff cytûn. Weithiau gallech gwrdd mewn grŵp cefnogi ar-lein sy'n byw gerllaw ac sydd, fel chi, yn gweithio ar wella o fwlimia. Gallech chi drefnu mynd am dro gyda'ch gilydd yn y parc neu gwrdd mewn siop goffi.

Dyma rai awgrymiadau eraill ar sut i gwrdd â phobl. Meddyliwch am eraill i'w hychwanegu at y rhestr.

- mynd i ddosbarth nos
- ymuno â chlwb chwaraeon
- holi am glybiau darllen, clybiau llyfrau lloffion
- ymuno â gweithgareddau mudiadau amgylcheddol
- ymuno â grwpiau pwyso neu eiriolaeth (Amnest, Greenpeace)
- cymryd rhan mewn gweithgareddau capel neu eglwys
- gwahodd eich cymdogion i gael diod gyda chi
- gwahodd eich cyd-weithwyr i'ch cartref
- gwirfoddoli gyda mudiadau nid-er-elw, er enghraifft, eich grŵp lleol sy'n cefnogi pobl ag anhwylderau bwyta.

Perthnasoedd rhywiol

Mae perthnasoedd rhywiol yn her i lawer o bobl. Efallai eich bod wedi gwylio eich rhieni mewn perthnasoedd anhapus neu aflwyddiannus. Efallai i chi gael eich cam-drin yn rhywiol yn ystod eich plentyndod neu eich bod wedi cael profiadau rhywiol brawychus neu annymunol fel oedolyn. Efallai fod hyn wedi eich gadael yn teimlo'n amheus ac yn ochelgar o berthnasoedd rhywiol neu wedi gwneud i chi deimlo'n annheilwng. Felly rydych chi'n parhau i fynd ar eich pen i berthnasoedd rhywiol sy'n ddi-fudd, yn ddinistriol ac yn tanseilio eich hunan-werth ymhellach. Beth bynnag yw eich patrwm neilltuol chi, bydd angen amser arnoch i feddwl amdano a'i newid.

Ofn rhyw

Gallai hyd yn oed meddwl am berthynas gorfforol fod yn arswydus i chi. Efallai fod hyn yn rhannol o ganlyniad i ofn cyffredinol o glosio at neb. Efallai eich bod yn teimlo mor wael am eich corff nes i chi fethu dioddef y syniad o gael rhywun yn cyffwrdd â chi.

Efallai eich bod wedi cael eich magu mewn teulu lle'r oedd rhyw'n cael ei ystyried yn rhywbeth na ellid ei grybwyll ac nad oedd yn dderbyniol, neu efallai eich bod wedi cael eich cam-drin.

Kate

> Athrawes 25 oed oedd Kate a oedd wedi datblygu anhwylder bwyta pan oedd hi'n 15 oed. Doedd hi erioed wedi cael cariad ac roedd hi'n drist am hynny:
>
> *Doeddwn i ddim yn gallu ymdopi â'r syniad o neb yn closio ata i ond ar yr un pryd roeddwn i'n teimlo'n anhygoel o unig.*
>
> Roedd ei holl ffrindiau gwrywaidd yn hoyw. Roedd hi'n rhannu tŷ gydag un ohonyn nhw. Fe oedd ei chyfaill agosaf ac roedd yn gefnogol iawn yn ei helpu i wella o'i hanhwylder bwyta. Byddai'n treulio'r rhan fwyaf o'i hamser gydag e. Wrth iddi ddechrau gwella, dechreuodd sylweddoli bod y cyfeillgarwch yn ddiogel ac yn werthfawr ond hefyd ei fod yn ei chyfyngu ac yn ei hatal rhag cwrdd â phobl eraill. Roedd arni ofn symud allan ond yn y pen draw fe benderfynodd mai dyma oedd yr unig ffordd i wella ei sefyllfa a bod yn fwy agored i gwrdd â rhywun.

Os ydych chi'n ofni cyswllt rhywiol:

- Holwch eich hun a ydych chi, fel Kate, yn cuddio ac yn gwrthod rhoi'r cyfle i chi'ch hun gwrdd â rhywun. I oresgyn eich ofn, efallai fod angen i chi newid eich ffordd o fyw hefyd.

- Os mai ofn yr anhysbys yw eich ofn o ryw, gallwch gymryd camau i addysgu'ch hun am hyn. Fe welwch restr ddarllen ar berthnasoedd rhywiol ar ddiwedd y llyfr yma.

- Os oes gennych chi bartner, meddyliwch yn galed a allwch chi adael iddo/i wybod sut rydych chi'n teimlo am ryw.

Y dyn anghywir

Efallai eich bod yn gyson yn cael perthynas â'r partner anghywir – rhywun sy'n eich denu ac yn eich cyffroi ar y dechrau ond mae pethau'n troi'n sur yn yr un ffordd bob tro. Er i chi wneud eich gorau glas i gael y berthynas i weithio, dydy eich anghenion chi ddim yn cael eu bodloni. Efallai eich bod yn chwilio am rywun sy'n dangos nodweddion rydych chi'n eu hoffi, neu yn ei ddenu, ond wedyn yn gweld nad oes ganddo'r gwerthoedd a'r priodoleddau sy'n bwysig i chi. Felly mae pethau'n mynd o chwith.

Vanessa

> Roedd Vanessa yn ymwybodol iawn o'i delwedd ac yn gwario'i holl arian ar ddillad cynllunwyr a cholur; meddai hi:
> *Blonden rywiol ydw i i ddynion – dim byd arall.*
> Roedd ei chariadon i gyd yn olygus ac yn gyhyrog.
> *Bob tro y bydda i'n mynd i'r clwb nos gydag un o 'nghariadon, bydd pobl yn troi rownd i edrych arnon ni'n llawn edmygedd. Dwi'n eitha mwynhau hyn ac mae'r holl baratoi ymlaen llaw fel petai'n werth chweil.*
> Mae ei chariadon i gyd yn genfigennus o ddynion eraill ac er ei bod hi'n mwynhau hyn yn gynnar mewn perthynas, cyn bo hir mae'n niwsans ac yn peri clawstroffobia. Cafodd ei cham-drin yn gorfforol gan un cariad ac fe wnaeth un arall gymaint o ffwdan mewn clwb nos, cafodd ei wahardd. Meddai Vanessa:
> *Mi fydda i'n aml yn holi fy hun pam dwi'n dewis yr un math o ddyn bob tro. Dwi'n dal ddim yn gwybod pam. Ond dydw i ddim yn cael fy nenu at rywun sydd ddim yn olygus, waeth pa mor neis yw e.*

Os ydych yn cael perthynas gyda'r math anghywir o ddyn dro ar ôl tro, holwch eich hun:

- Beth sy'n eich denu at y math yma o ddyn?
- Beth mae eich dewis yn ei ddweud amdanoch chi?
- Ydych chi'n cael eich denu at bobl sy'n dangos nodweddion sy'n ddiffygiol ynoch chi?
- Ydych chi'n cael eich denu at bobl sy'n dangos nodweddion sy'n cyd-fynd â rhai eich anhwylder bwyta?

Gall newid eich patrwm fod yn anodd. Cofiwch, y cam cyntaf tuag at newid yw adnabod a derbyn bod gennych broblem.

Cael sawl perthynas rywiol

Mae llawer o bobl ifanc yn mynd drwy gyfnod o berthnasoedd rhywiol byr ac o arbrofi. Fodd bynnag, gall y patrwm yma fynd yn broblem i bobl sydd ag anhwylder bwyta.

Gwawr

Mae Gwawr yn nyrs 26 oed. Dydy hi erioed wedi cael perthynas sefydlog gyda neb. Ers ei harddegau, mae hi wedi cael sawl perthynas fer ond does dim un wedi para mwy nag ychydig wythnosau. Mae hi hefyd wedi cael sawl perthynas unnos:

Dwi'n ei chael hi'n hawdd iawn dechrau perthynas ac ar y dechrau dwi'n hoff iawn o bwy bynnag sydd gyda fi. Ond mae'r teimlad braf yn cilio'n eithaf buan, dwi'n colli diddordeb ac mae'n rhaid imi gael gwared arno'n gyflym. Dwi wedi cael ambell berthynas unnos pan dwi wedi yfed gormod ac mae hynny wedi bod yn annifyr.

Yvonne

Mae Yvonne yn 30. Roedd ei thad yn dod o Jamaica ond doedd hi erioed wedi ei gyfarfod; roedd ei mam yn Albanes, ac yn alcoholig. Tyfodd Yvonne i fyny mewn cartref plant lle cafodd hi ei bwlio. Pan oedd hi'n 12 oed cafodd ei threisio gan griw o fechgyn hŷn. Roedd hi'n rhy ofnus i ddweud wrth neb a daeth yn butain pan oedd hi'n 17 oed. Mae hi nawr yn ddi-waith ac yn byw ar ei phen ei hun gyda'i dau blentyn. Dydy hi erioed wedi defnyddio unrhyw ddull atal cenhedlu. Mae hi wedi bod yn feichiog 12 gwaith, wedi colli nifer o fabanod ac wedi cael erthyliadau.

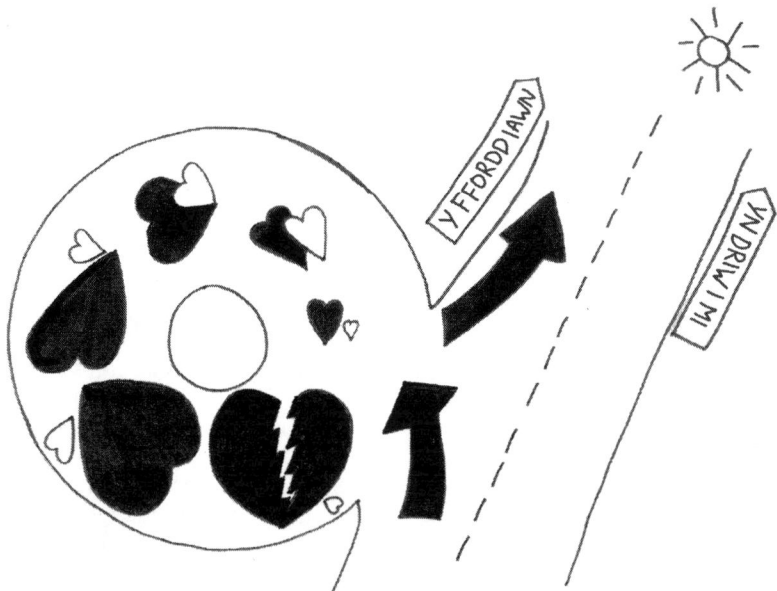

> **Os ydych chi'n newid partneriaid rhywiol yn aml, holwch eich hun:**
> *Pam ydw i'n gwneud hyn?*
>
> - Ydych chi'n cael gwefr wrth chwilio am bartner newydd neu ddenu un? Ydy'r helfa a'r rhyw yn teimlo fel rhywbeth wedi ei wahardd, braidd yn beryglus? Os felly, pa fathau eraill o gyffro rydych chi'n eu cael yn eich bywyd?
>
> - Weithiau mae rhywun yn cael partneriaid rhywiol lluosog o ganlyniad i hunan-werth isel iawn. Ydych chi'n mynd ar eich pen i berthnasoedd oherwydd eich bod yn teimlo nad ydych chi rywsut yn haeddu gwell? Neu i wneud i chi'ch hun deimlo'n well? Yn y pen draw, beth bynnag yw'r rheswm, bydd yr ymddygiad hwn yn gwneud i chi deimlo'n waeth nag ydych chi ar hyn o bryd.
>
> - Ydych chi fel arfer yn feddw pan fyddwch chi'n cael perthynas rywiol? Pam ydych chi'n gadael i'ch hun gyrraedd y sefyllfa yma?
>
> - Ydych chi'n defnyddio rhyw fel dull o blesio pobl eraill? Ai dyma'r unig ffordd rydych chi'n gwybod amdani o gael eich derbyn, o gael rhywun yn gafael ynoch chi a'ch cwtsio ac o deimlo bod eich eisiau chi ar rywun a'i fod yn eich caru, er y gallai fod dros dro yn unig?
>
> - Beth bynnag yw eich rhesymau dros gael partneriaid rhywiol lluosog, gwnewch yn siŵr eich bod yn gwarchod eich hun yn erbyn beichiogrwydd a chlefydau sy'n cael eu trosglwyddo'n rhywiol.

Plant

Mae llawer o fenywod sydd ag anhwylder bwyta yn pryderu a fyddan nhw'n gallu cael plant, sut beth fyddai bod yn feichiog iddyn nhw, ac a fydden nhw tybed yn niweidio eu plentyn yn y groth. Byddwn yn ateb y cwestiynau mwyaf cyffredin yn yr adran hon.

Fedra i feichiogi?

I bobl ag anorecsia nerfosa, mae ffrwythlondeb fel arfer yn is o lawer o ganlyniad uniongyrchol i fod dan bwysau. Mae bwlimia'n effeithio'n llai o lawer ar ffrwythlondeb ond weithiau mae astudiaethau'n dangos bod angen triniaeth ffrwythlondeb ar fwy o ferched yn y grŵp yma, sy'n awgrymu anawsterau gyda beichiogi digymell. Beth bynnag yw eu diagnosis, mae rhai menywod sydd ag anhwylder bwyta yn beichiogi er bod eu mislif yn afreolaidd neu'n absennol. Mae rhai astudiaethau'n dod i ddeall bod beichiogi'n anfwriadol yn fwy cyffredin ymhlith menywod â bwlimia nag ymhlith menywod eraill, efallai oherwydd diffyg atal cenhedlu digonol neu fod y dull atal cenhedlu wedi methu.

Allwn i wneud niwed i'r babi?

- Os ydych chi wedi goresgyn eich anhwylder bwyta erbyn i chi feichiogi, os yw eich pwysau'n iach ac os ydych yn bwyta'n normal, does dim rhaid i chi bryderu.
- Os byddwch chi'n llwgu eich hun yn rheolaidd yn ystod eich beichiogrwydd, bydd eich plentyn mewn perygl o gael ei eni'n rhy gynnar a than bwysau. Bydd y ddau ffactor yma'n gwneud y babi'n fwy agored i afiechydon. Does neb yn deall yn llawn yr effeithiau ar y plentyn yn y groth o orfwyta mewn pyliau (sy'n golygu bod y plentyn yn y groth yn agored i lefelau siwgr uchel ysbeidiol), gwneud i'ch hun chwydu neu gam-drin carthyddion.

Beth fydd yn digwydd i fy anhwylder bwyta yn ystod beichiogrwydd ac ar ei ôl?

Mewn llawer o fenywod sydd ag anhwylder bwyta, mae eu symptomau'n gwella yn ystod beichiogrwydd. I rai, mae hyn yn ymwneud â dymuniad i warchod eu plentyn yn y groth rhag unrhyw niwed ac mae hynny'n helpu i gadw tynfa'r anhwylder bwyta draw. I eraill, mae'n ymwneud â'r teimlad bod y newid yn siâp eu corff a'r cynnydd mewn pwysau rywsut yn dderbyniol yn ystod beichiogrwydd ac mae hyn yn eu helpu i ymlacio o ran faint maen nhw'n ei fwyta. Fodd bynnag, ar ôl i'r babi gael ei eni, er gwaethaf pob bwriad da, mae llawer o fenywod yn mynd yn ôl i'w hen ymddygiad. Mae'r rhesymau dros hyn yn gymhleth. Gall y dymuniad i gael siâp eu corff yn ôl, diffyg cwsg a straen addasu i fod yn rhiant i gyd chwarae eu rhan. Gall bwydo ar y fron a'r angen o'r herwydd i fwyta mwy hefyd fod yn destun pryder a gwneud iddyn nhw deimlo allan o reolaeth i raddau.

Felly yn ddelfrydol, os ydych chi'n bwriadu beichiogi, awgrymwn eich bod yn bendant yn ceisio gwella neu'n cael cymorth ar gyfer eich anhwylder bwyta yn gyntaf. Ond os oes gennych chi fwlimia a'ch bod eisoes yn feichiog, byddwch yn barod i'r misoedd cyntaf ar ôl genedigaeth eich babi fod yn amser anodd o ran y symptomau'n dod yn ôl neu'n cynyddu. Trafodwch â'ch partner, eich teulu a/neu ffrindiau da a'ch bydwraig, eich meddyg a/neu'ch ymwelydd iechyd i weld sut allwch gael gafael ar gefnogaeth ddigonol yn ystod y cyfnod anodd hwn.

Rosie

Byddai Rosie'n defnyddio tua 100 o garthyddion bob tro y byddai'n cael pwl o orfwyta. Roedd ôl-effeithiau hyn yn ofnadwy – byddai'n dioddef poen a dolur rhydd erchyll. Yn ystod perthynas fyrhoedlog â dyn, fe feichiogodd a phenderfynodd gadw'r babi.

Cyn gynted ag y sylweddolais 'mod i'n feichiog, roeddwn i'n gwybod bod rhaid i mi roi'r gorau i gymryd y carthyddion. Unwaith yn ystod fy meichiogrwydd fe wnes i orfwyta a llyncu rhai carthyddion yng ngwres y foment, cyn sylweddoli beth o'n i'n ei wneud. Wedyn fe ddechreuais i bryderu cymaint 'mod i wedi niweidio fy mabi nes i mi beidio â chyffwrdd â'r stwff am weddill fy meichiogrwydd. Nawr mae gen i fachgen bach hardd

6 mis oed. Mae wedi trawsnewid fy mywyd i. Dwi'n dal i fwydo ar y fron, felly dwi'n dal i wneud heb y carthyddion, ond dwi'n gwybod y gallwn i syrthio'n ôl pan na fydd yn dibynnu arna i yn gorfforol.

A fydda i'n ymdopi â magu pwysau yn ystod fy meichiogrwydd?

Gall y syniad o fagu pwysau yn ystod beichiogrwydd achosi digalondid – p'un a ydych chi'n dioddef o anhwylder bwyta ai peidio. Mae llawer o fenywod yn pryderu a fyddan nhw'n gallu mynd yn ôl i'w siâp blaenorol ar ôl beichiogrwydd. Yn ein profiad ni, mae mamau ag anhwylder bwyta yn cael ymatebion yr un mor amrywiol i newidiadau pwysau a siâp yn ystod beichiogrwydd â mamau heb anhwylder bwyta. Mae rhai'n ymdopi'n dda, eraill yn teimlo'n anferth.

Mae rhai llyfrau ar feichiogrwydd yn bendant iawn ac yn orfanwl wrth ddweud faint o bwysau y dylai menyw eu magu ar gyfnodau gwahanol yn ystod ei beichiogrwydd. Gall hyn fod yn destun pryder a gall wneud i chi deimlo'n annigonol os yw eich patrwm chi o ennill pwysau ychydig yn wahanol. Os ydych chi yn yr amrediad pwysau normal, dim ond ychydig iawn y bydd eich gofynion egni dyddiol yn cynyddu yn y tri mis cyntaf. Yn ystod yr ail dri mis, maen nhw'n cynyddu tua 350 Kcal y dydd ac yn y trydydd tri mis maen nhw'n cynyddu tua 500 Kcal y dydd.[3,4]

Dwi'n pryderu am fod yn fam wael

Mae llawer o fenywod sydd ag anhwylderau bwyta yn famau da. Serch hynny, gall bod ag anhwylder bwyta ei gwneud hi'n fwy anodd i chi fagu eich plant nag yw hi i fenywod eraill. Mae ymchwil wedi dangos bod mwy o wrthdaro adeg prydau bwyd rhwng mam a'i phlentyn pan fydd bwlimia gan y fam.[5] Mae hyn yn amlwg eisoes pan na fydd y plentyn ond ychydig fisoedd oed. Yn y plant ifanc iawn hyn, gall gwrthdaro adeg prydau bwyd godi os bydd y fam yn ceisio bwydo'r babi'n rhy gyflym, gan achosi gwewyr i'r babi (ac os yw'r fam wedyn yn cymryd hyn fel awgrym bod angen iddi fwydo'r babi yn gyflymach fyth, mae hyn yn achosi mwy a mwy o wewyr iddo).

Mae un astudiaeth ddiddorol yn dangos bod adborth fideo syml i famau bwlimig wedi eu helpu i arafu ychydig yn eu hymdrechion i fwydo eu plentyn a bod hyn wedi lleihau gwewyr y plentyn yn sylweddol.[6] Mae llawer o famau hefyd yn dweud wrthyn ni ei bod hi'n anodd iawn iddyn nhw wylio'u plant yn gwneud llanast neu'n chwarae gyda bwyd ac nad ydyn nhw'n gwybod beth i'w wneud os yw eu plentyn yn gadael bwyd heb ei fwyta. Wrth i'r plentyn fynd yn hŷn, mae elfennau cymdeithasol prydau bwyd – h.y. eistedd gyda'i gilydd i fwynhau pryd – hefyd yn gallu bod yn anodd iawn i rywun sydd â bwlimia, fel mae'r enghraifft nesaf yn ei ddangos.

Elin

Roedd Elin yn fam sengl i ferch 7 oed. Datblygodd ei bwlimia cyn genedigaeth ei merch:

Dwi erioed wedi gallu bwyta gyda hi, ac mae hynny'n anhygoel o drist i mi. Dim ond fi sydd ganddi hi, ac fe ddylen ni fwyta gyda'n gilydd fel teulu. Ond mae hynny jest yn rhy anodd. Dwi'n rhoi pryd min nos iddi hi ac yn gwneud rhywbeth arall i 'nghadw i'n brysur. Ar ôl iddi hi orffen, dwi'n taflu unrhyw sbarion ar unwaith. Roedd hi'n arfer derbyn fy ymddygiad yn ddigwestiwn ond a hithau nawr yn hŷn, mae hi eisiau gwybod pam nad ydw i'n eistedd i lawr ac yn bwyta gyda hi. Y diwrnod o'r blaen, fe ddywedodd wrtha i pa mor braf oedd hi pan aeth ar ymweliad i dŷ ffrind lle'r oedd yr holl deulu'n eistedd o gwmpas y bwrdd gyda'i gilydd i gael eu pryd bwyd.

Problem arall yw ein bod ni'n cael trafferth ariannol, a dwi'n aml yn dweud wrthi: 'fedri di ddim cael hwn neu'r llall oherwydd does gennym ni ddim arian'. Y gwir yw 'mod i'n gwastraffu llawer o arian ar fy mhyliau o orfwyta a dwi'n teimlo'n ofnadwy'n gorfod gwrthod pethau iddi hi a fyddai'n ei gwneud hi'n hapus.

Ond nid dim ond adegau bwyd sy'n broblem i fam sydd â bwlimia. Gall yr anhwylder bwyta hefyd fod yn rhwystr i dasgau eraill sy'n ymwneud â magu plant, gan ei gwneud hi'n fwy anodd rhoi sylw i'ch plentyn, e.e. wrth chwarae neu osod terfynau ymddygiad sydd eu hangen ar bob plentyn.

Ellie

Roedd gan Ellie fachgen 9 oed a merch 5 oed. Doedd hi ddim yn cael llawer o gefnogaeth gan ei gŵr i fagu'r plant gan ei fod yn yrrwr lorri a byddai oddi cartref yn aml:

Mae fy nau blentyn yn anodd eu rheoli, yn enwedig Oliver, fy mab 9 oed. Pan fydda i mewn cyfnod o orfwyta mewn pyliau, does gen i mo'r amser na'r egni i wneud dim byd gyda'r plant ar wahân i'r pethau cwbl sylfaenol. Dwi'n gadael iddyn nhw wylio'r teledu neu chwarae gemau cyfrifiadurol am oriau tra 'mod i yn y gegin yn stwffio fy hun. Yn ystod y cyfnodau hyn, dydw i ddim yn llwyddo i fod yn gadarn efo nhw ac maen nhw'n tueddu i gamymddwyn yn waeth bryd hynny. Ar adegau eraill, pan nad ydw i'n cael pyliau bwyta, dwi'n trio gwneud iawn am y peth efo'r plant – dwi'n darllen efo nhw, yn mynd â nhw i'r parc, neu'n gwahodd eu ffrindiau yma i chwarae. Dwi ddim yn gadael iddyn nhw gamymddwyn heb eu cosbi chwaith. Ond dwi'n ofni bod fy ymddygiad anghyson tuag atyn nhw yn eu niweidio nhw'n barod. A dweud y gwir, mae ysgol Oliver wedi anfon llythyr yn dweud ei fod yn camymddwyn yn y dosbarth a'u bod yn ein cyfeirio at seicolegydd plant.

Os oes gennych chi blant a'ch bod yn pryderu am effaith eich anhwylder bwyta arnyn nhw, gofynnwch y cwestiynau canlynol i chi'ch hun:

- Ydych chi'n iawn i fod yn bryderus? Beth yw'r dystiolaeth dros eich pryder? Ydych chi'n ceisio bod yn 'fam ddigon da' neu ydych chi'n ceisio bod yn fam berffaith? Ydy hi'n bosib y gallai'r maglau meddwl sy'n cael eu hamlinellu ym Mhennod 10 eich baglu wrth i chi fod yn fam hefyd?

Ar ôl pwyso a mesur yn ofalus, os byddwch chi'n penderfynu eich bod yn gwneud yn iawn yn y bôn, bod pobl eraill yn meddwl bod eich plant yn hyfryd ac yn ffynnu, does dim angen i chi ddarllen ymhellach.

Os ydych chi'n dal i bryderu am eich plant, efallai y bydd nodi eich pryderon yn eich dyddiadur yn help. Ydych chi'n gallu diffinio eich pryder? Deiet eich plant, eu hymddygiad, eu datblygiad emosiynol? Efallai fod un plentyn yn iawn i bob golwg ond mae'n bosib bod problemau gan y llall? Beth allwch chi ei wneud?

- Defnyddiwch y dull datrys problemau sy'n cael ei amlinellu ym Mhennod 2 i ddiffinio'r broblem ac i feddwl am atebion.

Os ydych chi'n pryderu am ddeiet eich plant, dyma rai awgrymiadau defnyddiol:

- Peidiwch â cheisio cyfyngu ar eu deiet. Mae plant yn anhygoel o dda am wybod faint sydd ei angen arnyn nhw.
- Peidiwch â gwahardd melysion mewn ymdrech i rwystro eich plant rhag cael anhwylder bwyta. Mwyaf y byddwch yn ceisio gwahardd y melysion, mwyaf o ddiddordeb fydd ganddyn nhw yn eu bwyta. Yn yr un modd, peidiwch â defnyddio melysion fel gwobr neu eu hatal fel cosb, gan y bydd hyn eto yn gwneud iddyn nhw ymddangos yn rhy ddiddorol.
- Ceisiwch berswadio eich plentyn i fwyta peth ffrwythau a llysiau bob dydd ond peidiwch â mynd i banig os nad yw eich plentyn yn rhannu eich hoffter o fwydydd iach.
- A oes rhywun ar gael i helpu adeg prydau bwyd os ydych chi'n cael anhawster?
- Does dim bwydydd 'da' na bwydydd 'drwg'. Faint o fwyd a'r amrywiaeth sy'n allweddol.

Os byddwch yn gweld nad ydych chi ar eich pen eich hun neu chi a'ch partner yn gallu delio â'r pryderon a'r anawsterau rydych chi'n eu cael gyda'r plant, chwiliwch am gymorth. Estynnwch allan am gymorth. Dyma'r agwedd ddewraf a'r orau. Drwy wneud hyn, gallwch arbed llawer o anhapusrwydd i chi a'ch plant. A oes gan rai o'ch ffrindiau da blant hefyd? Ydych chi'n gallu siarad â nhw am eich pryderon? Neu efallai y gall eich meddyg neu'ch ymwelydd iechyd eich helpu. Gadewch i'ch arweinydd adferiad eich helpu i ddod o hyd i ateb sy'n iawn i chi.

Nodiadau a chyfeiriadau

1   Treasure, J., Smith, G., a Crane, A., 2007. *Skills-based learning for caregivers of a loved one with an eating disorder: The New Maudsley Method.* Hove: Routledge.
2   Butte, N.F., et al. Energy requirements during pregnancy based on total energy expenditure and energy deposition. *American Journal of Clinical Nutrition*, 2004; 79: 1078–1087.
3   Forsum, E. Energy requirements during pregnancy: Old questions and new findings. *American Journal of Clinical Nutrition*, 2004; 79: 933–934.
4   Stein, A., et al. An observational study of mothers with eating disorders and their infants. *Journal of Child Psychology and Psychiatry*, 1994 Mai; 35(4): 733–748.
5   Stein, A., et al. Treating disturbances in the relationship between mothers with bulimic eating disorders and their infants: A randomized, controlled trial of video feedback. *American Journal of Psychiatry*, 2006 Mai; 163(5): 899–906.

14. Gweithio i fyw, byw i weithio

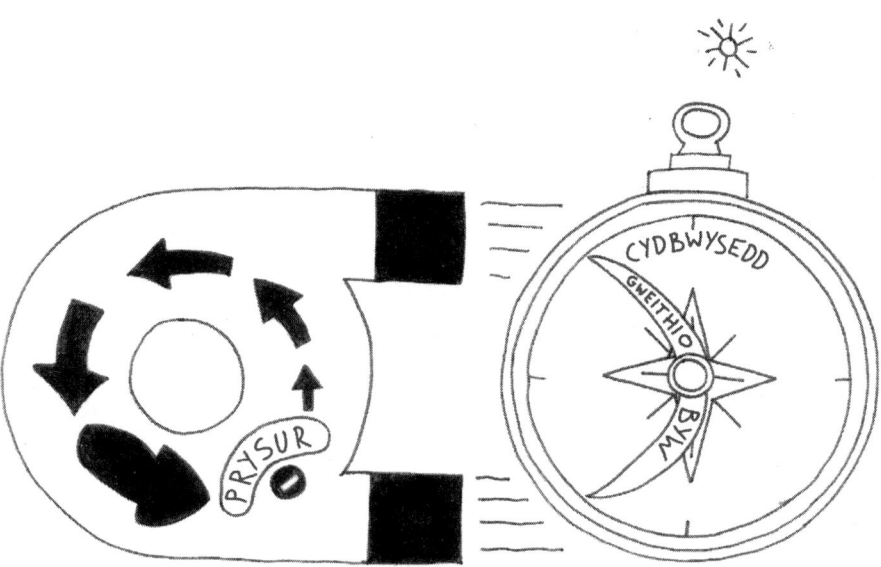

Mae gwaith rheolaidd yn ystod y dydd yn bwysig, boed hynny'n waith cyflogedig, gwaith tŷ, astudio neu waith gwirfoddol. Mae'r gwaith iawn i'r person iawn yn cynnig ffynhonnell bwysig o hunan-werth. Mae'n gallu darparu pleser, her a symbyliad. Anaml y bydd pobl yn teimlo'n bositif am eu gwaith drwy'r amser, ond maen nhw'n gwerthfawrogi bod gwaith yn rhoi annibyniaeth iddyn nhw, teimlad o bwrpas, a threfn ddyddiol.

Mae llawer o bobl sydd ag anhwylderau bwyta yn cael anawsterau yn eu gwaith. Gall gwreiddiau problemau fel hyn fod yn wahanol efallai o ganlyniad i amodau gwaith anodd fel bòs cas, oriau gwaith hir, gweithio shifft, cyflog isel neu gam-drin rhywiol. Weithiau bydd pobl â bwlimia – oherwydd diffyg hunan-werth neu oherwydd eu bod yn ofni newid – yn cael swyddi gwael ac yn aros ynddyn nhw. Mae problemau'n gallu codi oherwydd ecsbloetio yn y gweithle neu fod y swydd yn un anaddas. Yn olaf, gan fod anhwylderau bwyta fel arfer yn dechrau yn ystod glaslencyndod, mae'r salwch yn aml yn amharu ar addysg, felly bydd pobl yn methu cyflawni eu potensial a naill ai'n mynd yn sownd mewn swyddi sy'n is na'u gallu neu'n gorfod ailafael mewn addysg pan fyddan nhw'n oedolion.

Problemau cyffredin sy'n ymwneud â gweithio

Does gen i ddim swydd

Er bod yna lawer o resymau dros fod yn ddi-waith, mae rhai pobl yn colli eu swydd o ganlyniad i'w hanhwylder bwyta.

Casi

Roedd Casi yn 19 oed. Roedd hi wastad wedi bod eisiau bod yn nyrs. Roedd hi wrth ei bodd pan gafodd ei derbyn ar gwrs nyrsio mewn ysbyty mawr. Ond gadawodd y cwrs o fewn ychydig wythnosau oherwydd:

doedd e ddim byd tebyg i'r hyn roeddwn i wedi'i ddychmygu.

Beirniadodd ei rhieni ei phenderfyniad a dweud na ddylai hi fod wedi rhoi'r ffidil yn y to mor gyflym. I dawelu ei rhieni ac ennill ychydig o arian, dechreuodd Casi weithio mewn bwyty:

Roedd rhaid i mi roi'r gorau i hynny hefyd gan nad oeddwn i'n gallu peidio â chael pyliau o orfwyta gyda'r holl fwyd yna o 'nghwmpas i. Dechreuodd y perchennog sylwi bod bwyd yn diflannu.

Nesaf, fe gafodd swydd mewn siop ddillad ffasiynol:

Roedd pawb yno'n denau ac yn ymwybodol o ddelwedd eu corff. Roedd hi'n anodd i mi ymdopi â hynny, yn enwedig yn dilyn pwl o orfwyta y noson gynt. Doeddwn i ddim yn gallu wynebu mynd i'r gwaith yn yr amgylchedd hwnnw, yn teimlo'n dew ac yn erchyll. Doedd hi ddim yn hir cyn i mi golli'r swydd honno.

Treuliodd Casi ddau fis gartref ac oherwydd beirniadaeth barhaus ei mam, gwaethygodd yr anhwylder bwyta. Er ei bod yn mynd i'r ganolfan waith yn rheolaidd, doedd Casi ddim yn mynd i unrhyw gyfweliadau am swyddi:

Roeddwn i wedi colli fy hyder yn llwyr.

Os ydych chi'n ddi-waith ac yn ofni dechrau eto, awgrymwn eich bod yn meddwl am y canlynol:

- Mae bod yn ddi-waith yn sicr o wneud eich anhwylder bwyta'n waeth oherwydd diffyg strwythur neu ddiffyg boddhad.
- Efallai fod eich anhwylder bwyta mor ddifrifol nes eich bod yn teimlo na fedrwch gadw swydd lawn-amser. Efallai eich bod yn iawn. Felly, canolbwyntiwch ar wneud swydd ran-amser neu waith gwirfoddol i'ch helpu i gamu ymlaen ac i gael hwb i'ch hyder.
- Efallai eich bod yn dweud wrthych chi'ch hun eich bod 'ddim ond yn aros am y swydd iawn'. Er bod rhywbeth i'w ddweud o blaid ceisio dod o hyd i'r swydd iawn, byddwch yn onest â chi'ch hun a holwch eich hun a ydy hyn yn debygol o ddigwydd yn y dyfodol agos iawn. Efallai – a chofiwch fod yn onest – mai dim ond osgoi dechrau gweithio rydych chi.
- Os ydych chi'n ofni mynd i gyfweliadau am swyddi neu efallai eich bod yn ofni methu, gofynnwch i'ch arweinydd adferiad neu ffrind da arall neu

aelod o'r teulu i'ch helpu chi. Gall chwarae rôl y cyfweliad ymlaen llaw leihau eich pryder. Os nad oes neb ar gael yn y fan a'r lle rydych chi'n ymddiried ynddo, ysgrifennwch restr o'r cwestiynau posib yn y cyfweliad. Canolbwyntiwch yn arbennig ar sut byddwch chi'n esbonio cyfnodau hir o fod yn ddi-waith. Paratowch ateb i bob cwestiwn a'u hymarfer yn uchel i chi'ch hun. Gwnewch hyn nifer o weithiau nes eich bod yn rhugl ac yn argyhoeddi. Bydd paratoi ymlaen llaw yn eich helpu i deimlo'n fwy hyderus, a byddwch yn fwy tebygol o lwyddo.

Dydw i ddim yn y swydd iawn

> Mae llawer o anhapusrwydd yn cael ei achosi os ydych chi'n gwthio eich hun drwy'r amser i wneud pethau nad ydyn nhw'n gweddu i'ch sgiliau neu'ch personoliaeth. Mae llawer o bobl sydd ag anhwylderau bwyta yn disgwyl gormod o lawer ganddyn nhw eu hunain yn eu swyddi. Os ydych yn gosod nod sy'n aml yn un na allwch ei gyrraedd, gallai hyn fod oherwydd eich dymuniad i fodloni disgwyliadau uchel oedd gan eich rhieni ohonoch neu ddisgwyliadau sydd ganddyn nhw o hyd. Efallai eich bod yn credu bod cael eich derbyn a'ch cydnabod gan eich rhieni'n dibynnu ar fodloni'r disgwyliadau uchel hyn. Efallai eich bod wedi teimlo pwysau i gystadlu â brawd neu chwaer sydd wedi gwneud yn dda. Efallai eich bod yn ofni bod unrhyw beth llai na'r gorau bob amser yn gyfystyr ag anallu a methiant.

Mai

Roedd Mai yn dod o deulu a oedd â disgwyliadau academaidd uchel. Roedd gan ei thad, a oedd yn athro prifysgol, a'i dau frawd hŷn raddau o Gaergrawnt ac roedd disgwyl iddi ddilyn ôl eu traed.

Roedd peidio â mynd i'r brifysgol y tu hwnt i amgyffred fy nheulu i.

Yn yr ysgol, doedd gan Mai ddim diddordeb yn y pynciau academaidd a doedd hi ddim yn siŵr i ba gyfeiriad roedd hi am fynd.

Roedd meddwl am fynd i'r brifysgol a threulio mwy o amser yn astudio yn fy arswydo. Roeddwn i eisiau mynd i weithio ar unwaith ac ennill arian. Roeddwn i'n gwybod nad oeddwn i wedi fy ngwneud i fod yn berson academaidd iawn fel fy mrodyr. Roedd pawb yn fy nheulu yn dweud y byddwn i'n difaru pe na bawn i'n gwneud y gorau o fy addysg.

Wedi llawer o waith caled a llawer o bwysau o du ei rhieni, llwyddodd Mai yn y pen draw i fynd i'r brifysgol a dechreuodd ar gwrs yn astudio'r gyfraith:

Roedd fy rhieni mor falch ohonof i, roedd eu hymateb yn anhygoel. Ar yr wyneb, roeddwn i'n hapus, gan fod pawb yn fy nheulu'n dweud 'mod i'n gwneud y peth iawn. Ond yn y bôn, roeddwn i'n bryderus iawn. Roeddwn i'n gwybod nad oeddwn i wedi fy ngwneud i fod yn gyfreithiwr. Roeddwn i'n gwybod na fyddai'n rhoi boddhad i fi.

Doedd hi ddim yn syndod bod anhwylder bwyta Mai, a oedd wedi dechrau pan oedd hi yn yr ysgol yn y cyfnod yn arwain at ei harholiadau safon uwch, wedi gwaethygu'n fawr yn y brifysgol. Yn y pen draw, fe adawodd ei chwrs. Fe gafodd waith mewn siop fawr fel prynwr dan hyfforddiant. Roedd hi'n mwynhau'r gwaith yma a daeth yn arbennig o dda ynddo:

Dwi'n dal i deimlo'n grac gyda fy rhieni am fy ngwthio i mor galed. Dwi'n gwybod bod eu calonnau yn y lle iawn, ond fe gawson nhw bopeth o chwith.

Ar y llaw arall, bydd dal eich hun yn ôl ac anelu'n rhy isel hefyd yn achosi i chi fod yn chwerw, yn anghyflawn ac yn rhwystredig.

Ruby

Roedd Ruby wedi bod yn gweithio yn adran technoleg gwybodaeth banc ers blynyddoedd lawer ac yn weithiwr diwyd a dibynadwy. Byddai ei harolygwr bob amser yn rhoi adborth cadarnhaol iddi yn ei hadolygiad blynyddol. Ond roedd rhywbeth yn bod. Roedd aelodau staff eraill a oedd wedi bod yn gweithio yn y banc am lai o amser na Ruby yn gwneud cais am ddyrchafiad ac yn ei gael. Y broblem oedd bod gan Ruby ormod o ofn gwneud cais gan ei bod yn pryderu y byddai'n gwneud smonach o'r cyfweliad. Roedd hi'n ofni hefyd na fyddai hi'n gallu ymdopi â rhagor o gyfrifoldeb oherwydd ei bwlimia. Ar yr un pryd, roedd hi'n chwerw bod cyd-weithwyr iau yn dringo'n uwch na hi a'r rheiny heb hanner ei phrofiad hi:

Wrth feddwl yn rhesymegol am y sefyllfa, roeddwn i'n gwybod y gallwn i wneud job well na nhw. Po hiraf roeddwn i'n gwneud dim byd, mwyaf chwerw ro'n i'n teimlo.

- Helpwch Ruby (a chi'ch hun): Ysgrifennwch lythyr yn disgrifio'r camau i'w cymryd wrth baratoi cais am ddyrchafiad. Defnyddiwch Bennod 2 fel canllaw.

Mared

Roedd Mared yn ferch ifanc ddisglair a chanddi radd mewn Saesneg. Fel plentyn, hi oedd ffefryn ei thad a oedd bob amser wedi pwysleisio pwysigrwydd gyrfa dda. Roedd hi'n teimlo ei fod yn siomedig pan aeth hi i astudio Saesneg yn hytrach na'r gyfraith, fel y gwnaeth e. Ar ôl graddio fe gafodd nifer o swyddi gyda chwmnïau cyhoeddi ond doedd hi ddim yn gallu ymdopi â nhw oherwydd ei hanhwylder bwyta. Aeth yn ei blaen wedyn i weithio fel ysgrifenyddes dros dro. Doedd hyn ddim yn ei phlesio gan nad oedd her i'r gwaith a doedd hi'n cael dim boddhad. Roedd gan Mared ryw syniad y byddai'n hoffi gweithio yn y cyfryngau ond roedd hi'n rhy ofnus i roi cynnig arni:

Roedd gen i ofn taswn i'n trio ac yn methu, y byddai pethau'n waeth nag erioed. Roeddwn i hefyd yn gwybod y byddai pawb yn fy nheulu'n hynod o amheus taswn i'n trio gyrfa newydd arall a faswn i ddim yn gallu ymdopi â'u hymateb. Byddwn i'n edrych ar hysbysebion swyddi ac yn ystyried gwneud cais ond byddwn i'n panicio gormod. Ro'n i'n teimlo 'mod i wedi fy nal gan betruster.

Wrth i Mared gael therapi am ei hanhwylder bwyta, dechreuodd sylweddoli y gallai'n hawdd barhau i wastraffu amser yn gweithio fel ysgrifenyddes dros dro a bod ei chofnod gwaith yn golygu bod ei gobaith o gael swydd ei breuddwydion yn y cyfryngau yn afrealistig. Penderfynodd wneud cais am swydd barhaol fel ysgrifenyddes mewn cwmni teledu. Byddai hyn yn caniatáu iddi gael golwg iawn ar y maes gwaith hwn a'i helpu i benderfynu a oedd hi wir eisiau canolbwyntio ar hyn fel gyrfa.

- Dychmygwch mai chi yw Mared a'ch bod yn defnyddio technegau datrys problemau (Pennod 2) i lunio taflen benderfynu. Rhestrwch y ffactorau, o blaid ac yn erbyn, a'i harweiniodd at ateb hapus. Os yw eich gwaith yn eich gwneud chi'n anhapus, addaswch a defnyddiwch y fformat datrys problemau yma ar gyfer eich sefyllfa eich hun.

Caeth i waith

Mae rhai pobl yn treulio bron bob awr effro yn gweithio ond does dim llawer o bobl yn mwynhau byw fel hyn mewn gwirionedd. Os ydych chi'n un o'r rhai sydd yn ei fwynhau, does dim angen i chi ddarllen ymhellach. Mae'r rhan fwyaf o bobl sy'n gaeth i waith, fodd bynnag, yn gorweithio oherwydd ymdeimlad o frwydro yn erbyn methiant personol neu oherwydd perffeithrwydd. ('*Os na fydda i'n rhoi fy nghyfan... waeth i mi beidio â thrafferthu... bydd pobl yn meddwl 'mod i'n dda i ddim*'.) Darllenwch Bennod 10 eto a cheisiwch benderfynu beth sy'n eich gyrru i ymdrechu am lwyddiant a pherffeithrwydd. Cofiwch – mae pris i'w dalu am orweithio gan y bydd yn gwneud eich anhwylder bwyta chi'n waeth.

Ania

Roedd Ania'n gyfrifydd dan hyfforddiant gyda chwmni a oedd yn disgwyl rhwng 10 a 12 awr y dydd o waith gan eu gweithwyr. Yn aml byddai'n gorfod gweithio yn y swyddfa ar benwythnosau er mwyn cadw at y terfynau amser. Roedd hi hefyd yn astudio ar gyfer ei harholiadau cyfrifyddiaeth. Doedd hi ddim yn cael unrhyw seibiant yn y gwaith. Pan fyddai Ania'n cyrraedd adref fin nos, roedd angen sawl gwydraid o wisgi arni i ymlacio ac yna byddai'n cael pwl o orfwyta. Roedd hi'n aml yn teimlo ei bod wedi ei dal mewn trobwll ac ar ben ei thennyn. Roedd chwilio am help a mynd am driniaeth yn anodd oherwydd roedd yr apwyntiadau'n amharu ar ei hamserlen waith llym. Fe gymerodd hi gryn amser i Ania sylweddoli ei bod hi'i hun wedi cyfrannu at greu peth o'r pwysau gwaith. Y gwir oedd ei bod hi'n gweithio'n galetach na'i chyd-weithwyr. Gan nad oedd hi byth yn cymryd hoe, roedd hi'n aml wedi gorflino ac felly'n aneffeithiol ac yn araf. I gael cydbwysedd yn ei bywyd, gofynnwyd i Ania ganiatáu tair egwyl iddi ei hun yn y dydd a bwyta rhywbeth yn ystod pob un:

Roedd hyn yn beth anodd iawn i mi ei wneud. Roedd rhaid i mi ddweud wrtha i fy hun drosodd a throsodd na fyddwn i'n gwella oni bai 'mod i'n gwneud hyn. Roedd yna wastad demtasiynau i osgoi cael egwyl.

Ond fe ddyfalbarhaodd Ania a llwyddodd i ddatblygu trefn o gael seibiant yn rheolaidd. Cyn bo hir roedd hi'n gweithio'n fwy effeithlon o lawer a dechreuodd fwynhau ei gwaith eto. Yn raddol roedd ei phyliau o orfwyta fin nos yn digwydd yn llai aml.

Weithiau gall gorweithio fod yn ganlyniad i ormod o synnwyr o ddyletswydd neu gyfrifoldeb.

Eleni

Eleni oedd merch hynaf teulu Groegaidd o Gyprus yn wreiddiol. Ers blynyddoedd lawer, meddai Eleni, roedd ei rhieni wedi gweithio'n galed i adeiladu busnes bwyty bach:

Roedden nhw'n dweud o hyd eu bod wedi gwneud hyn er mwyn i mi a'm chwiorydd gael dyfodol gwell nag y cawson nhw.

Roedd Eleni yn gweithio fel nyrs ac yn byw gartref. Roedd hi'n teimlo y dylai hi helpu ei rhieni i ddangos ei bod yn ddiolchgar, felly byddai'n treulio ei hamser hamdden a'i phenwythnosau i gyd yn gweini ym mwyty ei rhieni. Pan fyddai weithiau'n cael noson iddi hi ei hun, roedd hi'n rhy flinedig i fynd allan a byddai'n cael pyliau o orfwyta. Roedd ei chwiorydd iau yn helpu llawer llai na hi. Roedd y chwaer ganol yn fyfyrwraig ac yn honni ei bod hi'n rhy brysur i helpu ac roedd ei chwaer iau wedi gadael cartref ac yn byw gyda'i chariad:

Mae fy chwiorydd braidd yn hunanol yn y bôn. Mae fy rhieni'n cwyno amdanyn nhw wrtha i, ond maen nhw'n gadael iddyn nhw fod a fi sy'n gorfod gwneud yr holl helpu.

Doedd Eleni ddim yn teimlo ei bod yn gallu mynd ei ffordd ei hun gan y byddai hynny'n teimlo fel pe bai'n bradychu ei rhieni.

Os ydych chi'n gorweithio'n gyson, efallai fod gennych chi broblem yn ceisio cydbwyso eich 'dylwn i' a'ch 'dwi eisiau'. Ewch i Bennod 8 ac ailddarllenwch yr adran ar gydbwysedd ffordd o fyw.

Ydy'ch swydd yn iawn i chi?

> Os ydych chi'n anhapus gyda'ch swydd, ewch drwy'r rhestr isod ac ysgrifennwch holl agweddau cadarnhaol a negyddol eich swydd yn yr un ffordd ag y gwnaethoch chi gyda'ch mantolen bwlimia ym Mhennod 1. Gofynnwch i chi'ch hun hefyd ble rydych chi eisiau bod ymhen pum mlynedd.

Gadewch i ni ystyried sefyllfa Susan.

Susan

Ar ôl gadael yr ysgol gyda'i chymwysterau Safon Uwch, dechreuodd Susan weithio mewn banc ar gwrs hyfforddi gyrfa. Datblygodd ei hanhwylder bwyta yn ystod y cyfnod hwn a daeth yn fwy a mwy anhapus. Dyma ei mantolen lle mae hi'n ystyried yr opsiynau ar gyfer aros yn y banc.

1. Enillion a cholledion ar fy nghyfer i

a. *Cadarnhaol*: Mae'r incwm yn dda, a dwi'n gallu cael morgais rhad.

b. *Negyddol*: Mae'r gwaith yn hawdd ond yn ailadroddus a does dim her iddo.

c. *Negyddol*: Dwi ddim yn cael unrhyw ryddid na chyfle i ddangos mentergarwch. Roedd yr ysgol yn well na hyn.

ch. *Cadarnhaol*: Os bydda i'n aros ymlaen, mae gen i obaith o gael dyrchafiad.

d. *Negyddol*: Gyda chyfrifiaduron yn cymryd drosodd fwyfwy a newidiadau ariannol y byd, hwyrach y bydd prinder cyfleoedd. Cafodd hyfforddai arall ei gwrthod yn ystod ei chyfnod asesu.

dd. *Negyddol:* Dwi'n treulio tair awr y dydd yn teithio'n ôl a blaen o'r gwaith ar drafnidiaeth gyhoeddus orlawn. Dwi wedi gorfod gadael y gymdeithas ddrama leol a does gen i ddim amser i fynd i fy nghyfarfodydd Urdd Sant Ioan.

2. Enillion a cholledion emosiynol ar gyfer pobl eraill

a. *Cadarnhaol*: Mae fy rhieni'n falch o'r help gyda'r rhent dwi'n gallu ei dalu.

b. *Cadarnhaol*: Mae fy nhad yn hoffi dweud wrth ei ffrindiau 'mod i'n gweithio yn y ddinas.

c. *Negyddol*: Does gen i ddim amser bellach i helpu yn yr ardd na gyda'n hanifeiliaid anwes.

3. Cymeradwyo neu anghymeradwyo fy hun

a. *Negyddol*: Dydw i ddim yn hoff o'r syniad fod peth o'n helw yn dod o fenthyg arian i wledydd tlawd sydd ag arweinwyr amheus.

b. *Negyddol*: Dydw i ddim yn hapus fod fy holl waith mor faterol – y cyfan am elw.

c. *Negyddol*: Dydw i ddim yn defnyddio unrhyw un o'r sgiliau dwi'n gwybod eu bod gen i i gyfathrebu â phobl.

ch. *Negyddol:* Dydw i ddim yn gallu defnyddio fy nychymyg na fy noniau.

d. *Cadarnhaol:* Byddwn i'n gallu dychwelyd i fy swydd pe bawn i'n cael plant a byddai'r banc yn trefnu bod gwaith rhan-amser ar gael.

4. Cael fy nghymeradwyo neu fy anghymeradwyo gan eraill

   a. *Cadarnhaol:* Mae fy rhieni'n falch ohono i yn gweithio yn y ddinas.
   b. *Negyddol:* Mae fy ffrindiau yn y gymdeithas ddrama braidd yn ddifrïol am fy swydd saff ond diflas yn y ddinas.
   c. *Negyddol:* Dwi'n casáu bod gweithwyr banc yn destun cymaint o ddicter ymhlith y cyhoedd. Dwi'n gorfod wynebu cwsmeriaid drwy'r amser sy'n flin nad yw'r peiriant arian awtomatig yn gweithio, neu fod eu cerdyn yn sownd, neu fod eu hadroddiad banc yn anghywir neu eu bod wedi gorfod aros yn rhy hir yn y ciw.

Os oes yna fwy o elfennau straen, anawsterau a phethau negyddol am eich swydd na phethau cadarnhaol, efallai ei bod hi'n amser newid. Awgrymwn eich bod yn eistedd i lawr a chael sesiwn taflu syniadau i ddatrys hyn.

I wneud penderfyniad effeithiol am eich swydd, defnyddiwch y camau gwneud penderfyniadau a gafodd eu defnyddio'n gynharach ym Mhennod 2.

Cam 1: Diffiniwch broblem eich swydd bresennol yn glir ac yn bendant.

Cam 2: Ysgrifennwch restr o swyddi eraill rydych chi'n hanner credu yr hoffech chi eu gwneud. Mae taflu syniadau fel hyn yn disgwyl i chi gynhyrchu syniadau heb sensoriaeth (anwybyddwch y llais sy'n dweud na fyddai'ch tad yn cymeradwyo neu eich bod yn siŵr o fethu). Dylech gynnwys atebion gwyllt, gwirion a llawn dychymyg. Nifer yn hytrach nag ansawdd sy'n bwysig. Yn ddiweddarach efallai y bydd angen i chi gyfuno a gweithio ar rai o'r syniadau hyn.

Cam 3: Ysgrifennwch fanteision ac anfanteision pob un o'ch atebion posib. Ar gyfer rhai o'ch opsiynau, efallai y bydd angen i chi fynd ar-lein a gwneud ymchwil i'r disgrifiad swydd a'r gofynion.

Cam 4: Rhestrwch yr opsiynau sydd ar gael yn nhrefn eich blaenoriaethau.

Drwy ddilyn y canllawiau sy'n cael eu hawgrymu fan hyn, byddwch yn gweld yn gliriach beth sydd ei eisiau arnoch chi a beth sy'n realistig i chi.

15. Diwedd eich taith – neu beidio

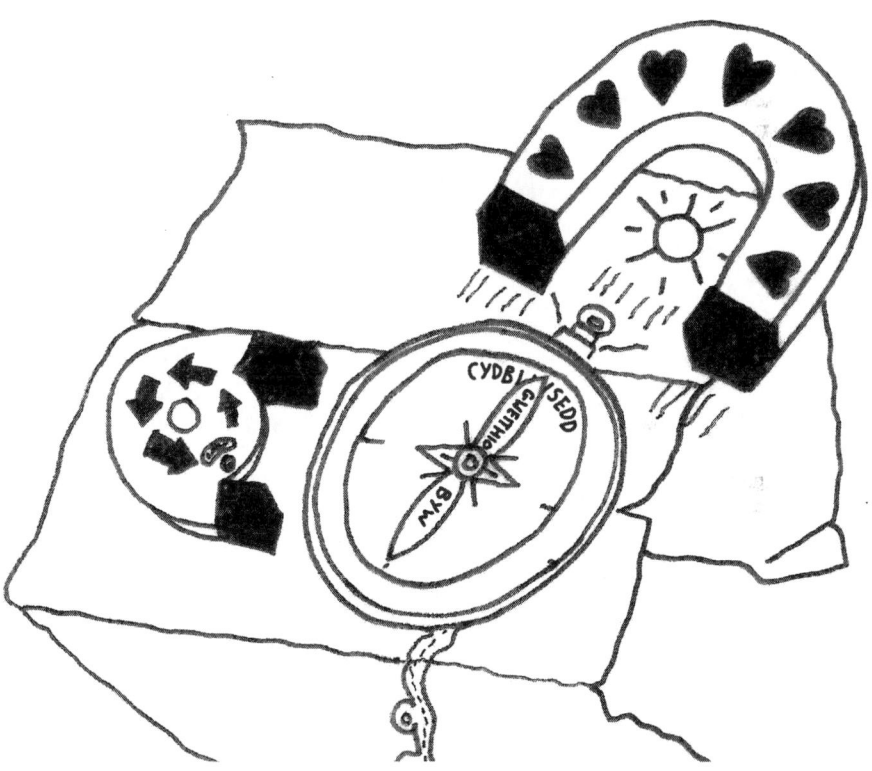

A chithau nawr wedi gweithio drwy *Gwella Fesul Tamaid*, holwch eich hun: '*Sut ydw i'n teimlo?*' Atebwch y cwestiwn yma'n onest. Os yw'r llyfr yma wedi bod yn ddefnyddiol a'ch bod gam ymhellach ar eich taith tuag at adferiad – gwych! Mwynhewch y teimlad o orffwyso ar ôl gwaith caled. Ond byddwch yn barod am rwystrau eraill ar hyd y ffordd. Nid bod yn rhydd o broblemau yw ystyr adferiad a gwella – yn hytrach, mae'n ymwneud â theimlo'n fwy galluog i ymdopi â nhw ac i'w datrys, a theimlo'n fwy dewr a bod yn barod i drio pethau newydd; mae'n golygu edrych ar broblemau o'r newydd, magu hunan-gred, a dysgu sgiliau i osgoi maglau patrymau llym mynd ar ddeiet; mae'n golygu dod o hyd i fodlonrwydd drwy ffoi rhag anhrefn pyliau bwyta, meithrin hunan-barch drwy gysylltu â'ch meddyliau a'ch teimladau eich hun, a dysgu sut i ddarparu a gofalu am eich anghenion eich hun gymaint ag yr ydych chi'n gwneud am bobl eraill.

Os ydych chi'n dal i fod yn sownd

Os ydych chi'n teimlo nad oes dim byd wedi newid ac na fydd dim byd yn newid, ydych chi wir wedi caniatáu i chi'ch hun weithio drwy'r llyfr yn iawn? Neu ydych chi wedi rhuthro drwy'r llyfr 'mewn pyliau' rywsut, ac wedi datgan ei fod yn dda i ddim? Efallai fod angen i chi arafu ychydig a mynd drwy'r llyfr eto fesul pennod. Efallai fod hyn yn ymddangos yn boendod, yn ddiflas ac yn rhy anodd. Ond cofiwch mai'r bobl sydd fwyaf llwyddiannus mewn bywyd yw'r rhai sydd ddim yn rhoi'r gorau iddi wrth ddod ar draws methiant. Felly triwch eto. Daliwch i drio nes eich bod yn teimlo:

Dwi wedi cyrraedd lle dwi eisiau bod, dwi'n rhydd i fod yn fi fy hun.

Mae'n bryd i chi fod yn onest

Gallech chi ddweud:

Dydw i ddim yn gallu uniaethu â'r profiadau mae menywod yn eu rhannu yn y llyfr hwn. Mae fy mhroblemau i'n wahanol. Fedra i ddim gwneud dim byd i'w newid nhw. Dim ond rhywun arbennig iawn all eu datrys nhw.

Efallai eich bod chi'n iawn.

> Efallai y bydd angen cymorth arbenigol arnoch chi. Fodd bynnag, fydd hyd yn oed y cymorth arbenigol gorau sydd ar gael ddim ond yn gallu gweithio os byddwch chi'n derbyn y cyfrifoldeb ac yn wynebu caledi'r daith tuag at adferiad.

Yn enwedig os ydych chi wedi trio therapi o'r blaen a hynny heb weithio, holwch eich hun faint oedd hyn oherwydd nad oedd y therapydd neu'r therapi yn eich siwtio chi, a faint oedd hyn oherwydd nad oeddech chithau'n fodlon derbyn cymorth.

Mae'r pethau bychain yn bwysig hefyd

Efallai mai'r rheswm pam nad ydych chi wedi gallu newid dim byd yw bod gormod o bethau yn eich bywyd sy'n straen ac yn anodd a dydych chi ddim yn gallu trafod pob un ohonyn nhw ar yr un pryd.

Ewch yn ôl i'r bennod ar ddatrys problemau (Pennod 2) a meddyliwch eto. Beth sy'n cymryd cymaint o'ch amser a'ch egni nes eich bod yn methu canolbwyntio ar eich anghenion? Oes gan y rheswm ryw gysylltiad â'ch perthynas â phobl? Ydy e'n gysylltiedig â gwaith? Astudiaethau? Eich plant? Meddyliwch am y peth fel hyn: mae'n rhaid i adeiladwyr wneud gwaith paratoi cyn y gallan nhw ddechrau adeiladu tŷ, fel clirio'r tir, cael y deunyddiau, a gosod sylfaen. Heb y paratoadau gofalus hyn, mae eu tasg yn amhosib. Mae angen i ni gynllunio a pharatoi ac adeiladu sylfaen ar gyfer bywyd cyflawn hefyd.

Patsy

Roedd Patsy'n athrawes 50 oed a oedd yn briod ac yn fam i ddau o blant yn eu harddegau. Roedd hi hefyd yn gofalu yn ei chartref am ei thad a oedd yn hen ac yn fregus a byddai'n gwneud yn siŵr ei fod yn iawn sawl gwaith bob nos. Dywedodd Patsy fod ei gŵr a'i phlant yn gefnogol iawn ond bod ei baich gwaith, ynghyd â diffyg cwsg, yn gwneud iddi deimlo wedi ymlâdd. Cyn hyn, roedd hi wedi gofalu'n ffyddlon am ei mam nes iddi farw dair blynedd ynghynt.

Byddai Patsy'n cael pyliau o orfwyta sawl gwaith bob dydd a doedd hi ddim yn deall pam ei bod yn gwneud hynny. Pan roddon ni'r llyfr yma iddi hi, doedd hi ddim yn gweld sut roedd ei phrofiad hi'n berthnasol i'r problemau sy'n cael eu disgrifio fan hyn. Dywedodd fod y menywod yn y llyfr yma'n llawer iau na hi a'i bod yn teimlo nad oedd ganddi lawer yn gyffredin â nhw. Mynegodd ei dicter am gael ei 'thaflu i mewn' gyda phobl oedd yn gwneud i'w hunain chwydu, gan nad oedd hyn yn un o'i phroblemau hi. Wrth siarad â hi, fe ddaeth hi'n amlwg, er bod gŵr a phlant Patsy yn cydymdeimlo â'i phroblem hi, nad oedden nhw'n gwneud fawr ddim i helpu yn ymarferol. Er enghraifft, doedd ei gŵr na'i phlant, a oedd yn 13 ac yn 15 oed, yn gwneud dim byd o gwmpas y tŷ. Byddai Patsy hyd yn oed yn glanhau eu hesgidiau ac yn gwneud brechdanau i bawb i fynd i'r ysgol ac i'r gwaith. Er ei bod yn fenyw ddeallus a dysgedig, methodd Patsy ag adnabod mai gorfwyta mewn pyliau oedd ei hunig ffordd o ryddhau tensiwn a straen. Doedd ganddi ddim amser iddi hi'i hun a byddai'n cael ei gyrru'n barhaus gan 'dylwn i'. Roedd yn ystyried y dasg o ddarllen y llyfr hwn ac apwyntiadau am driniaeth fel tasgau a phwysau pellach, wedi'u cynllunio i'w gwanhau a'i bychanu, rywsut, yn hytrach na'i helpu.

Os ydych chi'n gweld rhywfaint ohonoch chi'ch hun yn Patsy, meddyliwch am y gwaith paratoi y mae'n rhaid i chi ei wneud i newid eich bwyd a chaniatáu i chi'ch hun ganolbwyntio ar eich problem gyda bwyta. Mae gobaith beth bynnag yw'ch oedran chi. Ydych chi'n fodlon cychwyn ar eich taith nawr?

Adferiad: antur i ddod i adnabod ein hunain

Os ydych chi wedi bod ag anhwylder bwyta am gyfnod hir a bod eich ffyrdd o feddwl a'ch patrymau ymddygiad wedi gwreiddio'n ddwfn, efallai y bydd newid eich arferion yn gryn her ac yn achosi gorbryder, fel mentro i fyd anhysbys. Neu efallai y byddwch yn ofni os byddwch yn newid ychydig bach iawn y byddwch yn rhyddhau llif o newidiadau na fyddwch yn gallu eu rheoli na chadw trefn arnyn nhw.

Rydyn ni'n eich annog i ddal ati, oherwydd bod ateb i bopeth. Ystyriwch ymuno â grŵp hunangymorth, naill ai'n lleol neu ar-lein, i gael hwb ychwanegol. Neu ewch i siarad â'ch meddyg teulu. Ewch â *Gwella Fesul Tamaid* gyda chi. Dywedwch wrth eich meddyg eich bod wedi gwneud eich gorau i helpu eich hun, ond bod angen rhywun arnoch chi, efallai 'arweinydd adferiad' proffesiynol, i'ch helpu i gychwyn y daith at adferiad yn iawn.

16. Ble i gael cymorth a chefnogaeth

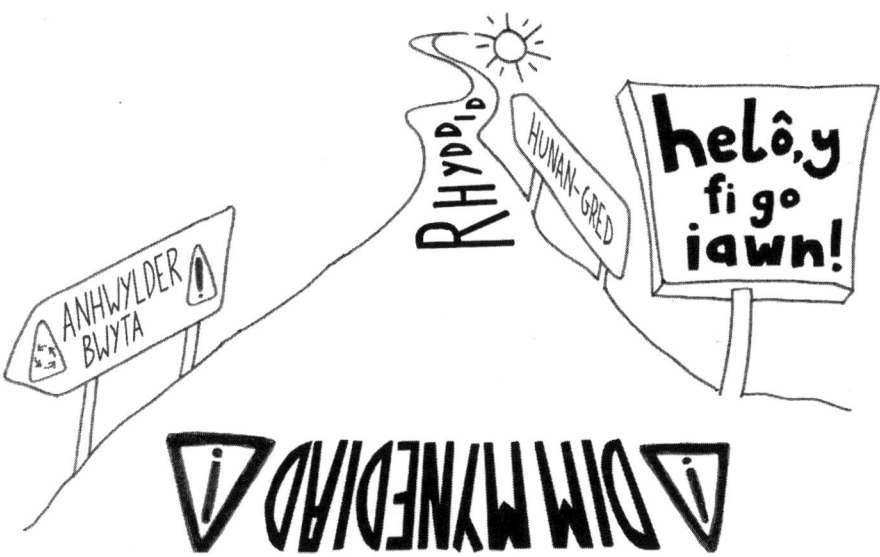

Mae gwybodaeth yn adnodd pwerus i ddeall a goresgyn anhwylder bwyta. Diolch i'r holl ymchwilwyr, therapyddion, gofalwyr, rhieni a dioddefwyr anhwylderau bwyta sydd wedi cyfrannu eu hargymhellion at y rhestr adnoddau hon. Mae'r rhestr yn sampl o'r llenyddiaeth a'r gefnogaeth sydd ar gael i'ch helpu ar eich taith at adferiad. Mae'n darparu sylfaen gadarn ar gyfer casglu rhagor o wybodaeth, cynyddu dealltwriaeth a cheisio cefnogaeth. A chofiwch fod erthyglau newydd, canlyniadau ymchwil a llyfrau newydd yn ymddangos yn barhaus, mewn copi caled ac ar-lein. Diolch arbennig i fudiad F.E.A.S.T. (*Families Empowered and Supporting Treatment of Eating Disorders*) am ei haelioni fel prif ffynhonnell dolenni gwe sydd wedi eu rhestru fan hyn. Chwiliwch am yr wybodaeth ddiweddaraf ar www.feast-ed.org.

Sefydliadau eiriolaeth ar gyfer anhwylderau bwyta

**Sefydliad dan arweiniad rhieni neu'n canolbwyntio ar rieni

- beat (Beating Eating Disorders), https://www.beateatingdisorders.org.uk/
- Boys Get Anorexia, too**, http://www.boyanorexia.com
- First Steps, http://www.firststepsed.co.uk
- King's College London Eating Disorders Research Group, https://www.kcl.ac.uk/ioppn/depts/pm/research/eatingdisorders
- North East Eating Disorders Support (NEEDS), http://www.needs-scotland.org

Llyfrau ac adnoddau eraill

Argymhellion o'r Gürze-Salucore Eating Disorders Catalogue, www.edcatalogue.com

Bwlima nerfosa

Astrachan-Fletcher, Ellen a Maslar, Michael (2009) *The Dialectical Behavior Therapy Skills Workbook for Bulimia: Using DBT to Break the Cycle and Regain Control of Your Life*. Oakland, California: New Harbinger Publications, Inc.

Caprini, Stephanie (2010) *Living with B: A College Girl's Struggle with Bulimia and Everyday Life*. Llundain: Lulu.com.

Golden, Jocelyn A. (2011) *50 Strategies to Sustain Recovery from Bulimia*. Denver, Colorado: Graham Publishing Group.

Hall, Lindsey a Cohn, Leigh (2010) *Bulimia: A Guide to Recovery, 25th Anniversary Edition*. Carlsbad, California: Gürze Books.

Hansen, Kathryn (2011) *Brain Over Binge: Why I Was Bulimic, Why Conventional Therapy Didn't Work, and How I Recovered for Good*. Columbus, Georgia, UDA: Camellia Publishing.

McCabe, Randi (2003) *The Overcoming Bulimia Workbook: Your Comprehensive Step-by-Step Guide to Recovery*. Oakland, California: New Harbinger Publications, Inc.

Miller, Caroline (2013) *Positively Caroline: How I Beat Bulimia for Good... and Found Real Happiness*. Putnam Valley, Talaith Efrog Newydd: Cogent Publishing.

Sandoz, E. K., Wilson, K. G. a DuFrene, T. (2011) *The Mindfulness and Acceptance Workbook for Bulimia: A Guide to Breaking Free from Bulimia Using Acceptance and Commitment Therapy*. Oakland, California: New Harbinger Publications, Inc.

Smeltzer, Doris (2006) *Andrea's Voice: Silenced by Bulimia*. Carlsbad, California: Gürze Books.

Triniaeth broffesiynol

Le Grange, Daniel a Lock, James (2007) *Treating Bulimia in Adolescents: A Family-Based Approach*. Efrog Newydd: The Guilford Press.

Safer, D., Telch, C. a Chen, E. (2009) *Dialectical Behavior Therapy for Binge Eating and Bulimia*. Efrog Newydd: The Guilford Press.

Zweig, Rene D. a Leahy, Robert L. (2012) *Treatment Plans and Interventions for Bulimia and Binge-Eating Disorder*. Efrog Newydd: The Guilford Press.

Cyffredinol

Agras, W. Stewart ac Apple, Robin (2008) *Overcoming Eating Disorders, Second Edition: A Cognitive-Behavioral Therapy Approach for Bulimia Nervosa and Binge-Eating Disorder Therapist Guide*. Efrog Newydd: Oxford University Press, Inc.

Grilo, Carlos M. a Mitchell, James E. (2011) *The Treatment of Eating Disorders: A Clinical Handbook*. Efrog Newydd: The Guilford Press.

Lask, Bryan a Frampton, Ian (2011) *Eating Disorders and the Brain*. Hoboken, New Jersey: John Wiley and Sons.

Lask, Bryan a Watson, Lucy (2014) *Can I tell you about Eating Disorders? A Guide for Friends, Family and Professionals*. Llundain: Jessica Kingsley Publishing.

LeGrange, Daniel a Lock, James (2011) *Eating Disorders in Children and Adolescents: A Clinical Handbook*. Efrog Newydd: The Guilford Press.

Maine, M., Davis, W. a Shure, J. (2009) *Effective Clinical Practice in the Treatment of Eating Disorders: The Heart of the Matter*. Efrog Newydd: Routledge, Taylor and Francis Group.

Maine, M., McGilley, B. a Bunnell, D. (2010) *Treatment of Eating Disorders: Bridging the Research-Practice Gap*. Llundain: Elsevier Inc.

Mehler, Philip ac Andersen, Arnold (1999) *Eating Disorders: A Guide to Medical Care and Complications, Second Edition*. Baltimore, Maryland: The Johns Hopkins University Press.

Sandoz, E., Wilson, K. a Dufrene, T. (2010) *Acceptance and Commitment Therapy for Eating Disorders: A Process-Focused Guide to Treating Anorexia and Bulimia*. Oakland, California: New Harbinger Publications, Inc.

Zerbe, Kathryn (2008) *Integrated Treatment of Eating Disorders: Beyond the Body Betrayed*. Efrog Newydd: W. W. Norton & Company, Inc.

Gwefannau i'w harchwilio i helpu gyda hunanadnewyddu ac iacháu

http://www.cci.health.wa.gov.au/resources/looking-after-yourself

https://www.graceonthemoon.wordpress.com

Rhagor o lyfrau perthnasol

Teitlau gan Ulrike Schmidt, Janet Treasure a June Alexander

Alexander, June (2015) *Using Writing as a Resource to Treat Eating Disorders: The diary healer*. Hove: Routledge.

Alexander, June et al. (2013) *A Clinician's Guide to Binge Eating Disorder*. Hove: Routledge.

Alexander, June a Sangster, Cate (2013) *ED says U said – Eating Disorder Translator*. Llundain: Jessica Kingsley Publishers.

Alexander, June a Treasure, Janet (2011) *A Collaborative Approach to Eating Disorders*. Hove: Routledge.

Taylor, Lucy, Simic, Mima a Schmidt, Ulrike (2015) *Cutting Down: A CBT workbook for treating young people who self-harm*. Hove, East Sussex: Routledge.

Treasure, Janet (1997) *Anorexia Nervosa: A survival guide for sufferers and those caring for someone with an eating disorder*. Hove: Psychology Press.

Treasure, Janet ac Alexander, June (2013) *Anorexia Nervosa, A Recovery Guide for Sufferers, Families and Friends, Second edition*. Hove: Routledge.

Treasure, Janet et al. (2007) *Skills-based Learning for Caring for a Loved One with an Eating Disorder: The New Maudsley Method*. Hove: Routledge.

Anorecsia nerfosa – ei effeithiau ar yr ymennydd

Arnold, Carrie (2012) *Decoding Anorexia – How Breakthroughs in Science Offer Hope for Eating Disorders*: Hove: Routledge.

Lask, Bryan a Frampton, Ian (2011) *Eating Disorders and the Brain*. Chichester: Wiley.

Rhieni

Bevan, Charlotte a Collins Lyster-Mensh, Laura (2013) *Throwing Starfish Across the Sea*. Biscotti Press.

Brown, Harriet (2010) *Brave Girl Eating*. Efrog Newydd: William Morrow.

Collins, Laura (2015) *Eating with Your Anorexic: A mother's memoir*. Biscotti Press.

Hamilton, Fiona (2014) *Bite Sized: A mother's journey alongside anorexia*. Bryste: Vala Publishers.

Henry, Becky (2011) *Just Tell Her To Stop: Family stories of eating disorders*. Carol Stream, Illinois: Infinite Hope Publishing.

Addysg – ysgolion

Atkinson, M. a Hornby, G. (2002) *Mental Health Handbook for Schools*. Hove: Routledge.

Capuzzi, D. a Gross, D. R. (2008) *Youth at Risk: A prevention resource for counselors, teachers, and parents*. Alexandria, Virginia: American Counseling Association.

Cook-Cottone, C. (2009) Eating disorders in childhood: Prevention and treatment supports. *Childhood Education*, 85, 5: 300.

Favaro, A., Zanetti, T., Huon, G. a Santonastaso, P. (2005) Engaging teachers in an eating disorder preventive intervention. *The International Journal of Eating Disorders*, 38, 1: 73–77.

Knightsmith, P. (2012) *Eating Disorders Pocketbook*. Hampshire: Teachers' Pocketbooks.

Prever, M. (2006) *Mental Health in Schools – A guide to pastoral and curriculum provision*. Llundain: Paul Chapman Publishing.

Yager, Z. ac O'Dea, J. (2010) A controlled intervention to promote a healthy body image, reduce eating disorder risk and prevent excessive exercise among trainee health education and physical education teachers. *Health Education Research*, 25, 5: 841–852.

Mae'r wefan hon yn darparu cefnogaeth a chyngor ar anhwylderau bwyta wedi eu hanelu at athrawon: www.eatingdisordersadvice.co.uk

Cyffredinol

American Academy of Pediatrics. Committee on Adolescence (2003) Identifying and treating eating disorders. *Pediatrics*, 111, 1: 204–211.

Costin, C. (2007) *The Eating Disorder Sourcebook: A comprehensive guide to the causes, treatments, and prevention of eating disorders*. Efrog Newydd: McGraw-Hill.

Lask, B. a Bryant-Waugh, R. (2007) *Eating Disorders in Childhood and Adolescence*. Hove: Routledge.

Michel, D.M. a Willard, S.G. (2003) *When Dieting Becomes Dangerous: A guide to understanding and treating anorexia and bulimia*. New Haven: Yale University Press.

Schwartz, Jeffrey gyda Beyette, Beverley (1996) *Brain Lock: Free yourself from obsessive-compulsive behaviour*. Llundain: HarperCollins.

Hanesion goroesi, adennill ac adfer bywyd

Alexander, June (2011) *A Girl Called Tim – Escape from an eating disorder hell*. Llundain: New Holland.

Cutts, Shannon (2009) *Beating Ana – How to outsmart your eating disorder and take your life back*. Deerfield Beach, Florida: Health Communications Inc.

Liu, Aimee (2007) *Gaining – The Truth About Life After Eating Disorders*. Efrog Newydd: Warner Books.

Liu, Aimee (2011) *Restoring Our Bodies, Reclaiming Our Lives: Guidance and reflections on recovery from eating disorders*. Llundain: Trumpeter Books.

Schaefer, Jenni gyda Rutledge, Thom (2014) *Life Without Ed: How one woman declared independence from her eating disorder and how you can too*. Efrog Newydd: McGraw-Hill. Mae llyfr sain ar gael hefyd: recordiwyd gan Jenni Schaefer, *Life Without Ed, Tenth Anniversary Edition*. Grand Haven, Michigan: Brilliance Audio, 2014.

Schaefer, Jenni (2009) *Goodbye Ed, Hello Me: Recover from Your Eating Disorder and Fall in Love with Life*. Efrog Newydd: McGraw-Hill.

Thomas, Jennifer J. a Schaefer, Jenni (2013*) Almost Anorexic: Is my (or my loved one's) relationship with food a problem?* Center City, Minnesota: Hazelden.

Anhwylderau bwyta mewn pobl ganol oed

Bulik, Cynthia (2013) *Midlife Eating Disorders: Your journey to recovery*. Llundain: Walker Publishing.

Diwylliant dilyn diet, delwedd corff, testunau ffeministaidd

Bacon, Linda (2008) *Health at Every Size*. Dallas, Texas: BenBella Books Inc.

Bulik, Cynthia (2009) *Crave – Why You Binge and How to Stop*. Llundain: Walker Publishing.

Bulik, Cynthia (2011) *Woman in the Mirror – How to Stop Confusing What You Look Like with Who You Are*. Llundain: Walker Publishing.

Forbush, K., Heatherton, T. A Keel, P. (2007) Relationships between perfectionism and specific disordered eating behaviors. *International Journal of Eating Disorders*, 40: 37–41.

Frankel, Ellen a Matz, Judith (2004) *Beyond a Shadow of a Diet – The Therapist's Guide to Treating Compulsive Eating*. Hove: Brunner-Routledge.

Gaesser, Glen (2002) *Big Fat Lies – The Truth About Your Weight and Health*. Carlsbad, California: Gurze Books.

Hayaki, J., Friedman, M.A., Whisman, M.A., Delinsky, S.S. a Brownell, K.D. (2003) Sociotropy and bulimic symptoms in clinical and nonclinical samples. *International Journal of Eating Disorders*, 34: 172–176.

Katrina, Karin, King, Nancy a Hayes, Dayle (2003) *Moving Away from Diets – Healing Eating Problems and Exercise Resistance*. Llundain: Helm Publishing.

Kilbourne, Jean (1999) *Can't Buy My Love*. Efrog Newydd: Touchstone.

Matz, Judith a Frankel, Ellen (2006) *The Diet Survivor's Handbook*. Naperville, Illinois: Sourcebooks.

Michel, Deborah Marcontell a Willard, Susan G. (2003) *When Dieting Becomes Dangerous*. New Haven: Yale University Press.

Neumark-Sztainer, Dianne (2005) *I'm, Like, SO Fat*. Efrog Newydd: Guildford Press.

Nilsson, K., Sundbom, E. a Hagglof, B. (2008) A longitudinal study of perfectionism in adolescent onset anorexia nervosa-restricting type. *European Eating Disorders Review*, 16: 386–394.

Roth, Geneen (2011) *Women, Food & God: An Unexpected Path to Almost Everything*. Efrog Newydd: Scribner.

Sansone, R.A. a Sansone, L.A. (2011). Personality pathology and its influence on eating disorders. *Clinical Neuroscience*, 8: 14–18.

Proffesiynol

Malson, Helen a Burns, Maree (2009) *Critical Feminist Approaches to Eating Disorders*. Hove: Routledge.

Bwyta di-drefn

Ross, Carolyn (2009) *The Binge Eating and Compulsive Overeating Workbook: An integrated approach to overcoming disordered eating*. Oakland, California: New Harbinger Publications.

Adferiad

Birgegard, A., Bjorck, C., Norring, C., Sholberg, S. a Clinton, D. (2009) Anorexic Self-Control and Bulimic Self-Hate: Differential outcome prediction from initial self-image. *International Journal of Eating Disorders*, 46, 6: 522–530.

Cabrera, Dena a Wierenga, Emily (2013) *Mom in the Mirror: Body image, beauty, and life after pregnancy*. Lanham, Maryland: Rowman and Littlefield.

Costin, Carolyn a Schubert Grabb, Gwen (2011) *8 Keys to Recovery from an Eating Disorder: Effective strategies from therapeutic practice and personal experience*. Llundain: W. W. Norton and Company.

Johnston, Anita (2000) *Eating in the Light of the Moon: How women can transform their relationships with food through myths, metaphors and storytelling*. Carlsbad, California: Gurze Books.

Maine, Margo gyda Kelly, Joe (2005) *The Body Myth: Adult women and the pressure to be perfect*. Chichester: John Wiley.

Blwch myfyrio wythnosol:

Edrychwch ar eich dyddiadur am yr wythnos a meddyliwch am y canlynol:

Beth aeth yn dda a pham?

Pa gynnydd wnaethoch chi tuag at eich nod(au)?

Sut allwch chi adeiladu ar hyn?

Beth oedd heb fod cystal a pham?

Pa rwystrau ddaethoch chi ar eu traws?

Sut allwch chi leihau'r rhwystrau neu eu hatal rhag digwydd eto?

Beth yw'r camau nesaf dros yr wythnos nesaf?
[Cofiwch gadw'r nodau'n realistig ac yn gyraeddadwy.]
Fy nodau ar gyfer yr wythnos sy'n dod yw:

1.

2.

3.

Atodiad

Dyddiadur Bwyd

Amser	Beth gafodd ei fwyta	P	Ch	C	Rhagflaenyddion a chanlyniadau

P = Pyliau, Ch = Chwydu, C = Carthyddion

Siegel, Michele, Brisman, Judith a Weinshel, Margot (2009) *Surviving an Eating Disorder: Strategies for family and friends*. Bloomington, Indiana: First Collins Living.

Tribole, Evelyn a Resch, Elyse (2012) *Intuitive Eating, Third edition*. Efrog Newydd: St Martin's Griffin.

Stigma pwysau

Puhl, Rebecca, Rudd Center, Yale. *Weight Bias and Stigma*. www.yaleruddcenter.org/weight-bias-stigma (gwelwyd 3 Ionawr 2020).